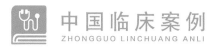

中国临床案例
ZHONGGUO LINCHUANG ANLI

临床实践与教学丛书

上海交通大学医学院附属瑞金医院
毕业后医学教育丛书

儿科疑难病例集

主 编 余 熠

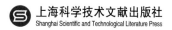

上海科学技术文献出版社
Shanghai Scientific and Technological Literature Press

图书在版编目（CIP）数据

儿科疑难病例集 / 余熠主编 . -- 上海：上海科学
技术文献出版社，2024. -- (中国临床案例). -- ISBN
978-7-5439-9146-0

Ⅰ . R72

中国国家版本馆 CIP 数据核字第 2024BU3936 号

策划编辑：张　树
责任编辑：应丽春
封面设计：李　楠

儿科疑难病例集
ERKE YINAN BINGLI
主　　编：余　熠
出版发行：上海科学技术文献出版社
地　　址：上海市淮海中路 1329 号 4 楼
邮政编码：200031
经　　销：全国新华书店
印　　刷：河北朗祥印刷有限公司
开　　本：787mm × 1092mm　1/16
印　　张：17.75
版　　次：2024 年 7 月第 1 版　2024 年 7 月第 1 次印刷
书　　号：ISBN 978-7-5439-9146-0
定　　价：228.00 元

http ://www. sstlp. com

《儿科疑难病例集》
编委会名单

余熠，儿科学博士，副主任医师。主要研究领域为儿童炎症性肠病、功能性胃肠病、食物过敏等。曾获上海市教委资助赴美国Wake Forest University访学1年余。在致力于儿童消化系统疾病的临床诊治和基础研究工作之余，兼职医学教学工作十余年，对医学教育的三个阶段，即院校教育、毕业后教育、继续教育，均有较为丰富的执教经验。曾获上海交通大学医学院附属瑞金医院"先进教师"称号。参编《儿科消化内镜诊疗技术（国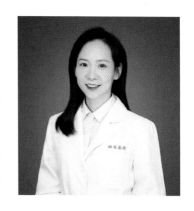家内镜诊疗技术临床应用规范化培训系列教材）》《实用基层儿科手册》等教学相关书籍。多次担任上海市儿科住院医师规范化培训、专科医师规范化培训及全科医师临床技能考核的考官。在国内外学术期刊发表文章30余篇。

主要学术任职：上海市医师协会肛肠专业委员会秘书，中国妇幼协会小儿消化微创学组委员，上海市医学会儿科学分会感染学组委员，*JPNG*营养专刊青年委员等。

学术获奖：全国妇幼健康科学技术奖二等奖，中国妇幼健康研究会，2023年，第二完成人。上海市医学科技奖二等奖，上海市医学会，2022年，第二完成人。华夏医学科技奖二等奖，中国医疗保健国际交流促进会，2016年，第四完成人。

　　本人从医近70年，见证了我国医疗技术和医学教育水平的飞速提高，深信一个优秀的临床医生是需要通过不断学习来更新自身知识储备的，尤其从一个医学生转变为临床医师阶段，必须转变以疾病为核心的思维模式，培养基于临床病征进行诊断分析并提出治疗策略的能力。临床医学是应用科学，医学教学必须秉承"授人以渔"的最高宗旨，故培养疑难病例分析能力在职后教育中尤为重要。基于儿科临床疑难病例的剖析，将理论知识与临床实践相结合，实现院校教育、毕业后教育、继续教育三阶段的有机衔接。

　　本书由上海交通大学医学院附属瑞金医院儿内科的优秀临床医生，基于各自擅长的专业领域，选取具有代表性的24个儿科疑难罕见病例，分别撰写，原稿经交叉审稿、多次修订后定稿。每个病例均包括病历资料、诊治经过、病例分析、处理方案及基本原则、要点与讨论、总结等方面的详细描述，结合文献综述，对疾病的病因、发病机制、病理生理、诊治进展进行深入探讨，在临床实践中具有普遍性和挑战性。通过阅读这些病例，读者可以更深入地了解儿科疑难罕见疾病的临床表现、诊断方法和治疗策略，激发读者探究和解决临床疑难病例的欲望，提高临床思维能力和解决实际问题的能力。对于提高儿科医务工作者的专业知识和临床技能具有重要意义。希望本书能够对儿科学职后教育工作产生积极的推动作用，为广大儿科临床医师提供一本实用而有益的学习参考书籍。

　　此书本着能力导向、问题牵引的原则，科学性、实用性并存。希望能够提高儿科学专业的住院医师及专科医师对儿科疑难罕见病的诊断和治疗能力，为培养高质量儿科医学人才、服务人民群众健康乃至推动健康中国建设做出积极贡献。

2023年12月

序言作者简介:

王德芬：上海交通大学医学院附属瑞金医院儿内科，主任医师，终身教授。从事儿内科临床、科研、教学工作近70年，致力于儿科内分泌及遗传代谢性疾病的临床及实验研究。擅长儿童生长发育障碍及性发育异常的诊治，在国内最早建立青少年生长发育中心和性发育异常联合会诊中心，是我国儿科内分泌及遗传代谢疾病领域的开拓者之一。历任《中华儿科杂志》编委、《临床儿科杂志》编委；兼任中华医学会儿科学分会内分泌遗传代谢学组委员，美国*Lawson Wilkins*儿科内分泌学会荣誉会员等。

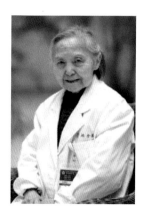

　　按照构建具有中国特色的标准化、规范化临床医学人才培养体系的总体目标，住院医师规范化培训和专科医师规范化培训将院校教育、毕业后教育、继续教育三阶段有机衔接，是深化医教协同和医学教育改革的重大举措，是医学毕业生成长为合格临床专科医师的必经之路。

　　由于现代医疗模式的转变、儿童疾病谱的改变、医学新技术的普及与应用、医学教学模式的改进，需要牢牢把握医学教育改革发展新形势和新要求，与时俱进、力求创新。本书为加强儿科住院医师及专科医师的临床实践能力培养，改变传统以疾病为核心的理论教学模式，基于临床病例的临床表现和辅助检查进行分析，针对每个疑难病例的特殊之处，结合文献回顾，提出相应的诊断思路和治疗建议，并给出随访预后分析。

　　瑞金医院儿科疑难病例集的编撰工作由上海交通大学医学院附属瑞金医院毕业后医学教育专业委员会牵头，于2023年5月着手启动，由30余名具有丰富医学教育经验的儿科临床专家和教学管理专家参与。精选了一系列具有代表性的疑难、罕见病例，涵盖了消化系统、内分泌系统、代谢系统、血液系统四个儿科学专业领域，共纳入24例近5年内在瑞金医院儿科诊治随访的疑难案例，深入浅出地向读者介绍相关疾病的诊治思路，注重对儿科住院医师的岗位胜任能力培养，注重院校教育与毕业后教育阶段的紧密衔接。本书内容丰富，图文并茂，具有较强的科学性和实践指导价值，使读者深入地理解并掌握相关疑难病例的本质和应对策略，适用于各级儿科临床医师使用和参考。

　　参加本书撰写的编委人员均为上海交通大学医学院附属瑞金医院的临床医生，总结多年来在医疗、教学和科研工作中的经验，尽心尽力地完成各自的编写任务，并进行了多次修订，在此对他们的贡献表示敬意和感谢！由于编写时间紧、任务重，本书可能存在一些不足之处，敬请读者在阅读过程中多多海涵，给我们提出宝贵意见，供本书今后修订，为撰写出版更新版本积累经验。

编　者

2023年12月

目 录

第一部分

消化系统

病例1 Wiskott-Aldrich综合征合并克罗恩病

一、病历资料

（一）病史采集

主诉：男性，6岁。因"腹痛伴血便1个月余，肛周脓肿半个月"入院。

现病史：患儿在入院1个月余前出现脐周阵发性腹痛，进食后明显，伴黑褐色成形便，1～2次/日，无发热、皮疹、呕吐等。外院查血小板$31×10^9$/L↓，考虑消化道出血、血小板减少，予腹腔镜探查及补液、止血、抗感染等处理，患儿腹痛便血好转，复查血小板$89×10^9$/L。入院前半个月出现肛周脓肿，予切开引流，术后切口时有脓液流出，且再次出现腹痛及便血，查血小板$37×10^9$/L，电子结肠镜提示结肠克罗恩病可能。发病以来，患儿精神可，胃纳一般，无发热、呕吐，无皮疹，无关节疼痛等症状。现为求进一步诊治，门诊拟"克罗恩病、血小板减少"收治入院。

既往史：出生50天发现血小板减少，当地医院诊断为血小板减少性紫癜，予激素、丙种球蛋白对症治疗后好转，之后仍有反复发作；2岁前有反复肺炎、中耳炎和湿疹病史。

个人史：G2P1，38W+4，剖宫产出。出生体重3650g，身长不详。出生后无窒息抢救史，新生儿筛查通过。

生长发育史：语言、运动发育同正常同龄儿；疫苗接种按计划免疫全部完成。

家族史：父母体健，非近亲结婚，否认相关家族史。

（二）专科查体

体温36.8℃，脉搏89次/分，呼吸20次/分，血压106/70mmHg，身高129cm（+2.5SD），体重23.5kg（+0.7SD）。查体配合。神清，精神可，贫血貌。全身皮肤黏膜无黄染，无瘀点瘀斑。心肺听诊无殊。腹部软，脐周轻压痛，肝脾肋下未及，未及包块，肠鸣音正常。肛周截石位7点处见一瘘口，无分泌物，轻微压痛。

（三）辅助检查

血常规：白细胞5.49（参考值3.97～9.15）$×10^9$/L，血红蛋白70（参考值131～172）g/L↓，血小板77（参考值85～303）$×10^9$/L↓，血小板体积8.0（参考值6.5～12.0）fl；C-反应蛋白3.3（参考值<10）mg/L，血沉71（参考值0～15）mm/h↑；粪便

培养、寄生虫检查、艰难梭菌检测、结核杆菌T细胞检测结果均未见异常；粪钙卫蛋白
>1800↑（参考值<200）μg/g。

电子结肠镜检查提示：降结肠至回盲部散在溃疡，表面附着白苔，周边黏膜水肿增
生，部分呈指状隆起，触之易出血（病例1图1A、B）。结肠镜多点活检组织病理学检查
提示：（末端回肠、回盲部、升结肠、横结肠、降结肠）黏膜慢性炎伴活动性炎，伴局
灶糜烂，回盲部局灶微脓肿，横结肠可见个别隐窝脓肿（病例1图2）。

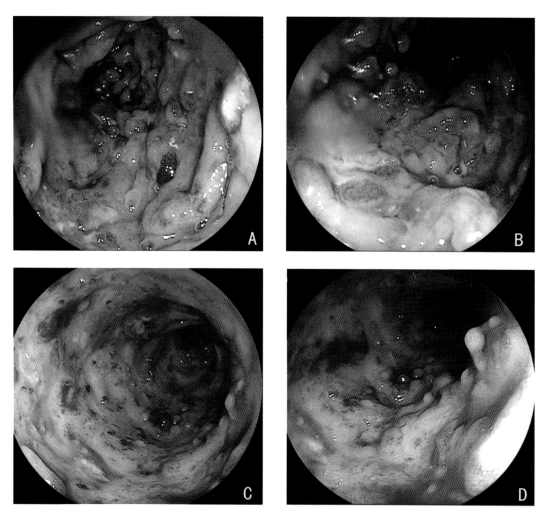

病例1图1　电子肠镜检查

A、B：入我院时电子肠镜检查，见肠黏膜散在溃疡，表面附着白苔，周边黏膜水肿增生，部分呈
指状隆起；C、D：随访电子肠镜检查，见肠黏膜糜烂，部分肠段见大片深溃疡，上覆脓苔，见较多炎
性息肉样隆起。

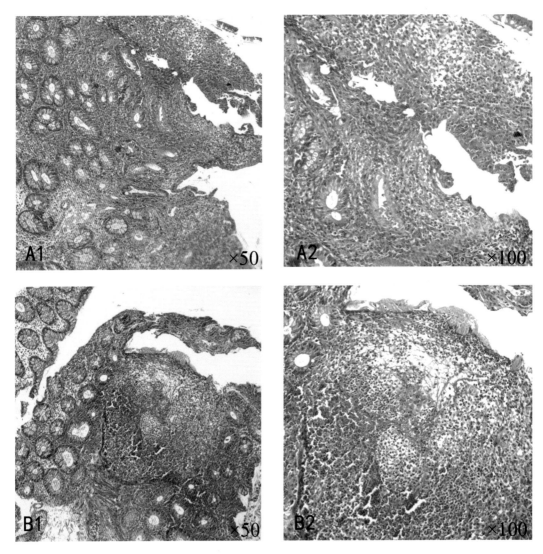

病例1图2　结肠黏膜病理（A：回盲部；B：降结肠）

见慢性炎伴活动性炎，伴局灶糜烂，回盲部局灶微脓肿，可见个别隐窝脓肿。

　　小肠及盆腔MRI示：结肠节段性肠壁增厚，黏膜面增厚，呈凹凸不平溃疡改变，结肠黏膜见增生性肉芽肿生成；右侧肛缘见一条管状异常信号影与肛周皮肤相通（病例1图3）。

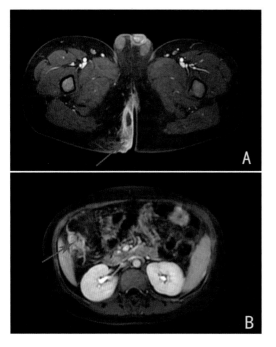
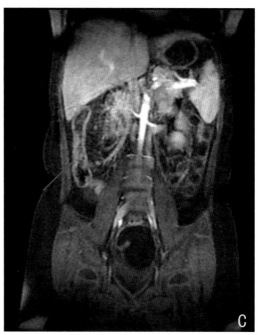

病例1图3 盆腔及小肠MRI图片

A：盆腔增强MRI扫描，箭头所示提示肛瘘、肛周脓肿；B、C：小肠增强MRI扫描，箭头所示见右半结肠肠壁增厚，黏膜息肉样增生改变。

二、诊治经过

1. 初步诊断 根据《儿童炎症性肠病诊断和治疗专家共识》，该患儿临床确诊为克罗恩病（A1aL3B1pG1），中重度活动［儿童克罗恩病活动指数（pediatric Crohn's disease activity index，PCDAI）评分为35分］。

2. 诊断经过 患儿为6岁起病，以反复腹痛便血及肛周脓肿为主要表现，入院后经消化内镜等检查确诊为克罗恩病。在炎症性肠病（inflammatory bowel disease，IBD）活动期间，患者的血小板计数通常会增高。而本例患儿多次行全血细胞计数检测均发现血小板明显减少，与常规病例表现不相符。通过仔细询问病史，发现该患儿自2月龄开始就存在血小板减少，且糖皮质激素和静脉丙种球蛋白治疗效果欠佳，2岁前有反复肺炎、中耳炎和湿疹病史，而随着其年龄的增长，其感染和湿疹情况有所缓解，但血小板减少一直没有恢复。因此考虑该患儿克罗恩病背后另有原因，湿疹、血小板减少伴免疫缺陷综合征（Wiskott-Aldrich syndrome，WAS）无法排除。

在获得家属知情同意后，进行免疫相关基因的二代测序。基因测序结果发现，患儿X染色体上的WAS基因存在1个半合子突变，位于第8外显子剪接位点，缺失了四个核苷酸：c.777+3_777+6 del GAGT（exon8，NM_000377），患儿母亲该位点也显示杂合变异（病例1图4）。根据美国医学遗传与基因组学学会指南，判断该突变为疑似致病性突变（PS4+PM2+PP4）。结合该患儿的病史，进一步诊断其为克罗恩病合并Wiskott-Aldrich综合征（WAS）。

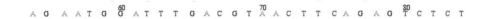

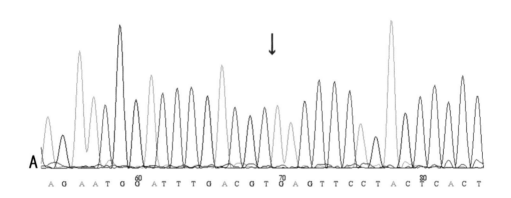

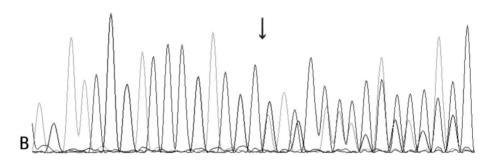

病例1图4　患儿及其母亲基因测序结果

　　箭头所示为突变位点。A：患儿 WAS 基因外显子 8 检测到缺失变异 c.777+3_777+6delGAGT（半合）；B：患儿母亲 WAS 基因外显子 8 检测到缺失变异 c.777+3_777+6delGAGT（杂合）。

　　3. 治疗及随访　患儿首次住院期间，基因检测结果未出。当时诊断患儿为中重度克罗恩病，且存在肛瘘，故先后予英夫利西单抗治疗2次，第1次治疗后患儿出现散在皮疹；第2次治疗过程中患儿出现呼吸困难、气促及皮疹，考虑患儿为英夫利西单抗过敏，遂停用。之后根据基因检测结果，患儿的WAS诊断明确，属于原发性免疫缺陷综合征。经知情同意后，予改用甲强龙联合沙利度胺控制炎症，并同时口服复方磺胺甲恶唑预防感染，治疗后患儿的临床症状有缓解（PCDAI评分为19.5分），但仍有间断腹痛、黏液脓血便,肛周病变反复。3个月后再次复查电子结肠肠镜,见肠黏膜糜烂,部分肠段见大片深溃疡,上覆脓苔,见较多炎性息肉样隆起(病例1图1C、病例1图1D)。判断药物治疗效果不理想,建议其进行造血干细胞移植治疗。因患儿家属考虑移植相关风险,未同意。改用阿达木单抗治疗,并继续使用复方磺胺甲噁唑预防感染。随访期间,患儿的生长速率为2.6cm/年,体重增长正常。因依从性欠佳,未再住院全面复查,自行用药,阿达木单抗用药共10次,后改为口服小剂量甲强龙、复方磺胺甲噁唑治疗至今,并定期静脉输注丙种球蛋白,期间无明显腹痛,伴间断糊状便及肛瘘,血小板波动于(30~50)×10^9/L。

三、病例分析

(一)病史特点

1. 男性,6岁。因"腹痛伴血便1个月余,肛周脓肿半个月"入院。

2. 病史中患儿表现为腹痛便血及肛周脓肿,当地医院诊断为消化道出血、血小板减少、肛周脓肿,予对症治疗后症状反复。患儿既往出生50天发现血小板减少,2岁前有反复肺炎、中耳炎和湿疹病史。

3. 专科查体　体重23.5kg(+0.7SD),身高129cm(+2.5SD),贫血貌,肛周见瘘口,无分泌物,轻微压痛,其余未见明显异常。

4. 辅助检查发现患儿有贫血、血小板减少,血沉及粪便钙卫蛋白升高,电子结肠镜提示肠道黏膜溃疡,病理结果提示黏膜慢性炎伴活动性炎、局灶糜烂及局灶微脓肿,影像学检查提示结肠溃疡改变、黏膜增生性肉芽肿及肛瘘、肛周脓肿。

(二)诊断与诊断依据

1. Wiskott-Aldrich综合征合并克罗恩病的诊断　Wiskott-Aldrich综合征又称湿疹、血小板减少伴免疫缺陷综合征,这是一种X连锁隐性遗传性疾病,患者具有血小板减少症伴小血小板、湿疹和反复感染的特征性三联征,通常女性为携带者,其子代中男性50%为患者。WAS患者的临床表现异质性大,部分患者症状严重(经典型WAS),部分患者则临床症状较轻(以孤立性血小板减少症为特征的X连锁血小板减少症和X连锁中性粒细胞减少症)。带有WAS基因突变的患者可能会患上自身免疫性疾病,其中多达40%会患上溶血性贫血、中性粒细胞减少、血管炎、IBD或IBD样结肠炎等。

2. 诊断依据

(1)克罗恩病:该患儿有反复腹痛便血及肛周脓肿,电子结肠镜、病理及影像学检查支持此诊断。

（2）血小板减少：患儿入院查血小板77×10^9/L，且多次复查均低于正常参考值。

基因测序结果发现，本例患儿及其母亲为*WAS*基因第8外显子剪接位点的缺失突变c.777+3_777+6 del GAGT（患儿半合子突变，母亲杂合突变）。此前已有文献报道，该突变为致病性突变。

结合以上依据，患儿诊断为WAS合并克罗恩病。

（三）鉴别诊断

1. WAS临床表现较易引起关注的是血小板减少，临床导致血小板减少的常见疾病为特发性血小板减少性紫癜、急性病毒感染和再生障碍性贫血。

（1）特发性血小板减少性紫癜（ITP）：为常见血液病，也多见于婴幼儿期，临床疗效显著，故易导致经验性误诊。其多继发于感染，可表现为紫癜样皮疹、出血点，血小板计数减少，骨穿提示产板巨核细胞成熟障碍，血小板体积正常可与WAS相鉴别，必要时可行WAS蛋白（WASP）检测或基因检测。

（2）急性病毒感染：其导致的血小板减少症多为一过性，且程度较轻，往往伴有白细胞计数降低，急性期过后可恢复，无反复感染及湿疹病史、血小板体积正常，可与WAS相鉴别。

（3）再生障碍性贫血：病初可仅仅表现为血小板计数减少，而不伴有其他两系的变化，骨髓穿刺活检或基因检测可与WAS鉴别。但大样本流行病学并未见婴儿期获得性再障报道，如能确定为再障，至少需要除外先天性再障。本例患儿婴儿期即有血小板减少，至6岁也并未见其他两系减少，可排除。

2. 另外需与引起消化道出血的其他疾病相鉴别

（1）肠结核：由结核分枝杆菌引起的肠道慢性特异性感染，病变部位及临床表现与克罗恩病十分相似。但肠结核多伴有肠外结核，出现腹水更提示结核可能。该患儿否认结核接触史、无肠外结核表现、结核杆菌T细胞检测阴性，可排除该诊断。

（2）肠道淋巴瘤：肠道原发性淋巴瘤起源于肠黏膜下的淋巴滤泡，可较长时间局限在肠道，部分患者呈多灶性分布，影像学肠壁明显增厚、腹腔淋巴结肿大有助于淋巴瘤的诊断，局部活检或手术探查可进行病理确诊。该患儿MRI显示结肠节段性肠壁增厚，结肠黏膜见增生性肉芽肿生成，但病理检查不支持淋巴瘤诊断，可排除。

四、处理方案及基本原则

1. IBD的处理　儿童IBD的治疗目标为诱导并维持临床缓解及黏膜愈合，促进生长发育，改善患儿生存质量，将药物不良反应维持在最低水平。治疗方案基于疾病活动度的评估及病变的累及范围。具体治疗方法包括：营养治疗、药物治疗和手术治疗。药物治疗包括氨基水杨酸制剂、糖皮质激素、免疫抑制剂及生物制剂，对于难治性克罗恩病可选用沙利度胺。

该患儿已明确为中重度克罗恩病且存在肛瘘，先后使用英夫利西单抗、阿达木单抗、激素和沙利度胺，均无法使其肠道病变得到完全缓解，故建议针对其独特基础疾病WAS进行病因治疗。

2．WAS的处理　WAS患者的治疗方案主要为常规对症治疗和支持治疗，如静脉免疫球蛋白、免疫抑制剂、脾切除等，而造血干细胞移植是唯一可以治愈该病的方法。目前，儿童IBD合并WAS的相关病例报道较少，对相关研究文献进行分析后发现，有WAS相关表现的IBD患者似乎对常规治疗效果欠佳，需要接受多种药物治疗，甚至需进行全结肠切除手术，且预后欠佳，文献检索的病例报道中仅1例患者经骨髓移植后缓解。本例患儿使用过英夫利西单抗、阿达木单抗、激素、沙利度胺、静脉用免疫球蛋白、预防性抗感染等治疗，均无法有效控制肠道病变，建议行造血干细胞移植。由于病例数少，儿童IBD并发WAS的治疗方案尚需要多中心协作来进一步优化。

五、要点与讨论

1．儿童极早发炎症性肠病与免疫缺陷　炎症性肠病是指原因不明的一组慢性非特异性、反复发作的肠道炎症性疾病。发病年龄小于6岁的IBD被称为极早发IBD（very early onset inflammatory bowel disease，VEO-IBD）约占儿童IBD的15%。与年龄较大的儿童IBD相比，VEO-IBD具有潜在的单基因病因或原发性免疫缺陷的可能性更高。目前为止已发现75种与IBD发病相关的单基因突变，这些突变通过多种机制导致肠道免疫稳态的失衡。原发性免疫缺陷病如普通变异型免疫缺陷病、慢性肉芽肿、IL-10信号通路缺陷、X连锁淋巴增生综合征2型、X连锁多内分泌腺病-肠病伴免疫失调综合征和WAS患者均可表现为IBD或IBD样结肠炎。

单基因IBD的及时诊断需要评估肠内和肠外疾病表型，结合组织病理学和适当的实验室检查以排除过敏或感染。但临床表现、内镜、组织学、影像学检查不足以区分出单基因遗传病患者，有文献建议当出现以下状况时需警惕单基因IBD：

（1）发病年龄小于2岁。

（2）临床特征：①临床症状重，呈不断恶化进展趋势；②对IBD常规治疗方案反应较差；③伴有肛周脓肿/瘘管等病变。

（3）家族史：①有新生儿期死亡史；②有自身免疫性疾病的患者；③近亲婚配。

（4）肠外表现：①非典型病原体感染；②皮肤、关节病变、口腔溃疡等；③淋巴系统异常；④发育畸形；⑤慢性肺病；⑥噬血细胞性淋巴组织细胞增多症/巨噬细胞活化综合征（HLH/MAS）样表现。

2．关于Wiskott-Aldrich综合征　WAS又称湿疹、血小板减少伴免疫缺陷综合征，这是一种X连锁隐性遗传性疾病，患者具有血小板减少症伴小血小板、湿疹和反复感染的特征性三联征，通常女性为携带者，其子代中男性50%为患者。该病是由编码WAS蛋白的*WAS*基因突变引起。WAS蛋白在造血细胞中表达，是调节肌动蛋白聚合所必需一种蛋白质，也是造血和免疫细胞功能所必需的蛋白质。WAS患者的临床表现异质性大，部分患者症状严重（经典型WAS），部分患者则临床症状较轻（以孤立性血小板减少症为特征的X连锁血小板减少症和X连锁中性粒细胞减少症）。带有*WAS*基因突变的患者可能会患上自身免疫性疾病，其中多达40%会患上溶血性贫血、中性粒细胞减少、血管炎、IBD或IBD样结肠炎等。目前已经确定了300多种*WAS*基因突变类型，其中最常见的突变是错义突变，其次是无义突变、剪接位点突变和短缺失突变。

3．基因诊断策略　对于IBD患者，应仔细询问临床表现、既往史、家族史及细致的查体，评估肠道和肠外疾病表型，结合组织病理学和适当的实验室检查，以排除感染、牛奶蛋白过敏、乳糜泻等疾病。若存在相关临床线索时，应考虑免疫缺陷所致IBD可能，进行基因检测（一代和二代测序技术）和目标基因的功能验证。病例1图5为VEOIBD的诊断和基因检测的选择提供临床思路。

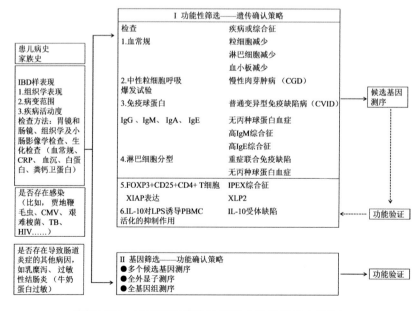

病例1图5　VEOIBD的诊断流程（引自参考文献8）

六、总结

总之，对于单基因IBD的诊断，仅凭借临床及内镜下表现和组织病理学特征并不足以将其与普通IBD相鉴别，应注意到不符合常规的关键临床线索。而不典型的WAS病例，在疾病初期可仅表现为血小板减少，确诊需要依赖基因学诊断。因此，对于发病较早的儿童IBD患者，建议及早进行基因检测，有助于单基因IBD的早期诊断。

（病例撰写者：刘　萍　王歆琼　上海交通大学医学院附属瑞金医院）

参考文献

[1]中华医学会儿科学分会消化学组，中华医学会儿科学分会临床营养学组. 儿童炎症性肠病诊断和治疗专家共识[J]. 中华儿科杂志，2019，57（7）：501-507.

[2]Candotti F. Clinical manifestations and pathophysiological mechanisms of the Wiskott-Aldrich syndrome[J]. J Clin Immunol，2018，38（1）：13-27.

[3]Cannioto Z，Berti I，Martelossi S，et al. IBD and IBD mimicking enterocolitis in children younger than 2 years of age[J]. European journal of pediatrics，2009，168（2）：149-155.

[4]Dupuis-Girod S，Medioni J，Haddad E，et al. Autoimmunity in Wiskott-Aldrich syndrome：risk factors，clinical features，and outcome in a single-center cohort of 55 patients[J]. Pediatrics，2003，111（5 Pt 1）：e622-627.

[5]Brooimans RA，van den Berg AJ，Tamminga RY，et al. Identification of six novel WASP gene mutations in patients suffering from Wiskott-Aldrich syndrome[J]. Hum Mutat，2000，15（4）：386-387.

[6]Nameirakpam J，Rikhi R，Rawat SS，et al. Genetics on early onset inflammatory bowel disease：An update[J]. Genes Dis，2020，7（1）：93-106.

[7]Heyman MB，Kirschner BS，Gold BD，et al. Children with early-onset inflammatory bowel disease（IBD）：analysis of a pediatric IBD consortium registry[J]. J Pediatr，2005，146（1）：35-40.

[8]Uhlig HH，Schwerd T，Koletzko S，et al. The diagnostic approach to monogenic very early onset inflammatory bowel disease[J]. Gastroenterology，2014，147（5）：990-1007 e1003.

病例2　X-连锁凋亡抑制蛋白基因突变致药物难治性克罗恩病

一、病历资料

（一）病史采集

主诉： 男性，16岁，因"反复腹泻伴间断发热、便血1年余"入院。

现病史： 患儿1年余前自进食大量海鲜后出现腹泻，4～5次/日，稀糊样便，可见血液混于粪便中，伴发热，热峰38℃，无咳嗽咳痰，无头晕头痛，无腹痛腹胀，无恶心呕吐等不适，外院抗感染治疗好转后出院；出院后病情仍反复，11个月前经消化内镜等检查后明确为克罗恩病，外院予以英夫利西单抗200mg/次输注治疗，初期症状好转；第四次英夫利西单抗治疗后不久，再次出现症状反复，药物浓度监测发现英夫利西单抗抗体浓度达264ng/ml，而英夫利西单抗谷浓度低于检测范围。考虑继发性失应答，予醋酸泼尼松（15mg，每日一次口服）联合硫唑嘌呤（50mg，每日一次口服）、沙利度胺（50mg，每日一次口服）治疗1个月，但症状始终没有明显控制，反复腹泻伴发热，大便5～20次/日，偶有便血，5个月前外院先后予以乌司奴单抗（第一次260mg、第二次90mg）、粪菌移植治疗等尝试控制疾病，均疗效欠佳，遂转入我院。发病来，患儿睡眠差，胃纳差，体重减轻8kg。

个人史： G2P2，36周顺产，出生体重身长不详，出生后母乳喂养至3个月，后人工喂养，辅食添加情况不详。

家族史： 姐姐患有克罗恩病，使用英夫利西单抗治疗效果较好。父母体健，无相关疾病及遗传病史。

（二）专科查体

身高170cm，体重32.25kg，体质量（BMI）11.16kg/m²（<-3SD）。神清，精神可，体型消瘦，轻度贫血貌，全身皮肤黏膜弹性较差，四肢末梢略冷，全身无皮疹，无黄染，未见瘀点、瘀斑，浅表淋巴结未及肿大，口唇黏膜干燥，眼窝凹陷，咽不红，扁桃体未及肿大，无渗出，双肺呼吸音清，未及干湿性啰音，心律齐，未及杂音，腹壁静脉未见，舟状腹，腹软，右下腹压痛，无反跳痛，肝脾肋下未触及肿大，肠鸣音无亢进或减弱，右侧髋关节外旋时有轻微疼痛，四字征（-），托马斯征（-），双下肢无水肿，

NS（－），截石位肛周3点钟方向可见一肛瘘外口，无脓性渗出物，未触及肛周脓肿。

（三）辅助检查

全血细胞计数：白细胞计数6.95（参考值3.97～9.16）×10⁹/L、中性粒细胞计数4.22（参考值2.00～7.00）×10⁹/L、淋巴细胞计数1.03（参考值0.80～4.00）×10⁹/L、红细胞计数3.72（参考值4.09～5.74）×10¹²/L↓、血红蛋白114（参考值131～172）g/L↓、血小板计数471（参考值85～303）×10⁹/L↑；C反应蛋白41（参考值＜10）mg/L↑；血沉78（参考值0～15）mm/h↑；肿瘤坏死因子TNF15.60（参考值＜8.1）pg/ml↑、白介素-6 83.7（参考值＜7）pg/ml↑、白介素-1β 6.80（参考值＜5）pg/ml↑、白介素-8 64.40（参考值＜62）pg/ml↑；免疫球蛋白IgG 13.31（参考值8.6～17.4）g/L、免疫球蛋白IgA 4.27（参考值1.0～4.2）g/L↑、免疫球蛋白IgM 2.63（参考值0.3～2.2）g/L↑、免疫球蛋白IgE 16.4（参考值5～165.3）IU/ml；CD3绝对计数911（参考值713～2368）个/μl、CD4绝对计数407（参考值384～1346）个/μl、CD8绝对计数426（参考值220～1110）个/μl、NK绝对计数28（参考值132～968）个/μl↓、CD19绝对计数82（参考值79～493）个/μl；结核感染T细胞斑点试验（T-cell spot test for tuberculosis infection，T-SPOT.TB）阴性，巨细胞病毒和EB病毒抗体均提示为既往感染；ENA自身抗体谱阴性，ANCA阴性。

小肠CT增强：结肠型克罗恩病伴活动性炎症，肉芽增生明显，肠壁水肿、增厚，累及回盲瓣（病例2图1）；电子肠镜：克罗恩病（内镜下活动度评分SES-CD 37分）（病例2图2），结肠病理结果符合克罗恩病（病例2图3）。电子胃镜：胃平坦糜烂性胃炎，胃窦炎性息肉。

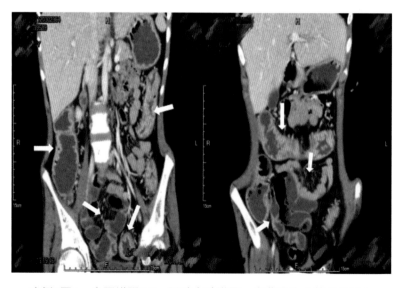

病例2图1　小肠增强CT：肠壁水肿增厚，肉芽增生（箭头所指）

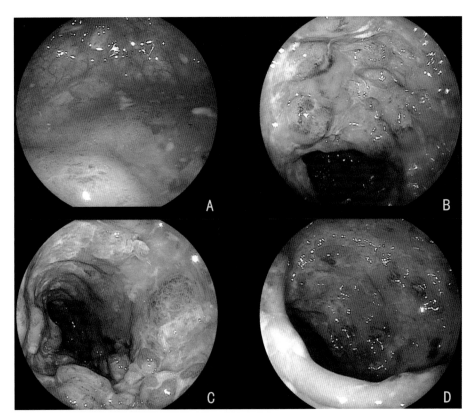

病例2图2　电子肠镜示克罗恩病（内镜下活动度评分SES–CD 37分）

A：末端回肠；B：横结肠；C：降结肠；D：乙状结肠

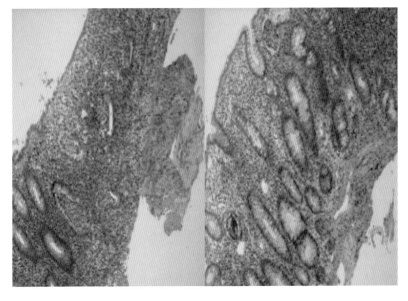

病例2图3　结肠黏膜活检病理见中度慢性活动性肠炎

伴隐窝脓肿、局灶糜烂（苏木素伊红染色，放大100倍）

二、诊治经过

1. 初步诊断　克罗恩病（A1bL3B1p）、重度营养不良伴消瘦、脱水（中度）。

2. 治疗经过　综合临床症状、实验室检查、肠镜、病理及影像学表现，初步诊断为克罗恩病（A1bL3B1p）。但该患儿经历了英夫利西单抗、激素、硫唑嘌呤、沙利度胺、乌司奴单抗、粪菌移植等治疗，均治疗失败，且其姐姐有克罗恩病史。因此，高度怀疑其为基因缺陷导致的难治性克罗恩病，故在知情同意前提下，采取患者、患者姐姐及其父母静脉血行全外显子检测。最终结果提示患儿位于X染色体上的*XIAP*基因出现c.1141C＞T半合子突变（病例2图4），导致该蛋白在381位的精氨酸突变为终止密码，发生蛋白截短突变（极强致病性证据PVS1），该突变在多个数据库中正常人的携带频率极低（中等致病性证据 PM2），而在多例X连锁淋巴细胞增生综合征2型患者中被报道（强致病证据PS4），且HGMD和ClinVar数据库中均提示为致病的有害变异。根据美国医学遗传学与基因组学学会指南，最终判定该突变为致病性突变。患儿姐姐及母亲为该变异杂合携带者，父亲未突变。

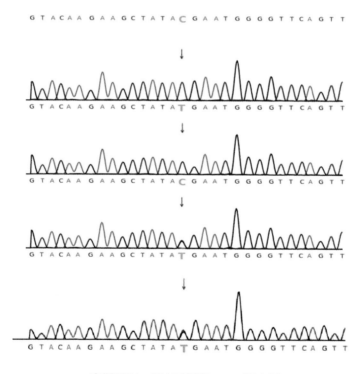

病例2图4　XIAP基因Sanger测序图

先证者及其母亲、姐姐存在 *XIAP*：exon6：c.1141C ＞ T：p.R381X 突变，父亲为野生型。自上而下的测序图分别为先证者、父亲、母亲、姐姐，最上排的碱基序列为野生型参考序列。

结合基因检测结果，确诊患者为*XIAP*基因变异导致的X连锁淋巴组织增生综合征2型（X-linked lymphoproliferative syndrome type 2，XLP-2）。

3. 随访与后续治疗　经过多学科联合会诊，认为造血干细胞移植有望根治疾病，但患儿病情较重，行造血干细胞移植风险大，故建议在其症状控制后再行造血干细胞移植；患儿既往英夫利西单抗治疗有效，但后续因出现英夫利西单抗抗体导致继发性失应答，考虑可替换同类型药物尝试治疗，故予以阿达木单抗强化治疗，起始剂量80mg，维持剂量40mg，每10天皮下注射一次，同时予以安素肠内营养支持。

阿达木单抗2次皮下注射后临床症状较前缓解，PCDAI评分从55分降至15分，之后规律治疗；3个月后入院复查，临床症状明显缓解，体重增加2.25kg。辅助检查：白细胞计数4.56×10^9/L、中性粒细胞计数3.01×10^9/L、淋巴细胞计数0.88×10^9/L、红细胞计数4.48×10^{12}/L、血红蛋白122g/L、血小板计数372×10^9/L；C反应蛋白14mg/L；血沉30mm/h；但结肠镜检查较前无改善；小肠MR增强：结肠型克罗恩病伴活动性炎症；继续规律阿达木单抗治疗，症状持续缓解。阿达木单抗治疗8个月后因拟行造血干细胞移植，外院嘱其停用阿达木单抗后，患儿再次出现腹泻，7～8次/日，夜间腹泻1～2次，且伴有持续高热，每日发热4次，每次体温高峰39～40℃，抗生素治疗无效。再次入我院后，经血培养、粪培养及血微生物病原二代测序排除感染所致发热，考虑为原发疾病所导致的炎症性发热，给予阿达木单抗160mg后仍无法控制发热和腹泻，遂予以糖皮质激素［甲泼尼龙：1mg/（kg·d）］治疗，1天后体温正常，3天后开始改为甲泼尼龙口服（20mg，每日一次口服），并联合托法替布（4mg，每日两次口服）治疗，症状改善，腹泻次数2次/日，无夜间腹泻。后按每周甲泼尼龙减1粒（4mg），减至1粒后维持，并准备进行造血干细胞移植。

三、病例分析

（一）病史特点

1. 男性，16岁，因"反复腹泻伴间断发热、便血1年余"入院。

2. 英夫利西单抗初始治疗有效，之后由于药物抗体出现导致药物浓度不能有效维持，症状反复，且对其他多种常规治疗无应答。姐姐患有克罗恩病。

3. 专科查体　BMI 11.16kg/m²，体型消瘦，全身皮肤黏膜弹性较差，四肢末梢略冷，舟状腹，腹软，右下腹压痛，截石位肛周3点钟方向可见一肛瘘口。

4. 辅助检查　小肠CT增强示：结肠型克罗恩病伴活动性炎症，肉芽增生明显，累及回盲瓣；电子结肠镜示：克罗恩病（SES-CD：37分）；结肠病理结果符合克罗恩病；外周血基因组全外显子测序发现*XIAP*基因第6外显子c.1141C＞T：p.R381X变异，为致病突变。

（二）诊断与诊断依据

1. 诊断 X-连锁淋巴组织增生综合征2型（X-linked lymphoproliferative syndrome type 2，XLP-2）；结肠克罗恩病；重度营养不良伴消瘦；脱水（中度）。

2. 诊断依据

（1）XLP-2：患儿临床表现及辅助检查支持克罗恩病诊断，但常规治疗效果不佳，姐姐患有克罗恩病，外周血基因组全外显子测序发现*XIAP*基因第6外显子c.1141C＞T：p.R381X变异，为致病突变。结合以上依据，患儿诊断为X连锁淋巴组织增生综合征2型。

（2）结肠克罗恩病（PCDAI：55分）：反复腹泻伴间断发热、便血1年余，查体右下腹压痛、可见一肛瘘，肠镜提示克罗恩病（SES-CD：37分）；结肠病理结果符合克罗恩病。

（3）重度营养不良伴消瘦：BMI 11.16kg/m^2（＜-3SD），体型消瘦，舟状腹。

（4）脱水（中度）：查体发现全身皮肤黏膜弹性较差，四肢末梢略冷。

（三）鉴别诊断

1. 溃疡性结肠炎 与克罗恩病同属于炎症性肠病，常累及结肠，以黏膜层炎症（黏膜层和黏膜下层炎症、隐窝炎、隐窝脓肿形成，结构变形，基底部淋巴细胞聚集及左结肠出现潘氏细胞）为特征。临床表现为反复发作的腹泻、黏液脓血便及腹痛，起病多为亚急性，少数急性起病。病程呈慢性经过，发作和缓解交替。全身症状可表现为发热，一般出现在中、重度患者的活动期，还可以表现为消瘦、贫血、低蛋白血症等。该患儿肠镜检查显示跳跃性分布深大溃疡，故可排除。

2. 肠结核 好发于回盲部，有腹痛、便秘腹泻交替、腹部包块，可伴消瘦、乏力等全身中毒症状，肠镜及病理可见干酪样肉芽肿性改变。患儿无结核接触史，T-SPOT.TB阴性，暂不考虑。

四、处理方案及基本原则

以克罗恩病为表现的XLP-2患者临床症状通常很严重，并且使用常规疗法（即糖皮质激素和免疫抑制药，如硫唑嘌呤和甲氨蝶呤）和生物制剂治疗效果欠佳，因此对于该类患者，建议尽早考虑异基因造血干细胞移植。

五、要点与讨论

1. 单基因IBD　炎症性肠病（inflammation bowel disease，IBD）是一组引起胃肠道复发性炎症的慢性疾病，包括克罗恩病（Crohn'sdisease，CD）、溃疡性结肠炎（ulcerative colitis，UC）和未定型IBD（IBD-unclassified，IBD-U）三个主要亚组。基因组学技术的最新进展进一步加深了我们对IBD发病机制的理解。最近的证据表明，IBD比传统上认为的更具有异质性。最重要的证据之一是单基因IBD的存在，它是由单基因缺陷引起的。由根据孟德尔遗传模式传播的单基因疾病引起的IBD和IBD样疾病被称为"单基因"IBD，与"多基因"或经典IBD形成对比。Glocker等首次在患有严重IBD和肛周疾病的小婴儿中发现了白介素-10（interleukin-10，IL-10）信号通路的缺陷。大多数单基因IBD病例发生在6岁以下的极早发型炎症性肠病儿童中。之前的研究发现我国极早发型IBD患儿中25%～70%为单基因突变所致的IBD。Crowley等报道了来自加拿大一个单中心的1000多名IBD儿童的队列数据，发现7.8%的6岁以下儿童和13.8%的2岁以下儿童出现了单基因IBD的致病性变异。该研究同时发现，在6～18岁的儿童IBD中，单基因IBD患病率达2.5%。其他3项队列研究报道，年龄在6～18岁的严重难治性IBD患者中，单基因IBD的发生率为20%～30%。尽管本例患儿克罗恩病起病年龄较大，不属于早发型IBD，但由于其对多种治疗不敏感或失效，为难治性IBD，且有克罗恩病家族史，因此单基因IBD并不能排除。我们对其进行外周血基因组全外显子测序后发现患儿在*XIAP*基因上发生c.1141C>T半合子突变，导致蛋白截短，最终诊断为X连锁淋巴组织增生性疾病2型。

2. X连锁淋巴组织增生性疾病2型　X连锁淋巴组织增生性疾病2型（XLP-2），也称X-连锁凋亡抑制因子（X-linked inhibitor of apoptosis，XIAP）缺陷，为X-连锁隐性遗传性疾病，其特征为噬血细胞性淋巴组织细胞增生症及具有克罗恩病特征的IBD的发作风险增加，易受多种特定且可能致命的病原体感染，例如Epstein-Barr病毒（EBV）。与XIAP缺陷相关的IBD通常临床表现严重，隐窝脓肿、肉芽肿和溃疡可能累及整个胃肠道，且对常规治疗效果欠佳，10%的患者死于难治性IBD。

XLP-2是X连锁的隐性遗传病，女性多为携带者，男性为患者。该病是一种由*XIAP*基因功能丧失所引起的原发性免疫缺陷。该基因位于Xq25，包含6个外显子，编码表达一种半胱天冬酶抑制蛋白，也称X连锁凋亡抑制因子，可保护细胞免受各种死亡信号导致的细胞凋亡。此外，XIAP蛋白通过多种途径参与炎症反应，可通过位于蛋白质羧基末端的E3泛素连接酶介导先天免疫信号和多种炎症反应，也可通过影响受体相互作用蛋白2（receptor-interacting protein 2，RIP2）和炎症小体复合物，激活转录因子NF-κB或产生促炎细胞因子，如白介素-1（interleukin-1，IL-1）和白介素-18（interleukin-18，IL-18）。XLP-2患者中的*XIAP*基因突变可导致XIAP蛋白缺失（产生的全长XIAP蛋白量减少）或XIAP蛋白关键区域（BIR2和RING域）功能发生改变，这些区域是XIAP蛋白介导的响应NOD2信号所必需的。因此，在缺乏XIAP蛋白的个体中，NOD2信号传导受到严重损害，导致对IBD的高度易感性。

以克罗恩病为表现XLP-2患者临床症状通常很严重，针对克罗恩病的常规疗法疗效欠佳，因此对于该类患者，建议尽早考虑异基因造血干细胞移植。本例患者既往糖皮质激素、硫唑嘌呤、沙利度胺、乌司奴单抗、粪菌移植治疗效果欠佳，但初始英夫利西单抗治疗有效，后续因出现药物抗体导致病情反复，故替换同类型药物阿达木单抗治疗，待病情稳定后尽早行造血干细胞移植。

六、总结

患有难治性IBD的患儿，即使发病年龄大于6岁，仍应进行基因检测，以发现潜在的单基因遗传病相关的IBD。及时诊断可以避免不必要的重复检查和无效治疗，并可能有助于尽早启动异基因造血干细胞移植，改善预后。

（病例撰写者：马晓宇　肖　园　上海交通大学医学院附属瑞金医院）

参考文献

[1]Latour S，Aguilar C. XIAP deficiency syndrome in humans[J]. Semin Cell Dev Biol，2015，39：115-23.

[2]Levine A，Koletzko S，Turner D，et al. ESPGHAN revised porto criteria for the diagnosis of inflflammatory bowel disease in children and adolescents[J]. J Pediatr Gastroenterol Nutr，2014，58：795-806.

[3]Graham DB，Xavier RJ. Pathway paradigms revealed from the genetics of inflflammatory bowel disease[J]. Nature，2020，578：527-539.

[4]Cleynen I，Boucher G，Jostins L，et al. Inherited determinants of crohn's disease and ulcerative colitis phenotypes：a genetic association study[J]. Lancet，2016，387：156-167.

[5]Glocker EO，Kotlarz D，Boztug K，et al. Inflflammatory bowel disease and mutations affecting the interleukin- 10 receptor[J]. N Engl J Med，2009，361：2033-2045.

[6]Ye Z，Zhou Y，Huang Y，et al. Phenotype and management of infantile-onset inflflammatory

bowel disease: experience from a tertiary care center in China[J]. Inflflamm Bowel Dis, 2017, 23: 2154-2164.

[7]Wen S, Yi Y, Xu X, et al. Valuable clinical indicators for identifying infantile-onset inflammatory bowel disease patients with monogenic diseases[J]. World J Gastroenterol, 2021, 27（1）: 92-106.

[8]Crowley E, Warner N, Pan J, et al. Prevalence and clinical features of inflflammatory bowel diseases associated with monogenic variants, identified by whole-exome sequencing in 1000 children at a single center[J]. Gastroenterology, 2020, 158: 2208-2220.

[9]Uchida T, Suzuki T, Kikuchi A, et al. Comprehensive targeted sequencing identified monogenic disorders in patients with early-onset refractory diarrhea[J]. J Pediatr Gastroenterol Nutr, 2020, 71: 333-339.

[10]Lega S, Pin A, Arrigo S, et al. Diagnostic approach to monogenic inflflammatory bowel disease in clinical practice: a ten-year multicentric experience[J]. Inflflamm Bowel Dis, 2020, 26: 720-727.

[11]Charbit-Henrion F, Parlato M, Hanein S, et al. Diagnostic yield of next-generation sequencing in very early-onset inflflammatory bowel diseases: a multicentre study[J]. J Crohns Colitis, 2018, 12: 1104-1112.

[12]La Casse EC, Baird S, Korneluk RG, et al. The inhibitors of apoptosis（IAPs）and their emerging role in cancer[J]. Oncogene, 1998, 17: 3247-3259.

[13]Beug S, Cheung H, LaCasse E, et al. Modulation of immune signalling by inhibitors of apoptosis[J]. Trends Immunol, 2012, 33: 535-545.

[14]Pedersen J, LaCasse E, Seidelin J, et al. Inhibitors of apoptosis（IAPs）regulate intestinal immunity and inflammatory bowel disease（IBD）inflammation. Trends Mol Med, 2014, 20: 652-665.

[15]Uhlig HH, Schwerd T. From genes to mechanisms: the expanding spectrum of monogenic disorders associated with inflammatory bowel disease[J]. Inflamm Bowel Dis, 2016, 22: 202-212.

[16]Damgaard R, Fiil B, Speckmann C, et al. Disease-causing mutations in the XIAP BIR2 domain impair NOD2-dependent immune signalling[J]. EMBO Mol Med, 2013, 5: 1278-1295.

[17]Hsieh W, Chuang Y, Chiang I, et al. Inability to resolve specific infection generates innate immunodeficiency syndrome in Xiap-/-mice[J]. Blood, 2014, 124: 2847-2857.

[18]Nielsen O, Bjerrum J, Herfarth H, et al. Recent advances using immunomodulators for inflammatory bowel disease[J]. J Clin Pharmacol, 2013, 53: 575-588.

[19]Chellapandian D，Krueger J，Schechter T，et al. Successful allogeneic hematopoietic stem cell transplantation in XIAP deficiency using reducedintensity conditioning[J]. Pediatr Blood Cancer，2016，63：355-357.

病例3　存在IL-10受体基因变异的过敏性结直肠炎

一、病历资料

（一）病史采集

主诉：男性，3岁4个月。因"反复黏液便3年余"入院。

现病史：患儿3年余前（1月龄）开始出现反复黏液便，多伴血丝，一天5~6次，稀便。2年前（1岁2月龄时）至我院就诊，肠镜检查示黏膜充血水肿，表面粗糙，淋巴滤泡增生，可见多发痘疮样隆起伴糜烂，直肠、乙状结肠较明显，诊断为过敏性肠炎，予饮食调整为氨基酸配方奶粉，美沙拉秦0.25g一日2次、孟鲁司特钠4mg每晚一次口服，症状有所缓解，大便为每日1~2次，黏液血丝减少，但每添加辅食，病情反复。用药半年后停药，并缓慢添加辅食，目前已加至二十余种辅食，每天氨基酸奶粉2~3顿，每顿180ml，米饭＋辅食2~3顿，量中，胃纳尚可。大便每1~2日1次，偶见血丝，仍有黏液。偶有腹痛，脐周为主，程度不剧，无规律性，持续数分钟可自行缓解，无发热皮疹、口腔溃疡、肛周病变等，期间基因检测回报示白介素-10受体A（*IL-10 RA*）基因变异，现为求进一步诊治，门诊拟"慢性结肠炎"收入院。

既往史：否认反复感染、湿疹等病史。

个人史：G1P1，足月剖宫产，无出生时窒息、抢救史，按时添加辅食。

生长发育史：体格、语言、运动发育同正常同龄儿。

预防接种史：生后按要求规律接种疫苗，2岁接种五联疫苗后未再接种其他疫苗。

家族史：否认家族遗传病史。

（二）专科查体

体温36.9℃，脉搏98次/分，呼吸20次/分，血压107/90mmHg，身高103cm（P75~P90），体重17kg（P75~P90），BMI 16.02kg/m^2（P50~P75）。神清，精神反应可，全身皮肤无黄染及皮疹，浅表淋巴结未触及肿大，口腔黏膜光滑，颈软，双肺呼吸音清，未闻及啰音，心律齐，心音有力，各瓣膜听诊区未及杂音，腹平软，无压痛，无反跳痛，肝脾未触及肿大，肠鸣音正常，四肢肌力肌张力正常，NS（-）。肛门未及异常。

（三）辅助检查

血尿常规、血肝肾功能、电解质、DIC未见异常。

免疫指标：铁蛋白39.7（参考值11.0～306.8）ng/ml，白介素-6<1.5（参考值<7）pg/ml。

铁代谢：血清铁9.8（参考值11.0～30.0）μmol/L，铁饱和度17.2（参考值20～50）%，总铁结合力56.9（参考值45.6～80.6）μmol/L。

血细胞分析：白细胞计数9.50×10^9（参考值4.4～11.9）/L，中性粒细胞计数2.78×10^9（参考值1.2～7.0）/L，淋巴细胞计数6.11×10^9（参考值1.8～6.3）/L，嗜酸性粒细胞计数0.16×10^9（参考值0.00～0.68）/L，红细胞计数4.70×10^{12}（参考值4.0～5.5）/L，血红蛋白130（参考值112～149）g/L，血细胞比容0.388（参考值0.34～0.43），血小板计数246×10^9（参考值188～472）/L，C反应蛋白1（参考值<10）mg/L。

肝素结合蛋白：51.31（参考值0～11.4）ng/ml。

粪常规：颜色黄，性状软，红细胞阴性，白细胞阴性，隐血试验阴性，虫卵阴性，粪便转铁蛋白弱阳性，钙卫蛋白8.6（参考值<15）μg/g。

白介素：白介素-1β<5.00（参考值<5）pg/ml，白介素-2 1514.00（参考值223～710）U/ml，白介素-8 40.00（参考值<62）pg/ml，白介素-10 10.00（参考值<9.1）pg/ml，肿瘤坏死因子12.50（参考值<8.1）pg/ml。

电子结肠镜：横结肠至直肠黏膜充血水肿，表面粗糙，淋巴滤泡增生，可见多发痘疮样隆起伴糜烂，直肠、乙状结肠较明显。结论：慢性结肠炎（过敏性肠炎）（病例3图1）。

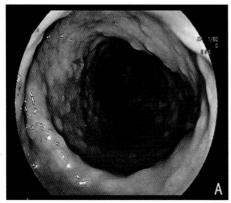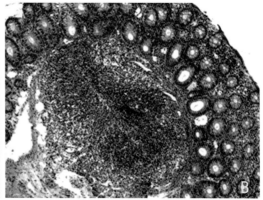

病例3图1 首次电子结肠镜检查

A：乙状结肠多发痘疮样隆起伴糜烂。B：乙状结肠黏膜病理见部分腺体不典型，黏膜固有层内见较多淋巴细胞浸润，可见淋巴滤泡形成。

乙状结肠黏膜病理：部分腺体不典型，黏膜固有层内见较多淋巴细胞浸润，可见淋巴滤泡形成，未见肉芽肿结构及裂隙状溃疡等。

全外显子基因测序：发现*IL 10RA*基因的2个点突变，临床意义不确定，分别来自父亲和母亲，关联疾病为炎症性肠病28型，常染色体隐性；IBD28（OMIM：613148）（病例3表1、病例3图2）。

病例3表1　基因测定

基因	序号	染色体位置	核酸改变（外显子号）	氨基酸改变（变体号）	RS号	MAF	ACMG致病等级	先证者（男）	父（轻微）	母（正常）	相关疾病（OMIM号）遗传方式
IL10RA	1	Chr11:117860270	c.302（exon3）G＞A	p.R101Q（p.Arg101Gln）（NM_001558）	rs372372851	0.000048	不确定	杂合36/88	野生型0/51	杂合42/74	炎症性肠病28型，常染色体隐性：IBD28（OMIM：613148），AR
	2	Chr11:117864125	c.537（exon4）G＞A	p.T179T（p.Thr179Thr）（NM_001558）	Rs1419560997	0.00004	不确定	杂合32/61	杂合31/50	野生型0/37	

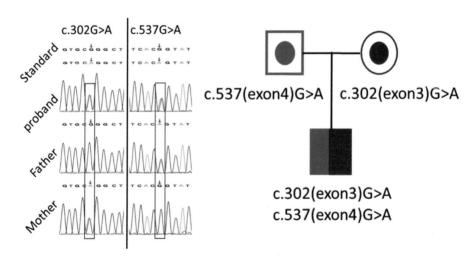

病例3图2　基因检测显示患儿携带IL-10RA复合杂合突变

（chr11：117860270，NM_001558 c.302（exon3）G＞A，p.R101Q，来自母亲；chr11：117864125，NM_001558 c.537（exon4）G＞A，p.T179T，来自父亲）

二、诊治经过

1. 初步诊断　食物蛋白诱导的过敏性结直肠炎（food-protein induced allergic proctocolitis，FPIAP），原发性免疫缺陷（primary immunodeficiency，PID）可能。

2. 治疗经过 入院后完善相关检查，查阅文献报道，p.T179T为热点致病突变，而突变位点p.R101Q为可能致病（Likely pathogenic，LP），但无功能验证，因此，该突变参照ACMG，p.R101Q致病性应评级为意义不明（uncertain significance，VUS）（PM2＋PM5＋PP3）。本例患儿初次就诊后改为氨基酸配方奶粉喂养及美沙拉秦治疗后，腹泻明显好转。复查结肠镜，提示全结肠黏膜水肿，轻度淋巴滤泡增生，未见糜烂、溃疡（病例3图3A）。肠镜病理提示个别隐窝结构欠规则，肠上皮无异型，间质疏松水肿伴少量淋巴细胞、浆细胞及嗜酸性粒细胞浸润，局灶淋巴滤泡形成，未见肉芽肿或坏死（病例3图3B）。因此，结合症状和检查结果，考虑该患儿诊断为食物蛋白诱导的过敏性结直肠炎。

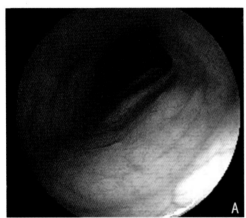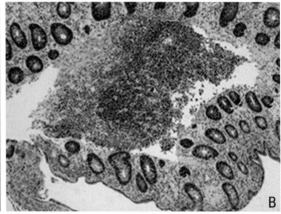

病例3图3 复查结肠镜及组织病理

A：全结肠黏膜充血水肿，表面粗糙，少许淋巴滤泡增生。肛管：未见明显异常。检查结论：慢性结肠炎（过敏性肠炎）。B：乙状结肠黏膜活检标本病理示局灶糜烂，个别隐窝结构欠规则，腺体杯状细胞少量轻度减少，腺上皮无异型，间质散在淋巴细胞、浆细胞及少量嗜酸性粒细胞浸润，局灶淋巴滤泡形成，未见肉芽肿或坏死。

实验室检查提示患儿血清白介素-10（IL-10）10（参考值0～9.1）pg/ml，而我们前期研究已报道当血IL-10浓度＞33.05pg/ml时高度提示存在致病性的*IL-10 RA*基因变异。利用健康人及患儿外周血单个核细胞（peripheral blood mononuclear cells，PBMC），我们进行体外实验验证IL-10 RA蛋白功能。结果提示患儿与健康人体外培养的PBMC接受脂多糖（LPS）刺激后，均能释放大量TNF-α，此基础上加入IL-10后均能显著抑制TNF-α释放（病例3图4）。并且免疫印迹试验提示IL-10能抑制患儿PBMC经LPS诱导后STAT3在Tyr 705位点的磷酸化；体外实验发现代表诱发炎症风暴的细胞焦亡亦能被IL-10抑制（病例3图5）。

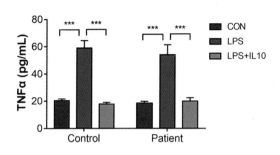

病例3图4　体外试验验证患儿与健康对照PBMC对LPS和IL-10刺激的反应

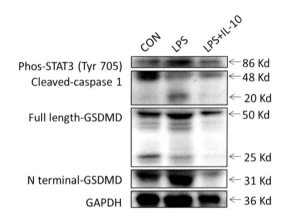

病例3图5　IL-10抑制LPS诱导的患儿PBMC中JAK-STAT通路及细胞焦亡

这些体外功能实验提示患儿IL-10受体功能无明显异常。搜索文献发现携带c.302G＞A（p.R101Q）突变的患者临床表现轻，且只表现为直肠溃疡，预后良好。当基因序列变异在体内外实验中确认对蛋白质功能和剪接没有影响的变异定义为BS3，根据ACMG评级，该患儿所携带突变*IL-10RA*（chr11：117864125，NM_001558 c.537（exon4）G＞A，p.T179T，from father; chr11：117860270，NM_001558 c.302G＞A，p.R101Q，from mother）应被评为可能良性（Likely benign，LB）。最终患儿诊断为FPIAP。

3. 随访　出院后随访2年半，以氨基酸奶粉喂养1年半后恢复正常饮食（回避鸡蛋和牛奶），并停用美沙拉秦，一直处于缓解期，未出现致病性*IL-10RA*突变相关的典型表现，无腹泻、生长发育滞后，内镜未见消化道溃疡等异常。

三、病例分析

（一）病史特点

1. 男性，3岁4个月。因"反复黏液便3年余"入院。

2. 患儿生后1月龄开始出现反复黏液便，予氨基酸配方奶粉喂养，口服美沙拉秦和孟鲁司特钠后症状可缓解，但添加新的辅食后症状反复。病程中无反复发热、呕吐、腹泻、便秘。

3. 专科查体 生长发育情况可，身高103cm（P75~P90），体重17kg（P75~P90），BMI 16.02kg/m²（P50~P75）。心、肺、腹无阳性体征，全身无皮疹，无口腔溃疡，无肛周病变。

4. 辅助检查 血清炎症因子IL-10轻度升高，IL-1β正常，TNF-α轻度升高。胃肠镜检查提示胃窦黏膜轻度充血水肿，余未见异常；胃窦活检标本病理提示轻度慢性非萎缩性胃炎，Hp（-）；结肠镜提示全结肠黏膜充血水肿，表面粗糙，散在淋巴滤泡增生，肛周未见明显异常，乙状结肠黏膜活检标本病理提示隐窝结构未见异常，未见肉芽肿或坏死，散在淋巴细胞、浆细胞浸润。基因检测提示存在*IL-10RA*复合杂合突变（chr11：117864125，NM_001558 c.537（exon4）G>A，p.T179T，from father；chr11：117860270，NM_001558 c.302G>A，p.R101Q），其中p.T179T为热点致病突变，而p.R101Q致病等级未明确。

（二）诊断与诊断依据

1. 诊断 食物蛋白诱导的过敏性结直肠炎（FPIAP）。

2. 诊断依据 患儿新生儿期起反复黏液便，生长发育可，初次肠镜检查见全结肠黏膜水肿，散在痘疮样隆起伴糜烂，予氨基酸配方奶粉喂养及美沙拉秦口服后症状持续好转，一年后复查肠镜及病理均提示明显好转。

患儿*IL-10RA*复合杂合突变，基因变异位点既往报道为可能致病，但功能学检测提示IL-10R信号通路未见异常。故最终评判该复合杂合突变为可能良性变异。

结合以上依据，诊断为FPIAP。

（三）鉴别诊断

1. 炎症性肠病 是一种免疫介导的炎症性疾病，根据其病变特征可分为克罗恩病、溃疡性结肠炎和未定型结肠炎。最常见的肠道表现是腹泻、腹痛、便血和体重减轻等。6岁前起病的炎症性肠病称为极早发炎症性肠病，常与先天性免疫缺陷、免疫失调或肠屏障功能障碍有关等遗传性疾病相关，其中IL-10受体缺陷（*IL-10RA*或*IL-10RB*基因变异）是引起极早发炎症性肠病的常见病因，中国以*IL-10RA*突变最常见。该患儿基因检测*IL-10RA*复合杂合突变，但除添加新辅食容易出现黏液便外，目前无腹痛、腹泻、便血及体重减轻，两次肠镜检查未见溃疡，暂不考虑该诊断。

2. 食物蛋白诱导性小肠结肠炎（food protein-induced enterocolitis，FPIES） 对于暴露于特定食物（通常是牛奶或大豆）而触发消化道症状的婴儿，须考虑FPIES可能。

FPIES可有急性或慢性症状，包括呕吐，腹泻伴或不伴便血，腹痛，以及体重减轻，病情严重者可出现脱水、休克。FPIES婴儿的病情一般比食物蛋白诱导的直肠结肠炎和肠病更重。该患儿临床症状较轻，目前仅在添加部分新辅食品种后出现黏液便，无腹泻、便血及生长发育落后，目前不支持该诊断。

四、处理方案及基本原则

大部分研究显示，牛奶蛋白是FPIAP最常见的触发因素，婴幼儿可能通过母乳或婴儿配方奶暴露于牛奶蛋白，严重者可存在多种食物蛋白过敏。FPIAP治疗的主要方式是避免可疑的致敏食物，对于母乳喂养的孩子，可通过母亲回避导致FPIAP的食物从而使得患儿症状缓解，母亲进行回避饮食的时间至少2~4周。该患儿已诊断FPIAP，且不考虑*IL-10RA*复合杂合突变具有致病性，但发病前一直普通配方奶喂养，考虑牛奶是该患儿的触发因素，故应当给予深度水解奶粉或者氨基酸配方奶粉喂养。辅食应适时、逐个、由少到多添加，严密观察其反应，过度的食物回避不利于诱导免疫耐受。FPIAP患儿4~6月龄即可开始添加辅食，先添加致敏风险相对低的食物（如水果、蔬菜），后添加致敏风险相对高的食物（如谷物、红肉）。

五、要点与讨论

（一）怀疑FPIAP的处置方法

如果临床上怀疑为FPIAP，需从婴儿膳食中剔除致敏物质。通常建议采取以下疗法：

1. 母乳喂养，乳母饮食回避

（1）纯母乳喂养的婴儿，如果母亲愿意从膳食中完全剔除可疑食物，应鼓励继续母乳喂养。应完全剔除母亲膳食中的所有奶制品，包括黄油。其他哺乳动物的奶（如山羊奶、绵羊奶或骆驼奶）也应全部剔除，因为这些抗原之间存在交叉反应。

（2）对于症状严重的婴儿，使用纯氨基酸配方奶喂养3~5日，可能有助于加快膳食剔除，在此期间母亲应吸出母乳并丢弃，既可维持泌乳，又可清除母亲体内的抗原。

（3）母乳回避食物注意事项：在部分加工食品的标签上，也可能将牛奶蛋白列为"酪蛋白"或"乳清蛋白"，应注意识别。成分中含有乳糖的食物，只要不含牛奶的其他成分，通常可以安全摄入。请营养师会诊有助于为患儿母亲提供进一步的营养指导。

（4）从母亲膳食中完全剔除致病蛋白质后，临床症状通常在1~2周内消失。如果出血明显（提示存在活动性结肠炎），则症状可能需要更长时间才能缓解。此时一般不必进行大便隐血检查，而且大便隐血检查结果可能会造成困惑，因为显微镜下查见大便中有血或多形核白细胞的情况可能会持续数周。

（5）如果完全剔除牛奶至少2周后婴儿仍有症状，应从母亲膳食中剔除大豆，再然后是鸡蛋白。

（6）母乳喂养婴儿常会偶尔复发出血。如果出血量少、呈自限性且不频繁，可以维持当前水平的膳食限制。

2. 医用低敏配方粉喂养　对于人工喂养儿，或乳母采取了合理的膳食限制仍有低级别或间歇性症状的母乳喂养婴儿，建议改为医用深度水解配方粉或氨基酸配方粉喂养。不推荐改为大豆配方奶，因相当部分（约15%）对牛奶蛋白过敏的婴儿也对大豆蛋白过敏。

（二）再次摄入

1. 时机　对于剔除牛奶（或其他可疑致敏物质）后症状消失的婴儿，大约1岁时重新添加该致病蛋白质。重度FPIAP患儿，尤其有速发过敏史者，建议在医院进行致敏食物的再次引入。

2. 增量　对于牛奶FPIAP婴儿，可供参考的增量方法如下：

（1）母乳喂养的婴儿：母亲在自己的膳食中加入30ml牛奶，每日递增30ml，连续5日。

（2）氨基酸配方奶喂养的婴儿可以先改用深度水解配方奶1～2个月，再尝试接受牛奶蛋白配方奶，每2～3日递增30ml。

（3）如果能够耐受，可继续逐步添加直到全部采用整蛋白配方奶或牛奶喂养。在此期间注意观察婴儿有无血便、腹泻、呕吐和易激惹等表现。至少注意观察1～2周，因为不能耐受的患儿在重新添加致敏蛋白后1～2周才会再次出现便血或其他临床症状。

3. 复发　如果便血或直肠结肠炎的其他症状复发，可再进行6个月的膳食限制，然后再次尝试重新添加食物。

（三）基因变异的致病性判定

1. 对于二代测序检测出的突变基因，已知这种基因失活是一种疾病的发生机制，如本例中的IL-10RA，首先要判定这个变异是否是"无义突变"，即这个密码子在变异后是否变成终止密码；其次是否为移码突变，导致移码突变位点后的肽段序列和野生型的肽段序列完全不同；另外突变导致mRNA的异常剪接，使得转录产物多出一个内含子或者缺少一个内含子；或者突变导致翻译起始密码发生变异，那么整个蛋白都无法翻译。以上突变均会造成最终的蛋白功能受损或缺陷。需要注意的是如果缺失的是基因的

3'末端，则这种缺失可能导致翻译后蛋白质最后的几个氨基酸缺失，不会对这个蛋白的功能有较大的影响。对于引起mRNA异常剪接的突变，如果不会引起翻译的蛋白质或者肽段太大的改变，则也不一定会致病。

2. 对于新发突变，即父母双方均做过基因检测均没有这个变异，但这个变异与某种疾病特征是相关联的，那么要考虑此突变为致病突变。体内外实验均证实的突变可判定此突变的致病性。另外，在患此病人群中，此突变比例明显高于对照组，且在有这个突变的人群中，患病风险相较于对照组高5倍以上，可判定此突变有致病性。

3. 体内功能实验包括但不限于小鼠实验，繁育携带有此突变的小鼠，基因学、蛋白学、功能学去验证此突变是否有类似携带此突变相关疾病的表型。体外实验包括同样突变的质粒转染相应细胞，测定下游基因产物和蛋白产物，以及测定突变基因相关蛋白的表达量和功能；或者利用患者细胞，如外周血单个核细胞，在有或没有刺激的条件下，测定下游基因产物、蛋白表达或功能，在与健康人细胞相比较有差异的条件下，可判定此突变的致病性。

4. 突变基因涉及多种致病证据要综合考虑，详细可参照《遗传变异分类标准与指南》等指南或专家共识，另需要参照蛋白功能预测软件或者体内外蛋白功能实验的操作和检测方法。

（四）关于遗传咨询与处理

由于IL-10RA突变在东亚人群中发生率高，且多为常染色体隐性遗传，对于疑似病例推荐尽早行胃肠镜检查，尤其是伴有严重的腹泻、肠外表现、营养不良、反复感染患儿，必要时完善基因检测及炎症因子检测，尤其是血清IL-10水平，我们的经验表明，有相应临床表现，且血清IL-10水平超过33pg/ml时，高度提示其存在IL-10受体基因致病突变。对于有IL-10受体基因突变且有再次生育计划的父母，建议完善父母双方的基因检测。

六、总结

食物蛋白诱导的过敏性直肠结肠炎（FPIAP）指特定食物蛋白通过不涉及IgE的机制引起远端结肠炎症，与食物蛋白诱导的肠病发病机制类似，但不同之处在于后者累及小肠。FPIAP通常表现为平素体健的婴儿出现腹泻伴血便或黏液便。该病通常由牛奶蛋白诱发，偶尔也由大豆或其他食物蛋白诱发，有便血时，应通过针对性采集病史和体格检查来排除便血的其他原因。特别值得注意的是，体格检查应包括仔细视诊肛门有无肛裂。在剔除推定的食物抗原后症状缓解则可拟诊该病。若患者发病表现不典型、诊断不确定，或剔除可疑食物后未见缓解，应接受结肠镜检查和活检，或在缓解后几周内进行变应原再激发以观察是否复发。FPIAP的治疗采取经验性剔除膳食中的牛奶和（或）其他可疑抗原。对于母乳喂养的婴儿，可以通过母亲膳食回避来完成。对于配方奶喂养的婴儿，则应给予深度水解或氨基酸配方奶喂养。该病大多数会在1岁前缓解。应与FPIES和嗜酸性粒细胞性胃肠炎等非IgE介导的疾病相鉴别。基因检测发现可疑位点变异时须结合临床判断意义，必要时可以行功能学实验验证其致病性，避免误判误治。随着对基因变异致病性证据和数据的积累和深入理解，可以更加明确地对某个突变基因做出致病性评判，临床意义不明的突变可能会变成可能致病或者致病突变，也可能变为可疑良性甚至良性突变。

（病例撰写者：同佳佳　余　熠　上海交通大学医学院附属瑞金医院）

参考文献

[1]Shouval DS，Biswas A，Kang YH，et al. Interleukin 1b mediates intestinal inflammation in mice and patients with interleukin 10 receptor deficiency[J]. Gastroenterology，2016，151（6）：1100-1104.

[2]Koelink PJ，Bloemendaal FM，Li B，et al. Anti-TNF therapy in IBD exerts its therapeutic effect through macrophage IL-10 signaling[J]. Gut，2020，69（6）：1053-1063.

[3]Zheng C，Huang Y，Hu W，et al. Phenotypic characterization of very early-onset inflammatory bowel disease with interleukin-10 signaling deficiency：based on a large cohort study[J]. Inflamm Bowel Dis，2019，25（4）：756-766.

[4]Ye Z，Huang Y，Zheng C，et al. Clinical and genetic spectrum of children with congenital diarrhea and enteropathy in China[J]. Genet Med，2019，21（10）：2224-2230.

[5]Su W，Yu Y，Xu X，et al. Valuable clinical indicators for identi-fying infantile-onset inflammatory bowel disease patients with monogenic diseases[J]. World J Gastroenterol，2021，27（1）：92-106.

[6]Arik Yilmaz E，Soyer O，Cavkaytar O，et al. Characteristics of children with food protein-induced enterocolitis and allergic proctocolitis[J]. Allergy Asthma Proc，2017，38（1）：54-62.

[7]Nowak-Węgrzyn A. Food protein-induced enterocolitis syndrome and allergic proctocolitis[J]. Allergy Asthma Proc，2015，36（3）：172-184.

[8]Yamazaki K，Matsunami K，Kushima R，et al. Granulomatous variant of food protein-

induced allergic proctocolitis[J]. JPGN Rep，2021，2（2）：062.

[9]Rojas Gallegos MB，Crissinger KD. Outcomes of Infants With Severe Refractory Food Protein-induced Allergic Proctocolitis Treated With Mesalamine[J]. JPGN Rep，2020，2（1）：024.

[10]Al-Iede M，Sarhan L，Alshrouf MA，et al. Perspectives on Non-IgE-Mediated gastrointestinal food allergy in pediatrics：a review of current evidence and guidelines[J]. J Asthma Allergy，2023，16：279-291.

[11]Al Rushood M，Al-Qabandi W，Al-Fadhli A，et al. Children with Delayed-Type Cow's milk protein allergy may be at a significant risk of developing immediate allergic reactions upon re-introduction[J]. J Asthma Allergy，2023，16：261-267.

[12]李丽莎，钱家鸣，杨红. 食物蛋白诱导性小肠结肠炎综合征诊断和治疗国际共识指南[J]. 中华临床免疫和变态反应杂志，2018，12（1）：109-123.

[13]Lake AM，Whitington PF，Hamilton SR. Dietary protein-induced colitis in breast-fed infants[J]. J Pediatr，1982，101（6）：906.

[14]王秋菊，沈亦平，邬玲仟，等. 遗传变异分类标准与指南[J]. 中国科学：生命科学，2017，47：668-688.

病例4 色素失禁症伴发克罗恩病与非结核分枝杆菌感染

一、病历资料

（一）病史采集

主诉：女性，6岁。因"反复发热2个月，间断腹痛腹泻3周"入院。

现病史：患儿于2个月前（2020-03-07）无明显诱因出现发热，体温峰值39.7℃，夜间发热，晨起热退，日间偶有发热，当地先后予阿莫西林克拉维酸钾、头孢哌酮钠舒巴坦钠、利奈唑胺等抗感染，无明显好转，后出现胸痛症状，PPD试验强阳性，痰TB-DNA及T-SPOT阴性，胸部CT示"左肺下叶炎症、左侧胸腔积液"，于2020年3月17日起加用异烟肼、利福平抗结核治疗，患儿体温逐渐降至正常，胸痛缓解，复查血沉60mm/h，胸部CT示胸腔积液较前吸收，血常规、C-反应蛋白、降钙素原降至正常出院。出院后规律口服抗结核药物。1个月前患儿再次出现发热，热型同前，且出现间断性腹痛、腹泻、解黏液样便，予胃肠镜检查提示"自回肠末端至直肠见散在跳跃分布的深大溃疡，大小不一，边缘隆起，较光整，环形分布，表面覆白苔，病变间隙肠黏膜正常，回肠多发溃疡"，病理示"符合肠黏膜炎性病变伴溃疡形成，未见结核肉芽肿表现，未见明确血管炎表现"，肠道溃疡组织TB-DNA（-），T-spot（-）。仍考虑肠结核不能排除，肠溃疡性质待定，白塞病、炎症性肠病不能排除，于4月20日起加用吡嗪酰胺联合抗结核治疗，予美沙拉秦、沙利度胺、萘普生等药物治疗。病程中伴反复口腔溃疡、偶有左肩关节、双膝关节及小腿肌肉疼痛，无咳嗽咳痰、呕吐，无口干、皮疹、晨僵、雷诺现象，无明显消瘦等。为求进一步诊治，门诊拟"发热待查"收治入院。

既往史：自幼反复发作口腔溃疡，发作时伴有发热，溃疡愈合后热退。幼时发现全身散在皮肤色素沉着斑。

个人史：G1P1，足月顺产，出生时体重3100g，出生后无窒息抢救史。

生长发育史：语言、运动发育同正常同龄儿；疫苗接种按计划免疫全部完成。

家族史：患儿母亲2019年因"发热、腹泻"就诊，确诊为克罗恩病，目前口服药物控制中。母亲幼时皮肤有"牛奶咖啡纹"，后自行消退。父亲体健，否认家族遗传疾病史，否认家族其他成员相关疾病史。否认家族结核病史。

（二）专科查体

体温38.1℃，脉搏86次/分，呼吸21次/分，血压115/59mmHg，身高121.5cm，体重22kg，BMI 14.9kg/m^2。神志清，精神反应可，营养面色可，无库欣貌，皮肤弹性可。全身皮肤见色素沉着斑（病例4图1），咽不红，口腔及舌可见多处溃疡，口唇无明显干燥；无鼻翼翕动，双肺呼吸音清，未闻及啰音，心率86次/分，心音有力，律齐；全腹软，无压痛、反跳痛，肝脾肋下未触及；肛周皮肤稍红，无破溃及瘘口。四肢皮温可，肌力、肌张力正常。四肢皮温暖，末梢循环好。

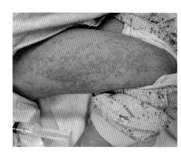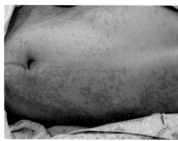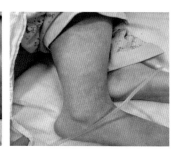

病例4图1　躯干、四肢皮肤散在大面积色素沉着改变

（三）辅助检查

2020-03-12当地医院，血常规：C-反应蛋白＞200（参考值＜10）mg/L↑，白细胞计数33.39×10^9/L↑，中性粒细胞百分比84.7%，血红蛋白92g/L↓，血小板计数334×10^9/L。血沉101（参考值0～20）mm/h↑。降钙素原3.86（参考值＜0.05）ng/ml↑。肥达反应、痰细菌培养、痰呼吸道病毒鉴定：均阴性。ANA、RF：阴性。结核相关：结核菌素皮肤试验PPD（4+，可见水疱），痰TB-DNA（-），结核感染T细胞检测为（-）。胸部CT：左肺下叶炎症、左侧胸腔积液。肠系膜淋巴结超声：肠系膜间探及数个类圆形低回声，最大范围16mm×8mm，边界尚清晰，内部回声均匀，部分融合。肠系膜淋巴结轻度肿大。

2020-04-17当地上级医院，胃镜检查：胃镜未见明显异常。肠镜检查：自回肠末端至直肠见散在跳跃分布深大溃疡，大小不一，边缘隆起，较光整，环形分布，表面覆白苔，病变间隙肠黏膜正常，回肠多发溃疡（病理报告：回末、回盲部、升结肠、横结肠、降结肠、乙状、直肠：符合肠黏膜炎性病变伴溃疡形成，未见结核肉芽肿表现，未见明确血管炎表现）。膝关节MRI平扫：左膝关节少量积液，左小腿背侧肌肉软组织内多个小斑片状T$_2$压脂高信号，水肿可能。头颅MRI平扫＋MRV＋MRA：脑实质未见明显异常，垂体薄，MRV示左侧横窦略细窄，MRA未见明显异常。肠道溃疡组织TB-DNA：（-）。T-spot：（-）。骨穿提示：骨髓增生明显活跃，血小板散在、小簇可见。

　　2020-05-06入住我院后相关辅助检查，肠镜：回盲部散在类圆形溃疡，直径1~1.5cm，表面覆脓苔，边界清，周边黏膜水肿隆起。回盲瓣处水肿明显伴溃疡，肠镜无法进入末端回肠，所见末端回肠未见明显异常。升结肠至乙结肠见节段性分布类圆形溃疡，直径1~1.5cm，表面覆脓苔，边界清，周边黏膜水肿隆起（病例4图2）。肠镜病理：结肠轻度慢性活动性肠炎，局部糜烂，间质灶区嗜酸性粒细胞浸润，多者40~50个/HP，未见肯定的肉芽肿及裂隙状溃疡，请结合临床及内镜检查（病例4图3）。

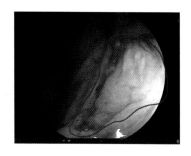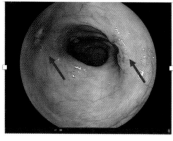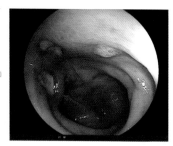

病例4图2　肠镜检查

　　可见回盲部、升结肠至乙状结肠散在类圆形溃疡，节段性分布，直径1~1.5cm，表面覆脓苔，边界清。

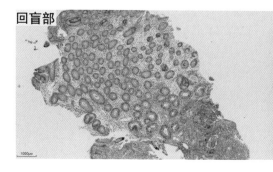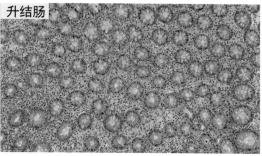

病例4图3　组织病理学形态

未见肯定的肉芽肿及裂隙状溃疡，病变内EBV原位杂交EBER（散在个别细胞+），CMV（-），抗酸染色（-）

二、诊治经过

　　1. 初步诊断　大肠和小肠克罗恩病；非结核分枝杆菌感染（nontuberculosis mycobacteria，NTM）？原发性免疫缺陷？色素失禁症（incontinentia pigmenti，IP）？

　　2. 治疗经过　入院后完善相关辅助检查，结合全身色素斑、肠病表现，既往病史及家族史，高度怀疑该患儿可能存在色素失禁症及其基因缺陷所致的相关原发免疫缺陷疾病的可能，有待外院送检的基因分析结果明确诊断。请公共卫生中心的结核治疗专家会诊，考虑PPD强阳性、T-spot阴性、现利福平、异烟肼、吡嗪酰胺抗结核治疗，发热及关节疼痛、腹痛腹泻症状无明显缓解，胸部CT提示存在肉芽肿，结合既往史及家族史，原发免疫缺陷不能排除，诊断考虑非结核分枝杆菌感染可能性大，药物调整为异烟肼（15mg/kg）、利福平（15mg/kg）、乙胺丁醇（20mg/kg）。针对炎症性肠病，将沙利度胺由25mg 1次/日加量至37.5mg 1次/日。4个月后再次入院评估，基因分析回报，提示*IKBKG*基因杂合突变（病例4图4）。肠镜下溃疡灶较前有明显愈合，简化的克罗恩病评分系统（SES-CD）评分由初诊14分降至4分。

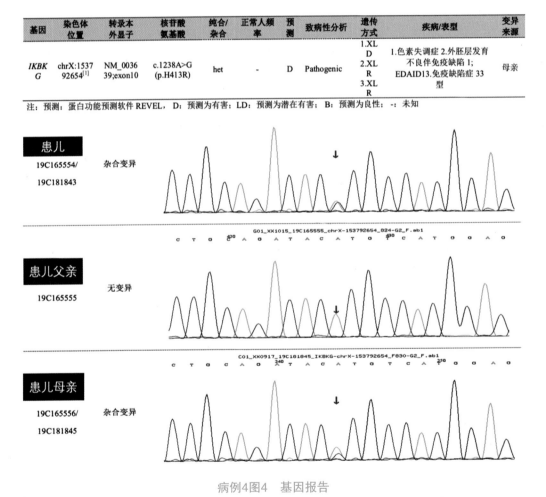

基因	染色体位置	转录本外显子	核苷酸氨基酸	纯合/杂合	正常人频率	预测	致病性分析	遗传方式	疾病/表型	变异来源
IKBKG	chrX:153792654[1]	NM_003639;exon10	c.1238A>G (p.H413R)	het	-	D	Pathogenic	1.XLD 2.XLR 3.XLR	1.色素失调症 2.外胚层发育不良伴免疫缺陷1；EDAID13.免疫缺陷症33型	母亲

注：预测：蛋白功能预测软件REVEL，D：预测为有害；LD：预测为潜在有害；B：预测为良性；-：未知

病例4图4　基因报告

*IKBKG*基因有1个杂合突变：在1238号核苷酸由腺嘌呤A变为鸟嘌呤G（c.1238A＞G）的杂合突变，导致第413号氨基酸由组氨酸变为精氨酸（p.H413R）

3. 随访治疗及病情变化 患儿2020年9月出院后继续沙利度胺、美沙拉秦治疗炎症性肠病，继续规律使用抗结核药物，共10个月后停用抗结核药物。2021年6月出现面神经麻痹，考虑沙利度胺不良反应，停用沙利度胺。2021年7月起再次出现反复口腔溃疡，2～3次/月，对症治疗可好转。期间因客观原因未至我院随访。2022年7月因出现反复发热，伴腹痛，脐周及右下腹为主，伴腹泻，黄色水样便。再次入院，复查血T-spot阴性，PPD仍是强阳性，肠镜提示升结肠深大溃疡，横结肠散在溃疡，降乙结肠有少量小阿弗他溃疡，SES-CD12分。小肠CT提示末端回肠、回盲部、右半结肠、横结肠溃疡，右半结肠狭窄可能，回盲瓣畸形，肠结核不能除外。再次请结核专家会诊，结合患儿既往规则抗结核治疗［异烟肼（H）、利福平（R）＋盐酸乙胺丁醇（E）］10个月，且既往诊断倾向克罗恩病，因此认为结核感染（活动性）依据不充分，结合临床表现及内镜结果考虑克罗恩病活动，于2022年8月起规律使用英夫利西单抗治疗，发热、腹痛症状明显好转。至2023年5月第六次英夫利西单抗治疗前复查肠镜提示溃疡大部分愈合，SES-CD评分3分。

三、病例分析

（一）病史特点

1. 女性患儿，6岁，因"反复发热2个月，间断腹痛腹泻3周"入院。

2. 病史中患儿自幼反复口腔溃疡，近期反复发热，伴腹痛腹泻，经抗结核治疗后症状无明显改善。母亲有类似皮肤色素沉着表现及克罗恩病史。

3. 查体中可见躯干四肢沿Blaschko线分布褐色色素沉着斑，表面光滑。口腔黏膜及舌部见多发溃疡。

4. 辅助检查见PPD强阳性、T-SPOT阴性，肠镜见结肠散在或节段性分布类圆形溃疡，直径1～1.5cm，表面覆脓苔，边界清，周边黏膜水肿隆起。病理未见结核肉芽肿、抗酸染色阴性、无隐窝脓肿等。

（二）诊断与诊断依据

1. 诊断 大肠和小肠克罗恩病、非结核分枝杆菌感染（可能）、原发性免疫缺陷、色素失禁症。

2. 诊断依据

（1）大肠和小肠克罗恩病：患儿自幼有反复口腔溃疡，入院前有反复发热、腹痛腹泻，肠镜下见结肠散在或节段性分布类圆形溃疡，溃疡形态与肠结核溃疡形态符合程度低，病理未见结核肉芽肿、抗酸染色阴性，因此暂不考虑肠结核诊断。结合既往报道

*IKBKG*基因突变导致炎症性肠病易感，及母亲克罗恩病病史，因此患儿肠道溃疡诊断上倾向克罗恩病。小肠CT见回肠末端溃疡，故诊断大肠和小肠克罗恩病。

（2）非结核分枝杆菌感染（可能）：患儿有基因突变所致的原发免疫缺陷，有反复发热。PPD强阳性，多次T-SPOT阴性，幼时卡介苗接种后接种处否认有强反应表现，且发病与卡介苗接种超过24个月，因此卡介苗病可能性小，故认为非结核分枝杆菌感染可能性大，但多次行肠黏膜组织PCR检查未检出分枝杆菌，故分枝杆菌感染导致肠道病变证据不足。

（3）原发免疫缺陷：患儿有反复发热及非结核分枝杆菌感染可能，基因检测结果显示*IKBKG*基因杂合突变，来源于其母亲，可诊断。

（4）色素失禁症：患儿查体可见躯干四肢沿Blaschko线分布褐色色素沉着斑，表面光滑。其母亲也曾有类似表现，结合其*IKBKG*基因杂合突变，故诊断。

（三）鉴别诊断

1. 肠结核　肠结核与炎症性肠病的诊断与鉴别诊断一直是困扰全球消化领域的难题之一，两者的鉴别难度较大，误诊率高达53.6%。对于一般情况来说，如果患儿同时有肺结核或有其他系统结核时，则多考虑诊断肠结核，肠结核的肠壁病变活检可有干酪样坏死、黏膜下层闭锁。如有肠瘘、肠壁或器官脓肿、肛门直肠周围病变、活动性便血、肠穿孔等并发症或病变切除后复发等，应多考虑克罗恩病（CD），病理活检可见结节病样肉芽肿、裂隙状溃疡、淋巴细胞聚集，但无干酪样坏死。该患儿PPD阳性，T-SPOT阴性，胸部CT见肺部炎症合并胸腔积液，所以在治疗早期结肠溃疡虽然形态、抗酸染色及病理结果都不符合肠结核表现，但仍然不能否定肠结核的可能。因此在治疗上暂缓激素和生物制剂的应用，同时进行抗结核治疗。

2. 色素镶嵌　色素镶嵌（伊藤色素减少症）的特征为沿Blaschko线的斑片状或线性的色素沉着过度或色素减少性皮肤改变。色素沉着可在出生时即存在，或是在出生后最初数周出现，病变进展1~2年，然后稳定。部分患者可同时存在色素减退和色素沉着斑。高达30%的病例中色素镶嵌伴有眼、脑或骨骼肌的异常。通过基因检测判断有无*IKBKG*基因突变即可区分IP与色素镶嵌。

3. 外胚层发育不良伴免疫缺陷（EDA-ID）　该病同是因*IKBKG*基因突变引起，呈X连锁隐性遗传，临床表现包括无牙、毛发的缺失、皮肤干燥、少汗，同时伴广泛的免疫缺陷，包括自然杀伤细胞功能障碍、低γ球蛋白血症或高γ球蛋白血症，导致严重的反复感染。该患儿基因检测结果提示*IKBKG*基因突变，但患儿临床表现上未见无牙、毛发缺失等症状，且其遗传方式亦不符合，因此首先考虑色素失禁症。

四、处理方案及基本原则

1. **色素失禁症的处理**　色素失禁症本身的治疗与大多数原发免疫缺陷的治疗相类似，主要治疗方法包括免疫球蛋白替代、并发症的治疗、造血干细胞移植、预防和控制感染等。色素失禁症属于X连锁显性遗传性疾病，女性患者是可以生育的，在每一次怀孕中，突变遗传的概率为50%，但对男性是致命的，所以正确的诊断及在生育过程中的遗传咨询十分关键。

2. **合并非结核分枝杆菌感染的儿童克罗恩病**　对于合并非结核分枝杆菌感染的儿童克罗恩病，糖皮质激素、免疫抑制剂及生物制剂的使用都可能引发分枝杆菌的活动。根据欧洲克罗恩病和结肠炎组织（ECCO）指南，克罗恩病（CD）诊断初期就应完成结核潜伏感染的筛查，筛查需结合高危因素、查体、胸片检查及结核菌素皮肤试验（TST）或γ干扰素释放试验（IGRA）中的一种或两种结合使用。由于TST和IGRA单独使用时对结核潜伏感染的诊断灵敏度较低，因此建议TST与IGRA结合使用。TST与IGRA任何一个检测阳性即使没有症状或影像学表现也需要考虑是否存在结核感染或潜伏感染。对于有免疫缺陷但已除外肺结核的肺病患者可疑诊非结核分枝杆菌病（NTM）。本例中患儿多次TST强阳性，IGRA检测阴性，有肺部表现，故考虑非结核分枝杆菌感染可能性大。无论结核分枝杆菌感染还是非结核分枝杆菌感染的治疗都应寻求结核病专科医师的协助。在非结核分枝杆菌感染治疗的同时，炎症性肠病的活动也应同时治疗，而这一方面目前暂无明确的指南可供参考。复旦大学附属儿科医院曾做过一项研究，回顾性分析采用沙利度胺治疗儿童克罗恩病合并结核感染的疗效，结果显示经过9～12个月的治疗60%患儿达到临床缓解，因此该研究得出结论沙利度胺治疗儿童克罗恩病临床疗效显著，可作为合并结核感染时的首选方案之一。

3. **色素失禁症相关的儿童克罗恩病治疗**　本例患儿在经过规范抗结核治疗后，复查胸部影像学未见明显分枝杆菌感染迹象。而其合并的克罗恩病在停用沙利度胺后出现明显活动，因此在排除分枝杆菌活动后，综合患儿结肠溃疡累及部位及严重程度，患儿反复发热、腹痛、大便不成形，内镜下有多个部位的深大溃疡，考虑为中重度的活动性克罗恩病，根据儿童克罗恩病诊治专家共识，我们选择使用英夫利西单抗进行诱导缓解，在用药过程中密切随访患儿分枝杆菌感染情况，并评估患儿疾病活动情况。该患儿经治疗后，临床活动性评分及肠镜下活动度评分均得到明显改善。

儿童炎症性肠病（inflammatory bowel disease，IBD）治疗方法包括营养治疗、药物治疗和手术治疗，传统治疗药物包括5-氨基水杨酸制剂、糖皮质激素、免疫抑制剂及生物制剂。但对于单基因突变所致的免疫缺陷相关IBD，目前尚无明确的治疗规范。本例中患儿先后选择沙利度胺和英夫利息单抗作为克罗恩病的控制药物也是出于该患儿基础疾病和合并症情况，所选择的个体化治疗方案。

五、要点与讨论

1. 色素失禁症（incontinentia pigmenti，IP） IP主要见于女性，是一种X连锁显性遗传性疾病。是由位于人X染色体（Xq28）上的致病基因*IKBKG*基因突变导致的，该基因主要编码核因子-κB（NF-κB）基本调节物NEMO，通过激活NF-κB信号通路而参与机体免疫调控。NF-κB信号通路在人体固有免疫及适应性免疫中作用重大，参与免疫细胞的发育、分化、成熟和凋亡过程。*IKBKG*序列由两个反向排列的低拷贝组成，即*IKBKG*真基因序列和*IKBKG*假基因序列。*IKBKG*真基因序列包含非编码外显子1个和编码外显子第2～10号，*IKBKG*假基因序列覆盖外显子序列第3～10号，从第3号外显子上游282bp至外显子10下游9.9kb是两者的重复序列，故当此共有序列发生基因突变时，临床上难以区别真假位点。IP是X连锁显性遗传病，导致大多数杂合子女性患者可发生X-染色体失活偏移而存活下来，而受影响的男性患者一般会在胎儿期死亡。色素失禁症的首要诊断表型是皮肤损坏，在皮肤发展中有4个突出的阶段：水泡大泡期（出生至4个月）、疣样皮疹（数月）、黄斑色素沉着（6个月到成年）、萎缩期（通常持续一生）。此类先天性免疫缺陷患者常对结核分枝杆菌、病毒、真菌及化脓性细菌具有易感性。

本例患儿以反复发热为首要表现，经积极抗感染后发热仍无好转，有肺部累及，PPD阳性，因此首先考虑可能存在结核感染。在我院期间，结合患儿明显的特征性皮疹，及其母亲既往类似病史，我们考虑患儿可能存在引起色素失调的某种基因突变，因此在基因检测中着重地对*IKBKG*等基因做检测，最终确诊该疾病。因此在临床中，对于给予强有力抗感染治疗无效且有可疑皮肤表现者需高度警惕，应及早行基因检测以明确诊断。

2. 非结核分枝杆菌（NTM）感染 NTM是指除结核分枝杆菌复合群和麻风分枝杆菌以外的一大类分枝杆菌的总称。NTM病的临床特点包括：全身性疾病，主要侵犯肺脏，但全身各个器官系统皆可罹患；具有与结核病相似的临床表现，包括全身中毒症状和局部损害表现；可长期被误诊为结核病、支气管扩张等；NTM的诊断需通过临床表现、影像学表现、病原学及病理检查结果进行综合判断。

本例中患儿多次PPD筛查强阳性而T-SPOT检测阴性的原因在于两者的检测原理不

同，两者检测结果也作为非典型结核分枝杆菌诊断的依据之一。PPD试验称为结核菌素试验，该试验基于迟发型超敏反应原理，即机体感染结核分枝杆菌（MTB）后产生致敏T淋巴细胞，再次受到相应的MTB抗原刺激时，已致敏的T淋巴细胞释放可溶性淋巴因子，从而导致血管通透性增加，巨噬细胞在局部聚集、浸润，发生皮肤的红肿硬结反应。目前常规采用5个单位（5U）纯化蛋白衍生物进行皮内注射（通常在左前臂掌侧前1/3处），72（48～96）小时测量皮肤局部硬结直径。PPD试验所采用的纯化蛋白衍生物与部分NTM、BCG株具有交叉抗原，检测结核的特异性较低。因此临床上对于PPD阳性者应除外NTM感染或BCG接种造成的假阳性结果。T-SPOT检测属于IGRA的一种，其主要通过检测全血或外周血单个核细胞在MTB特异性抗原——早期分泌抗原-6（early secreted antigen target 6kDa，ESAT-6）和培养滤液蛋白-10（culture filtrate antigen 10kDa，CFP-10）等刺激下产生的γ-干扰素水平，间接判断受试者是否存在结核分枝杆菌潜伏感染（LTBI）。IGRA可以区分LTBI还是BCG接种反应。ESAT-6和CFP-10主要存在于MTB复合群，而在BCG株和大多数的NTM（堪萨斯分枝杆菌、海分枝杆菌和苏尔加分枝杆菌除外）中不存在，因此IGRA阳性结果有助于诊断MTB感染，除外BCG接种反应和大多数NTM感染。阴性结果不支持LTBI，但要结合临床表现除外重症疾病、免疫功能缺陷、接受免疫抑制剂治疗、肥胖、糖尿病等情况下可能出现的假阴性结果。

六、总结

对于有典型皮肤表现的患儿应注意怀疑色素失禁症的诊断，诊断遗传性疾病询问相关家族史十分关键，而最终的诊断仍依靠基因检测结果。但基因检测结果的解读必须紧密结合患儿症状，对于存在疑问的检测结果应结合症状大胆提出重新分析或检测，避免因为临床症状与基因检测分析过程的脱钩导致漏诊。对于基因突变相关的炎症性肠病治疗方案应该个体化，密切随访监测治疗效果。同时也应该定期监测患儿可能合并的感染，尤其分枝杆菌感染。

（病例撰写者：唐志伟　王歆琼　上海交通大学医学院附属瑞金医院）

参考文献

[1]刘洋，胡坚. NEMO综合征研究进展[J]. 中国实用儿科杂志，2019，34（11）：949-953.

[2]Kucharzik T, Ellul P, et al. ECCO guidelines on the prevention, diagnosis, and management of infections in inflammatory bowel disease[J]. Journal of Crohn's and Colitis, 2021, 15（6）: 879-913.

[3]中华医学会结核病学分会. 非结核分枝杆菌病诊断与治疗指南（2020版）[J]. 中华结核和呼吸杂志, 2020, 43（11）: 918-946.

[4]王敏, 张金虎, 郭靖宁. 色素失禁症合并结核分枝杆菌感染1例并文献复习[J]. 山西医科大学学报, 2021, 52（10）: 1374-1378.

[5]中华医学会结核病学分会儿童结核病专业委员会, 中国研究型医院学会结核病学专业委员会, 国家呼吸系统疾病临床医学研究中心, 等. 儿童肺结核诊断专家共识[J]. 中华实用儿科临床杂志, 2022, 37（7）: 490-496.

[6]Fusco F, Pescatore A, Conte MI, et al. EDA-ID and IP, two faces of the same coin: how the same IKBKG/NEMO mutation affecting the NF-κB pathway can cause immunodeficiency and/ or inflammation[J]. Int Rev Immunol, 2015, 34（6）: 445-459.

[7]Kc P, Bhattarai M, Adhikari S, et al. Intestinal tuberculosis can masquerade as Crohn's disease: a teachable moment[J]. SAGE Open Med Case Rep, 2023, 11: 2050313X231184342.

[8]Tegtmeyer D, Seidl M, et al. Inflammatory bowel disease caused by primary immunodeficiencies-Clinical presentations, review of literature, and proposal of a rational diagnostic algorithm[J]. Pediatr Allergy Immunol, 2017, 28（5）: 412-429.

[9]Kammermeier J, Lamb CA, Jones KDJ, et al. Genomic diagnosis and care co-ordination for monogenic inflammatory bowel disease in children and adults: consensus guideline on behalf of the british society of gastroenterology and british society of paediatric gastroenterology, hepatology and nutrition[J]. Lancet Gastroenterol Hepatol, 2023, 8（3）: 271-286.

[10]Meena S, Varla H, Swaminathan VV, et al. Hematopoietic stem cell transplantation in Children with very early onset inflammatory bowel disease secondary to monogenic disorders of immune-dysregulation[J]. Indian J Hematol Blood Transfus, 2023, 39（2）: 183-190.

病例5 糖原累积病Ⅰb型并发克罗恩病

一、病历资料

(一) 病史采集

主诉：患儿女性，4岁，因"间断腹痛伴腹泻近1个月"入院。

现病史：患儿于1个月前无诱因出现阵发性腹痛，多位于脐周，程度较剧，伴汗出，持续数分钟至数十分钟，可自行缓解，3~4次/日，伴水样泻2~3次/日，无黏液血便，无果酱样便，伴有发热，热峰为39℃左右，1~4次/日，呈弛张热型，不伴有寒战、畏寒，无呕吐、恶心、咳嗽、尿频尿痛等症状。外院经短期抗感染治疗（具体不详）后症状可暂时好转，但停药数天后腹痛及腹泻症状再次出现，发作期间腹泻情况同前，腹痛程度逐渐加重。上述情况反复发生3~4次。患儿发病以来，体重减轻4kg。

既往史：3月龄时出现反复惊厥、呕吐等症状，当地诊断为糖原累积病（GSD），调整为无乳糖奶粉，具体诊疗经过不详。2岁2月龄时，因低血糖、频繁呼吸道和消化道感染于上海交通大学医学院附属新华医院行基因检测，发现携带*SLC37A4*基因复合杂合突变（病例5图1），最终确诊为糖原累积病Ⅰb型（GSD Ⅰb）。确诊后给予生玉米淀粉治疗，感染发生时给予粒细胞集落刺激因子（G-CSF）治疗。曾多次肺炎，2次浅表淋巴结化脓行引流治疗。

个人史：G1P1，38W+4，剖宫产出。出生体重3800g，身长不详。出生时无窒息抢救史。新生儿筛查通过。

生长发育史：既往体质欠佳，体格、语言、运动发育同正常同龄儿；仅完成6月龄前计划免疫疫苗接种。

家族史：父母体健，家族中否认消化系统相关疾病史和遗传性疾病史。

(二) 专科查体

体温36.5℃，脉搏104次/分，呼吸21次/分，血压98/60mmHg，身高99.7cm（-2.14SD），体重13.8kg（-1.93SD）。查体配合。神清，精神可，咽稍红，口腔右下颊黏膜可见0.5cm×1.0cm深溃疡，颈软，双肺呼吸音粗，未闻及啰音，心率104次/分，律齐，未闻及杂音。腹膨隆，脐周轻压痛，无反跳痛，无肌紧张。肝脏于右锁骨中线肋下3cm、剑突下2cm触及，质韧，无明显触痛，表面光滑，脾肋下未触及。肛门及外生殖器无异常。

（三）辅助检查

血常规：白细胞总数2.74（参考值4.4～11.9）×10⁹/L↓↓，中性粒细胞计数0.62（参考值1.2～7.0）×10⁹/L↓↓，血红蛋白70（参考值112～149）g/L↓↓，血小板535（参考值188～472）×10⁹/L↑↑，C-反应蛋白＞160（参考值＜10）mg/L↑↑。肝功能：前白蛋白20（参考值180～380）mg/L↓↓，白蛋白27（参考值35～55）g/L。血糖2.67（参考值3.90～6.10）mmol/L↓↓。尿酸4371（参考值160～430）μmol/L↑↑。乳酸6.94（参考值0.70～2.70）mmol/L↑↑。血脂：甘油三酯2.19（参考值0.56～1.70）mmol/L↑↑。红细胞沉降率78（参考值0～20）mm/h↑↑。T-SPOT、粪常规、粪便培养、粪便寄生虫及粪便难辨梭菌毒素均为阴性。

胃镜：十二指肠球炎、慢性浅表性胃炎。结肠镜：自结肠脾曲至回盲部，肠黏膜水肿明显，可见节段性纵行深溃疡，溃疡周围黏膜明显水肿、增厚呈铺路石样改变（病例5图2）。病变结肠病理：淋巴细胞及浆细胞炎性细胞间质浸润（病例5图3）。小肠核磁共振：右下腹回肠节段性肠壁增厚，黏膜面增厚，呈凹凸不平溃疡改变。黏膜层和浆膜层呈水肿改变（病例5图4）。

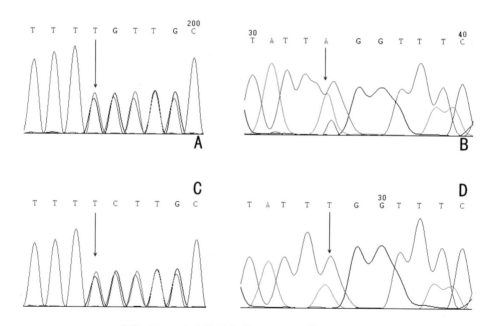

病例5图1　患儿及其父母SLC37A4基因测序结果

箭头所示：A. 第二外显子，检测到c.310 ins T杂合突变，来源于母亲；B. 第八外显子检测到c.1014_1120 del 107杂合突变，来源于父亲（A、B：患儿；C：母亲；D：父亲）

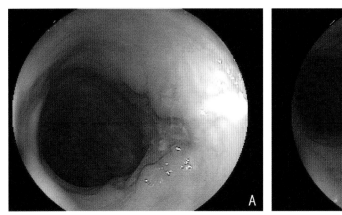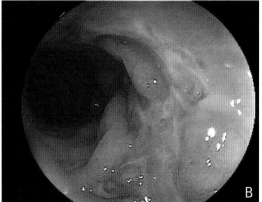

病例5图2　患儿结肠镜检查（A、B均为升结肠段）

A：可见一处类圆形深溃疡；B：可见纵行深大溃疡及其周围黏膜明显水肿、增厚呈铺路石样改变

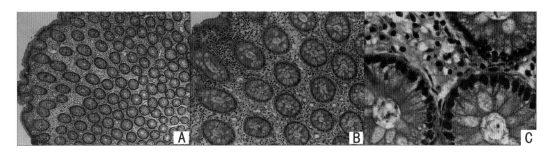

病例5图3　结肠黏膜病理片

可见淋巴细胞及浆细胞等炎性细胞间质浸润（HE染色，A：×40，B：×100，C：×400）

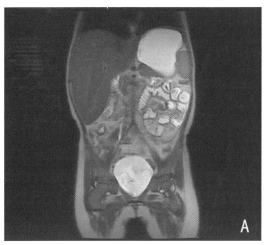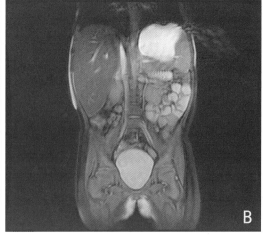

病例5图4　小肠核磁共振图像

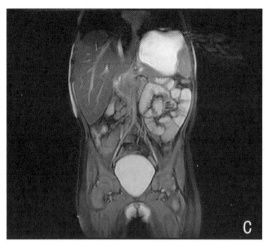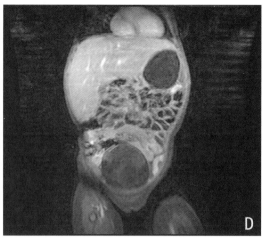

病例5图4　小肠核磁共振图像（续）

A：冠状面 T2SSFSE 序列，右下腹回肠肠壁增厚，在 T_2WI 上，肠段可见分层征象，肠壁三层结构显示清晰，黏膜面增厚，呈凹凸不平溃疡改变；B、C：冠状面 2D FIESTA，右下腹回肠肠壁增厚伴肠系膜淋巴结增大；D：冠状面 LAVA 增强，右下腹回肠病变肠段明显强化，可见黏膜层及浆膜层强化明显，黏膜下层水肿，呈低信号

二、诊治经过

1. 初步诊断　克罗恩病（crohn's disease，CD）（A1L3L4aB1，PCDAI评分50分），糖原累积病 I b型（glycogen storage disease I b，GSD I b）。

2. 治疗经过　入院后嘱少食多餐，给予生玉米淀粉改善代谢紊乱。完善相关检查明确诊断后予G-CSF治疗（5 μg/kg，皮下注射，每天1次）。美沙拉秦缓释颗粒（250mg/次，口服，每天4次）减轻肠道炎症。腹痛及腹泻明显好转。出院后，继续口服美沙拉秦，规律注射G-CSF，至少每周2次。随访过程中，曾因未规律进行G-CSF注射治疗，腹痛再次发作。经规律治疗后腹痛症状缓解。此后遵医嘱规律用药，随访3年未再出现腹痛症状，生长发育及反复感染情况均明显改善。

三、病例分析

（一）病史特点

1. 患儿女性，4岁，因"间断腹痛伴腹泻1个月"入院。

2. 患儿有糖原累积症 I b型基础疾病，近期反复腹痛，同时伴有腹泻及体重明显减轻。

3. 专科查体　身高99.7cm（-2.14SD），体重13.8kg（-1.93SD）。口腔右下颊黏膜

可见0.5cm×1.0cm深溃疡，腹膨隆，脐周轻压痛，肝脏于右锁骨中线肋下3cm、剑突下2cm触及。

4. 辅助检查　除存在低血糖、高尿酸、高乳酸等GSD Ⅰb型导致的代谢紊乱及粒细胞减少等表现外，还存在红细胞沉降率增快、C-反应蛋白增高等非特异性炎症指标明显升高及贫血表现，结肠镜及小肠核磁共振均提示结肠存在深溃疡。

（二）诊断与诊断依据

1. 诊断　克罗恩病（A1L3L4aB1），糖原累积病Ⅰb型。

2. 诊断依据

（1）本例患儿存在低血糖、高乳酸血症、高尿酸血症和高脂血症等代谢紊乱表现，同时伴有中性粒细胞减少，2岁时完善基因检测提示*SLC37A4*基因复合杂合突变，确诊为GSD Ⅰb型。

（2）本例患儿近期反复出现口腔溃疡、腹痛、腹泻等消化道症状，伴发热及体重减轻症状，入院后完善相关检查病原学检测等均阴性（排除感染因素），存在贫血、低蛋白血症及非特异性炎症指标升高，完善结肠镜下可见节段性纵行深溃疡及铺路石样改变，小肠核磁共振提示回肠溃疡，排除其他疾病后综合分析符合克罗恩病表现及病变特点，故考虑该诊断。

糖原累积病（glycogen storage disease，GSD）是一组因各种糖原代谢相关酶缺陷导致的先天性代谢病，根据染色体及受损的基因位点，分为15个不同的类型。葡萄糖-6-磷酸酶缺乏症（glucose-6-phosphatase deficiency，G6PD）是首个发现由酶缺乏引起的GSD，因此命名为GSDⅠ型，是因葡萄糖-6-磷酸酶缺陷引起的代谢性疾病，其又分Ⅰa、Ⅰb两个亚型。Ⅰa型GSD是由于致病基因*G6PC*突变使肝脏葡萄糖-6-磷酸酶缺乏所致，典型表现为婴幼儿期起病的肝大、生长发育落后、空腹低血糖、高脂血症、高尿酸血症和高乳酸血症等。Ⅰb型GSD是由于*SLC37A4*基因突变使葡萄糖-6-磷酸转移酶缺乏所致，除有Ⅰa型表现外，还可伴有中性粒细胞减少和功能缺陷的表现，由此导致反复呼吸道感染、腹泻、口腔溃疡及炎症性肠病样表现。指南（美国医学遗传学和基因组学学会）建议：如果患者存在低血糖、高乳酸血症、高甘油三酯血症、高尿酸血症和肝大，无论是否伴有中性粒细胞减少，均应拟诊GSDⅠ型，进一步须行DNA检测确诊GSDⅠa型或Ⅰb型。

克罗恩病（CD）是炎症性肠病（inflammatory bowel disease，IBD）的一种常见类型，是不明原因的非特异性慢性胃肠道炎症性疾病，其特征为透壁性炎症，可发生于从口腔到肛周的各段消化道，病灶多为肠道溃疡，呈节段性或跳跃性分布。CD缺乏诊断的金标准，需要结合临床表现、内镜检查、组织病理学检查及影像学检查进行综合分析，采取排除诊断法。

（三）鉴别诊断

1. 感染性结肠炎　因病原微生物感染导致的肠道炎症，通常表现为腹痛、腹泻，部分可伴有便血及里急后重等症状，特别是对于免疫功能受损的患者，病程容易迁延不愈，可能与CD表现类似的消化道症状，因此针对腹痛、腹泻患儿均建议完善粪便检查以评估有无肠道病原体，包括志贺菌、沙门菌、弯曲杆菌、大肠埃希菌、艰难梭菌、巨细胞病毒、寄生虫和阿米巴原虫等。本例患儿入院后完善相关病原学检查均为阴性，故排除该诊断。

2. 肠易激综合征　是一种慢性功能性胃肠病，特征为慢性腹痛和排便习惯改变而不存在器质性疾病，腹泻型IBS患儿通常表现为腹痛伴有腹泻等胃肠道症状，但IBS患者的实验室检查（例如粪便钙卫蛋白或血清CRP）无异常，也无回结肠镜下黏膜炎症及溃疡等改变。本患儿入院后完善结肠镜检查见结肠溃疡，故排除该诊断。

3. 溃疡性结肠炎　以局限于结肠黏膜层的炎症反复发作为特征，常累及直肠，并可能向近端连续蔓延而累及全结肠，临床多表现为腹泻（通常带血）、贫血、腹痛，可伴体重减轻，内镜下表现结肠黏膜充血水肿、血管纹理消失、糜烂、触之易破和自发性出血。本例中患儿内镜下为深溃疡，故可排除该诊断。

四、处理方案及基本原则

1. GSD Ⅰb的治疗　GSD Ⅰ型患者需要擅长代谢性疾病诊治的团队指导治疗，其中包括生化遗传学家、营养师还可能需要消化专科、肾脏病专科、肝病专科和内分泌科医生。治疗目标是维持血糖生理水平，血糖稳定后其他临床和生化指标也会随血糖控制情况改善而好转，例如生长发育落后、乳酸酸中毒和高甘油三酯血症。欧洲GSD Ⅰ型治疗指南推荐的生化参数目标如下：①餐前血糖＞3.5mmol/L（63mg/dl）；②尿乳酸/肌酐比＜0.06mmol/mmol；③血清尿酸浓度处于相应年龄的正常高值；④静脉血碳酸氢盐＞20mmol/L（20mEq/L）；⑤血清甘油三酯浓度＜6.0mmol/L（531mg/dl）；⑥GSD Ⅰb型患者粪便中α_1抗胰蛋白酶浓度正常；⑦BMI在0.0 ~ +2.0kg/m²标准差之间。

（1）维持血糖生理水平方案：婴儿期应按照适龄间隔定期喂养，极少数情况下可能需要增加喂养频率。有些婴儿可能需要通过鼻胃管或胃造口管持续喂食（最佳输注方案应向婴儿提供每分钟8 ~ 10mg/kg的葡萄糖，向大龄儿童提供每分钟4 ~ 8mg/kg的葡萄糖）。1岁以后的儿童每日应至少进食三餐，并在餐间给予加餐。患儿通过频繁口服葡萄糖维持餐间血糖浓度正常，通常选择生玉米淀粉（是一种分解较慢的葡萄糖聚合物），长期生玉米淀粉治疗可以改善GSD Ⅰ型患者的生长发育。

（2）中性粒细胞减少：针对GSD Ⅰb型患者应使用粒细胞集落刺激因子（granulocyte colony-stimulating factor，G-CSF）治疗，G-CSF治疗会增加中性粒细胞计数、降低感染频率和感染的严重程度并改善炎症性肠病症状。钠-葡萄糖协同转运蛋白2（sodiumdependent glucose transporters 2，SGLT2）抑制剂恩格列净可改善中性粒细胞功能，减少其凋亡，从而改善GSD Ⅰb患儿的中性粒细胞减少及免疫异常相关症状。国内已有小样本临床研究显示，恩格列净0.24～0.39mg/（kg·d）可改善患儿口腔溃疡、腹痛腹泻、反复感染症状，增加中性粒细胞计数。

（3）其他（或未来）疗法：有关GSD Ⅰa型基因治疗的临床试验（NCT03517085）正在进行中。在GSD Ⅰb型小鼠模型中，基因治疗似乎可以有效恢复葡萄糖-6-磷酸酶的活性，接下来可能会开展相关的人类试验。

2. GSD Ⅰb并发IBD的治疗　儿童IBD的治疗包括肠内营养，应用全身性类固醇激素、免疫抑制剂、生物制剂等的上阶梯或下阶梯方案。目前认为GSD Ⅰb并发IBD的机制尚不完全清楚，研究主要认为由于中性粒细胞功能障碍及数量减少，无法募集中性粒细胞到肠黏膜，导致肠道易受致病菌或肠道共生菌的感染，从而引起肠道的慢性炎症最终导致了IBD，与传统IBD发病机制有较大区别，因此针对其治疗有着不同之处。

因Ⅰb型GSD患儿存在中性粒细胞计数低下及功能缺陷，糖皮质激素和抗肿瘤坏死因子单克隆抗体方案的选择需要临床医师更多的考量。目前CSF是儿童GSD Ⅰb并发CD的一线治疗。有报道G-CSF的使用推迟了肠道病变的出现。2019年关于G-CSF在103例GSD Ⅰb患者中的研究，平均开始G-CSF治疗年龄为3.9岁，起始剂量为每日或隔日1～2μg/（kg·d），后逐渐调整剂量，数周内嗜中性粒细胞绝对值达到（1.0～2.0）×10⁹/L，后根据体质量调节G-CSF剂量使其达到稳定。研究中G-CSF中位剂量为3μg/（kg·d），消化系统症状均有改善。5-氨基水杨酸（5-aminosalicylic acid，5-ASA）是辅助控制肠道炎症的治疗药物，由于GSD Ⅰb本身多合并肾脏损害，采用5-ASA开始治疗前和治疗过程中均应注意肾脏功能。随着生物制剂的发展，在G-CSF和5-ASA药物控制肠道炎性反应欠佳的情况下，可考虑肿瘤坏死因子α（tumor necrosis factor α，TNF-α）的单抗，如英夫利西单抗、阿达木单抗等。目前有应用英夫利西单抗、阿达木单抗，同种异体造血干细胞移植及肝移植成功的个案报道，但远期安全性仍需进一步评估。

五、要点与讨论

1. 儿童器质性腹痛的识别　腹痛是非常常见的儿科症状，是儿童期最常见的主诉之一，需要在门诊或急诊进行快速有效的评估。腹痛病因通常为自限性疾病或功能性胃肠病，例如肠痉挛、胃肠炎或功能性腹痛等。临床医生面对的困难是如何有效识别出腹痛患者中有可能器质性疾病或危及生命的那一小部分。提示儿童更可能存在器质性疾病的"报警征"通常有：①固定部位尤其是右下腹或右上腹的疼痛与压痛；②夜间痛；③体重减轻、体重增长不良或身高增长减速；④不明原因发热；⑤吞咽困难或吞咽痛；⑥呕吐呈胆汁性、喷射性，或有其他不良特征；⑦慢性重度腹泻（稀便或水样便≥3次/日，持续≥2周）、夜间腹泻或血性腹泻；⑧泌尿系统症状；⑨IBD、乳糜泻或消化性溃疡病家族史；⑩皮肤改变（如皮疹、湿疹、荨麻疹）；⑪口腔溃疡或肛周异常（如皮赘、肛裂、肛周瘘）；⑫青春期延迟；⑬肝脾大；⑭关节肿痛。

本案例中患儿除反复腹痛外，同时伴有腹泻、发热、体重减轻及口腔溃疡等多种报警征，高度提示其存在器质性疾病。

2. 关于GSD Ⅰb并发IBD　GSD Ⅰb是由于编码葡萄糖-6-磷酸转移酶的基因 *SLC37A4* 的突变引起该酶缺陷导致葡萄糖-6-磷酸不能转运至微粒体内并分解为葡萄糖，使糖原累积于肝脏引起一系列代谢紊乱。同时因SLC37A4在造血祖细胞中高表达，对髓系祖细胞影响明显：除导致中性粒细胞数目缺乏，还导致粒细胞功能障碍，例如细胞趋化性、钙动员、呼吸爆发和白细胞吞噬等功能受损。既往报道显示：约75%的Ⅰb型GSD患者出现消化道症状，包括慢性腹痛和腹泻，肛瘘或脓肿、口腔溃疡，高达77%的GSD Ⅰb患者伴IBD表现。法国报道GSD Ⅰb患儿中感染先于肠道病变出现，出现感染的平均年龄为1.7岁，主要为中耳炎、呼吸系统感染和皮肤感染等，出现CD肠道表现平均为3.8岁，同时中性粒细胞绝对值越低，肠道病变越严重。由此可见，GSD Ⅰb型伴发的肠病并非罕见，特别是有消化道症状伴口腔溃疡及肛周病变的患儿，应该及时应用内镜评估消化道黏膜损伤程度，及时干预。

目前GSD Ⅰb并发IBD的机制尚不完全清楚，研究主要认为可能为中性粒细胞功能障碍及数量减少导致肠道反复感染，引起肠道的慢性炎症最终导致了IBD样病变。近些年研究提示有部分儿童IBD，尤其是6岁之前发病的极早发型炎症性肠病，是单基因突变所导致的免疫缺陷和免疫失衡疾病合并的肠道表现，其中就有导致GSD Ⅰb的 *SLC37A4* 基因。有学者认为GSD Ⅰb并发IBD的内镜下主要特征与临床常见的IBD存在一定的差异，多表现为单个或节段性的多个深大的火山样溃疡，可能无纵向溃疡及铺路石样改变，因此其称为GSD相关性肠病更为恰当。GSD Ⅰ型患儿长期预后主要取决于饮食管理和患者的依从性，饮食疗法是GSD Ⅰ型的一线治疗，达到维持血糖稳定，减少代谢紊乱，减少并发症的目的。从20世纪70年代持续葡萄糖输注，80年代引入生玉米淀粉，到目前在生玉米淀粉的基础上，限制蔗糖、果糖及乳糖摄入，导管喂养等综合管理模式，大大提高了GSD Ⅰ型患者的生存率，显著降低了并发症的发生率。与传统IBD治疗不同，GSD Ⅰb型患儿存在中性粒细胞低下及功能缺陷，全身性类固醇激素、免疫抑制剂、生物制剂等这些方案的选择需要临床医师更多的考量。CSF是儿童GSD Ⅰb并发CD的一线治疗，同时可联合美沙拉秦缓解肠道炎症。临床上采用G-CSF治疗，不仅可以提高中性粒细胞计数，还可以改善中性粒细胞功能，从而减少严重感染，但有研究认为并不能预防IBD样肠病的发生。针对难治性的GSD Ⅰb并发CD，目前有应用英夫利西单抗、阿达木单抗、同种异体造血干细胞移植及肝移植成功的个案报道。希望随着医学水平的不断进步，未来有更加有效的治疗方案供临床应用。

六、总结

目前生玉米淀粉的治疗，使GSD Ⅰb患儿生存期显著延长，若并发肠道病变将严重影响生活质量和预后，需提高认识。由于大多数GSD Ⅰb患儿的消化道症状缺乏特异性，同时疾病本身易并发感染，当腹泻、口腔炎等情况出现时往往会漏诊。若反复出现相关消化道症状，特别是伴有口腔溃疡或肛周病变时，需及时完善消化内镜、影像学、组织病理等相关检查以明确是否合并IBD，并给予相应治疗，以提高患儿的生存率和生活质量。目前G-CSF是GSD Ⅰb患儿合并IBD的首选治疗，同时5-ASA作为辅助治疗，未来生物制剂的使用仍需进一步积累经验。

（病例撰写者：许　旭　余　熠　上海交通大学医学院附属瑞金医院）

参考文献

[1]Kishnani PS，Austin SL，Abdenur JE，et al. American college of medical genetics and genomics. Diagnosis and management of glycogen storage disease type Ⅰ：a practice guideline of the American college of medical genetics and genomics[J]. Genet Med，2014，16（11）：1.

[2]Wicker C，Roda C，Perry A，et al. Infectious and digestive complications in glycogen storage disease type Ⅰb：study of a french cohort[J]. Mol Genet Metab Rep，2020，23：100581.

[3]Sarajlija A，Djordjevic M，Kecman B，et al. Impact of genotype on neutropenia in a large cohort of serbian patients with glycogen storage disease type Ⅰb[J]. Eur J Med Genet，2020，63（3）：103767.

[4]Bolton C，Burch N，Morgan J，et al. Remission of inflammatory bowel disease in glucose-6-phosphatase 3 deficiency by allogeneic haematopoietic stem cell transplantation[J]. J Crohns Colitis，2020，14（1）：142-147.

[5]Shimizu S，Sakamoto S，Horikawa R，et al. Longterm outcomes of living donor liver transplantation for glycogen storage disease type 1b[J]. Liver Transpl，2020，26（1）：57-67.

[6]Alsultan A，Sokol RJ，Lovell MA，et al. Long term G-CSF-induced remission of ulcerative colitis-like inflammatory bowel disease in a patient with glycogen storage disease Ⅰb and evaluation of associated neutrophil function[J]. Pediatr Blood Cancer，2010，55（7）：1410-1413.

[7]Dieckgraefe BK，Korzenik JR，Husain A，et al. Association of glycogen storage disease 1b and crohn disease：results of a north American survey[J]. Eur J Pediatr，2002，161（Suppl 1）：S88-S92.

[8]Dale DC，Bolyard AA，Marrero T，et al. Neutropenia in glycogen storage disease Ⅰb：outcomes for patients treated with granulocyte colony-stimulating factor[J]. Curr Opin Hematol，2019，26：16-21.

[9]Davis MK，Rufo PA，Polyak SF，et al. Adalimumab for the treatment of Crohn-like colitis and enteritis in glycogen storage disease type Ⅰb[J]. JInherit Metab Dis，2008，31（Suppl 3）：505-509.

[10]Glasser CL，Picoraro JA，Jain P，et al. Phenotypic heterogeneity of neutropenia and gastrointestinal illness associated with G6PC3 founder mutation[J]. J Pediatr Hematol Oncol，2016，38（7）：e243-247.

[11]Rake JP，Visser G，Labrune P，et al. European study on glycogen storage disease type Ⅰ（ESGSD Ⅰ）. Guidelines for management of glycogen storage disease type Ⅰ- european study on glycogen storage disease type Ⅰ（ESGSD Ⅰ）[J]. Eur J Pediatr，2002，161（1）：S112-:19.

[12]Bégin P，Patey N，Mueller P，et al. Inflammatory bowel disease and T cell lymphopenia in G6PC3 deficiency[J]. J Clin Immunol，2013，33（3）：520-525.

[13]VeigadaCunha M，Chevalier N，Stephenne X，et al.Failure to eliminate a phosphorylated glucose analog leads to neutropenia in patients with G6PT and G6PC3 deficiency[J].Proc Natl Acad Sci USA，2019，116（4）：1241-1250.

[14]姜静婧，郑昕，马明圣，等.恩格列净治疗糖原贮积病Ⅰb型的短期效果[J].中华儿科杂志，2023，61（06）：515-519.

病例6 以反复便血为首发症状的PIK3CDδ 过度活化综合征

一、病历资料

（一）病史采集

主诉：女性，1岁7个月。因"反复黏液血便6月余"入院。

现病史：患儿6个月余前出现腹泻，呈黏稠稀糊状便，5～6次/日，无恶心呕吐，无血便，无发热等症状，至当地医院就诊口服抗生素（具体不详）、蒙脱石散、益生菌治疗后腹泻好转。腹泻好转后家长发现大便带血丝，大便成形伴黏液，有腥臭味，无明显哭闹、腹痛、发热等症状。再次外院儿外科就诊，考虑肛裂可能，予外用药物（具体不详）治疗2周，症状未见好转，再次就诊，予口服抗生素（具体不详）治疗，口服用药期间症状改善，停药1周后再次出现大便带血丝，性质同前。3个月余前无明显诱因再次出现腹泻，呈水样便，10～15次/日，无恶心呕吐，无发热、腹痛等症状，再次外院就诊，完善腹部B超未见异常，粪常规检查白细胞（3+），潜血（+），住院治疗1周，住院期间检查血常规白细胞计数8.69×10^9/L、红细胞计数4.21×10^{12}/L、血红蛋白117g/L、血小板240×10^9/L、C-反应蛋白12.87mg/L，粪常规白细胞（+）、隐血（+），粪培养未分离出志贺菌、沙门菌，过敏原提示蛋白/蛋清阳性、牛奶阳性，予头孢曲松、阿莫西林克拉维酸钾抗感染，常乐康、蒙脱石散、补液等对症治疗，腹泻好转后出院。出院后氨基酸奶粉喂养。后多次再发腹泻及大便带血丝，口服抗生素、益生菌后可好转，症状反复。现为求进一步治疗就诊于我院，门诊拟以"下消化道出血"收治入院。患儿发病以来，神清，精神可，胃纳可，大便如上述，小便正常，起病以来体重无明显增减。

既往史：既往体健。

个人史：G1P1，足月顺产。出生体重3650g，身长51cm。出生后因羊水误吸住院1周。新生儿筛查通过。

生长发育史：语言、运动发育同正常同龄儿；混合喂养，母乳为主；现已添加辅食。出生后疫苗接种按计划免疫接种，近6个月未再继续接种疫苗。

家族史：父母体健。家族中未有慢性腹泻、肿瘤等病史。

（二）专科查体

体温36℃，脉搏100次/分，呼吸24次/分。查体配合。神清，精神可，口唇红润，无贫血貌，无皮疹，无瘀斑瘀点，浅表淋巴结未触及肿大，咽无充血，双侧扁桃体无肿大，无渗出。颈软，双侧呼吸音清，未闻及干湿性啰音，心律齐，心音有力，听诊未闻及明显血管杂音。腹稍胀，无胃肠型，肠鸣音无亢进，全腹无压痛、反跳痛、肌紧张，肝脾肋下未及，移动性浊音（－），四肢活动可，肌力、肌张力正常。神经系统体征阴性。

（三）辅助检查

入院血尿便常规、肝肾功能及电解质、C-反应蛋白、血沉、粪便培养、寄生虫检查、艰难梭菌毒素检测、结核感染T细胞检测均正常。

粪便钙卫蛋白：>1800（参考值<200）$\mu g/g$↑。

免疫学检查：其IgG、IgA水平明显低于同年龄的最低值，CD_4^+ T细胞与CD_8^+ T细胞比例倒置，而其他自身免疫相关检查结果（抗核抗体谱、中性粒细胞胞质抗体、HLA-B27）均为阴性（病例6表1）。

电子结肠镜检查：直肠及结肠黏膜见广泛结节样淋巴增生（nodular lymphoid hyperplasia，NLH），伴黏膜水肿，局部糜烂，易出血；直肠黏膜见较多片状表浅溃疡，表面覆白苔（病例6图1）。

病例6表1　治疗前后相关免疫学指标对比

指标	初次入院	治疗后随访	参考范围
IgG（g/L）	1.16 ↓	3.95 ↓	7.51 ~ 15.60
IgA（g/L）	0.11 ↓	0.08 ↓	0.82 ~ 4.53
IgM（g/L）	2.81	2.28	0.46 ~ 3.04
IgE（U/ml）	13.70	14.00	5.00 ~ 165.30
CD_3^+	61.30% ↓	57.50% ↓	64% ~ 76%
$CD_3^+ CD_4^+$	26.30% ↓	22.20% ↓	30% ~ 40%
$CD_3^+ CD_8^+$	33.80% ↑	34.50% ↑	21% ~ 29%
$CD_{56}^+ CD_{16}^+$	27.80% ↑	29.60% ↑	10% ~ 20%
CD_{19}^+	10.40%	12.70%	7.30% ~ 18.20%
IL-1β（pg/ml）	< 5	－	< 5
IL-2 受体（U/ml）	3555 ↑	－	223 ~ 710
IL-6（pg/ml）	7.42 ↑	－	< 3.40

续表

指标	初次入院	治疗后随访	参考范围
IL-8（pg/ml）	18	–	< 62
IL-10（pg/ml）	8.90	–	< 9.10
TNF（pg/ml）	21.20 ↑	–	< 8.10

注：IL：白介素（interlukin）；TNF：肿瘤坏死因子（tumor necrosis factor）

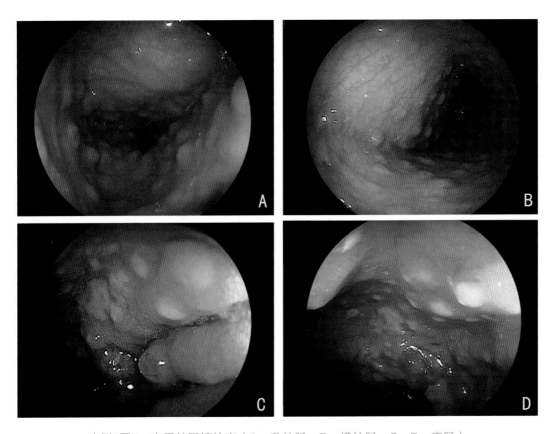

病例6图1　电子结肠镜检查（A：升结肠；B：横结肠；C、D：直肠）

二、诊治经过

1. 初步诊断　慢性结直肠炎（chronic colorectal inflammation，CCI），直肠溃疡性病变（ulcerative lesions of the rectum，ULR），普通变异型免疫缺陷病可能（common variable immunodeficiency，CVID）。

2. 诊疗经过　患儿入院完善相关检查，全麻下行肠镜检查提示溃疡性直肠炎、过敏性结肠炎，予美沙拉秦、孟鲁司特钠口服，甲硝唑纳肛控制肠道炎症，结合其症状和检查结果免疫球蛋白低下，高度怀疑患儿免疫缺陷可能，注射人免疫球蛋白，并建议完善基因检测。

肠黏膜活检组织病理学检查，HE染色后可见肠黏膜局灶糜烂，少量腺体呈腺瘤样改变，局灶淋巴组织反应性增生伴淋巴滤泡形成（病例6图2）。

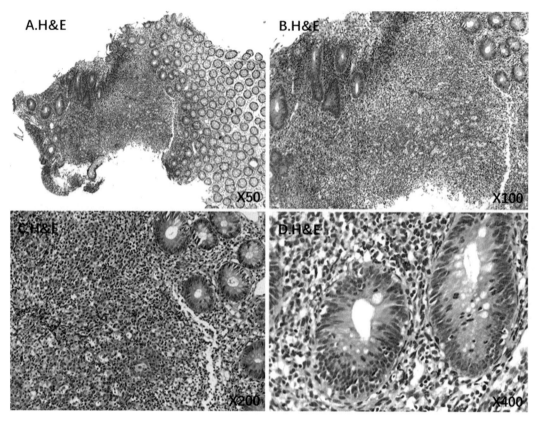

病例6图2　HE染色病理检查

局部肠黏膜糜烂伴腺体萎缩，间质淋巴细胞、浆细胞浸润伴淋巴滤泡形成

全外显子组测序结果显示，患儿PIK3CD基因存在c.3061G＞A（p.E1021K）杂合突变。Sanger测序也证实其存在该杂合突变，而其父母均未检测出携带此突变，提示患儿为新发突变（病例6图3）。

3. 随访及治疗　出院后给予美沙拉秦、孟鲁司特钠口服，甲硝唑纳肛治疗。出院3周后停甲硝唑，再次出现腹泻，3～5次/日，大便糊状不成形，仍带少量黏液及血丝，较前减少，夜间排便为主。出院1.5个月后再次入院评估，患儿黏液血便情况好转，大便常规及隐血检查未见异常，免疫学相关指标复查结果见病例6表1。此时患儿的基因检测结果已经确定，故在定期静脉应用丙种球蛋白进行替代治疗的基础上，予加用复方磺胺甲噁唑预防感染。

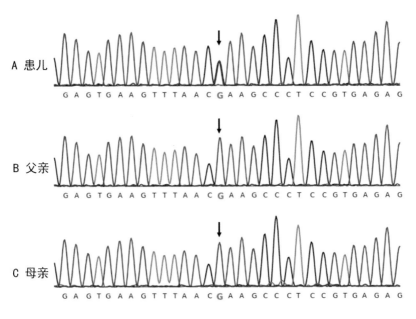

病例6图3　PIK3CD基因c.3061G＞A（p.E1021K）杂合突变

三、病例分析

（一）病史特点

1. 女性，1岁7个月，因"大便带血6个月余"入院。

2. 病史中患儿近半年来反复黏液血便。

3. 专科查体　神清，精神可。口唇红润，无贫血貌，无皮疹，无瘀斑瘀点，浅表淋巴结未及肿大，心肺（－），腹稍胀，无胃肠型，肠鸣音无亢进，全腹无压痛、反跳痛、肌紧张，肝脾肋下未及，移动性浊音（－）。

4. 入院后检查发现免疫球蛋白水平低下，CD_4^+ T细胞与CD_8^+ T细胞比例倒置，肠镜检查发现结肠黏膜淋巴滤泡过度增生及直肠溃疡。

（二）诊断与诊断依据

1. 诊断　PIK3CD δ过度活化综合征、APDS相关性肠炎。

2. 诊断依据　患儿近半年来反复黏液血便，电子结肠镜检查提示患儿的直肠结肠黏膜广泛存在结节样淋巴增生，伴黏膜水肿，局部糜烂，易出血；直肠黏膜见较多片状表浅溃疡，表面覆白苔。外院过敏原提示蛋白/蛋清阳性、牛奶阳性。

测序发现患儿的 *PIK3CD* 基因存在c.3061G＞A（p.E1021K）杂合突变。Sanger测序也证实其存在该杂合突变，而其父母均未检测出携带此突变，提示患儿为新发突变。

结合以上依据，患儿诊断为APDS及APDS相关性肠炎，APDS目前尚无统一的临床诊断标准，与其他免疫缺陷病的鉴别及确诊主要依靠基因检测。

（三）鉴别诊断

1. 肛裂、痔　肛裂多位于肛管后中线，为肛管感染性溃疡。肛裂是儿童便血中常见的原因。典型临床表现是排便时和排便后的肛门疼痛，伴有便血，疼痛常剧烈难忍，持续数小时。出血于排便时或排便后出现，量少，色鲜红，呈丝状覆盖粪便表面。检查时轻轻牵开肛门皮肤或让患者用力使肛管外翻，即可见溃疡的下端或全部。内痔和混合痔以便血为主要症状，常在排便时或便后滴出鲜血，血量有数至数十毫升，与粪便不相混。患儿排便时无哭闹，外院儿外科曾就诊，查体后考虑有肛裂，但治疗效果不满意，且后续肛裂好转后症状仍反复，不考虑单纯肛裂引起的便血。

2. 直肠息肉、结肠息肉　直肠息肉在小儿很常见，大多发生于直肠和结肠后壁，一般为单个，少数为多个。主要症状是便血，色鲜红，量不多，不与粪便相混。便血多为间歇性，如息肉继发感染，可有脓血样腹泻，易与痢疾和慢性结肠炎相混淆。直肠指诊可触及圆形或卵圆形的有蒂小肿物，光滑质软，可移动。结肠息肉临床少见，表现为腹泻、粪便带血和黏液，可发生大出血。直肠或乙状结肠镜检查可明确诊断，可发现位置较高的息肉，并可直接观察其形态与数量。患儿已完善电子结肠镜，未发现息肉，可排除诊断。

3. 回肠远端憩室炎或溃疡　回肠远端憩室患者大多无症状。如并发急性憩室炎或溃疡，可发生消化道出血。如憩室含异位胃黏膜，可产生消化性溃疡并出血。出血以2岁以下小儿多见，一般无前驱症状，突然较大量便血，无黏液。初为黑便，以后为鲜血，严重者可伴有休克。纤维结肠镜有助于检查憩室，患儿临床表现不符，结肠镜未发现相关异常，可排除。

4. 细菌性肠炎　细菌感染所致急性肠炎，多种细菌感染引起，如大肠杆菌、空肠弯曲菌、耶尔森菌、鼠伤寒杆菌、志贺菌等。临床表现可有腹泻、黏液血便，大便比较腥臭，会伴有腹痛、里急后重感、发热等。粪便常规可见白细胞，患儿病程中有粪便常规有白细胞，抗生素治疗后好转的病史，考虑存在细菌性肠炎可能，但患儿黏液血便症状反反复复，不单纯考虑细菌性肠炎。

5. 炎症性肠病　是一种累及回肠、结肠，甚至全消化道的一组慢性非特异性消化道疾病，在临床上可分为溃疡性结肠炎、克罗恩病，多表现为腹痛、腹泻、黏液血便、生长发育障碍等，可同时出现消化系统之外的表现，如关节、皮肤、口腔等肠外表现，还有反复肛瘘、肛周脓肿这样的临床表现。肠镜可见鹅卵石样或溃疡性改变，患儿无发热、无腹痛，无肛瘘、肛周脓肿，C-反应蛋白、血沉未见异常，患儿肠镜可见颗粒样淋巴滤泡增生（nodular lymphonodular hyperplasia，NLH），未见鹅卵石样等改变，暂不考虑克罗恩病。

6. 食物蛋白过敏　最常见的食物蛋白过敏是牛奶蛋白过敏，婴儿由于消化道屏障功能不成熟，肠壁结构松弛，黏膜通透性较高，小肠获得性免疫系统处理抗原的能力有限，接触过多的抗原或不适当的抗原破坏了肠黏膜的自身稳定，加之婴儿肠道正常菌群尚未建立，易使胃肠黏膜形成免疫炎症反应，出现相应的胃肠道症状如呕吐、腹泻、腹胀、肠绞痛、黏液血便等。患儿外院过敏原提示蛋白/蛋清阳性、牛奶阳性，过敏性肠炎需考虑，必要时可通过食物激发实验证实。

四、处理方案及基本原则

1. APDS的处理

（1）静脉注射免疫球蛋白：APDS患者通常可出现IgG水平降低或对疫苗反应不佳，治疗上可接受静脉注射免疫球蛋白（intravenous immunoglobulin，IVIG）支持治疗，并预防性使用抗生素。在国内及国外报道的患者中，早期开始规律IVIG有助于减少感染概率、减轻感染严重程度，但IVIG似乎并不能改善患者生长发育延迟的表现。

（2）生物抑制剂：对于APDS出现的淋巴增生性疾病，治疗药物研究主要集中在PI3K-AKT-mTOR通路上重要分子的生物抑制剂上，如雷帕霉素、利妥昔单抗对自身免疫性溶血性贫血及非肿瘤性淋巴组织增生有效，但同时会导致患者B细胞减少。然而，直接抑制PIK3Kδ活性对于APDS患者可能是最好的治疗方式。2023年3月24日PI3Kδ过度活化综合征首个靶向药物Joenja（leniolisib）在美获批，用于治疗12岁及以上儿童和成人患者APDS。Joenja是一种口服选择性PI3Kδ抑制剂，旨在靶向阻断PI3K-δ蛋白，这种方法旨在抑制导致B细胞和T细胞调节异常的信号通路。

（3）造血干细胞移植：利用造血干细胞移植（Hematopoietic Stem Cell Transplantation，HSCT）重建免疫也是一种治疗方案，远期疗效还需长期进一步随访得以明确。国外关于APDS病例的大宗报道中有部分患者接受了HSCT，随访中有部分移植成功，成功解决了感染和淋巴增生问题，也有失败案例，包括仍需长时间IVIG治疗，甚至死亡。

该患儿并没有反复呼吸道感染病史，也没有肝脾大、生长发育迟缓等病史，以便血为首发表现的该年龄阶段患儿极为少见，因此其临床表现并不典型，易漏诊、误诊。该患儿曾在外院多次被诊断为肠炎、牛奶蛋白过敏，但治疗效果不佳，我院结合肠镜特点及免疫学检查结果，开始诊断其为低丙种球蛋白血症，最终在进行基因检测后，才明确该患儿为PIK3CD c.3061G＞A（p.E1021K）突变所致的APDS。本例患儿在行基因检测确诊为APDS后，即开始口服复方磺胺甲噁唑预防感染，并定期IVIG支持治疗。

2．随访与监测　患儿定期监测临床症状、行体格检查、监测生长发育情况、血常规、粪便常规、免疫球蛋白检测、腹部B超、电子结肠镜，以早期发现有无肝脾大、生长发育迟缓、血液系统疾病等，并定期IVIG支持治疗。根据其临床转归，可必要时免疫抑制治疗或HSCT。

五、要点与讨论

1．关于APDS发病机制　APDS为常染色体显性遗传的联合免疫缺陷病。该病由Angulo于2013年首次被描述，我国自2016年首次报道以来，也累计了数十例。PI3Kδ是由PIK3CD编码的p110δ催化亚基，与调节性亚基（由*PIK3R1*基因编码）p85α结合可抑制p110δ磷酸化，并介导下游蛋白的活化。APDS是由*PIK3CD*或*PIK3R1*基因出现功能获得性的杂合突变所引起，而这种突变可破坏p85α与p110δ亚基之间的抑制作用，导致PI3Kδ-Akt-mTOR信号传导过度活化，导致T细胞过度活化、衰老、死亡、Treg细胞异常增多，同时抑制B细胞成熟进而抑制免疫球蛋白转换，导致高IgM、低IgG和IgA。体外功能试验也发现，E1021K突变的p110δ脂质激酶活性增加，可见，APDS与其他大多数原发性免疫缺陷病不同，其导致的免疫功能障碍主要是信号通路过度活化来实现的，而这种区别提供了独特的治疗机会。由*PIK3CD*基因变异所致的APDS称为APDS 1型，由*PIK3R1*基因突变所致的APDS称为APDS 2型。目前已知引起*PIK3CD*最常见的变异c.3061G＞A（OMIM 602839），编码谷氨酸替代p110δ的1021位（E102K）的赖氨酸，约占83%。引起*PIK3CD*基因的其他位点还有E525K、E525A、C416R、N334K，而引起*PIK3R1*变异位点是Δ434-475。

本例患儿的*PIK3CD*基因存在c.3061G＞A（p.E1021K）杂合突变。Sanger测序也证实其存在该杂合突变，而其父母均未检测出携带此突变，提示患儿为新生突变。c.3061G＞A（p.E1021K）是*PIK3CD*基因的突变热点。

2．APDS临床表现　APDS是由于*PIK3CD*或*PIK3R1*基因的功能激活性突变引起的联合免疫缺陷病，其临床表现多样，不同患者可出现不同的临床表现，病情轻者可至成人期无相关症状，重者在儿童期即表现出致死性严重免疫缺陷。婴幼儿时期多以反复呼吸道感染起病，反复呼吸道感染可导致支气管扩张，因此反复肺炎，支气管扩张是其最常见的临床表现，而慢性腹泻的发病率也不低，内镜下多有NLH。*PIK3CD*基因突变也是导致极早发型炎症性肠病的众多基因之一。APDS的其他表现还有肝脾大、低丙种球蛋白血症、自身免疫性疾病、非肿瘤性淋巴组织增生、肠病，以及神经发育延迟，且患者远期易发生淋巴瘤。

APDS的免疫学特征主要为CD_4^+ T淋巴细胞减少，效应/效应记忆CD_8^+ T淋巴细胞增加，过渡B淋巴细胞增加，患者易患病毒感染，多为严重、持续性或复发性疱疹病毒感染，最常见的是EB病毒和人巨细胞病毒感染，此外单纯疱疹和水痘-带状疱疹病毒感染也有见报道。而免疫球蛋白水平是可变的，有43%患儿存在IgG降低，低IgA和高IgM较常见。

尽管APDS患者的临床表现各不相同，但多数会出现反复的呼吸道感染，本研究报道的患儿以黏液血便为首发表现，无反复呼吸道感染病史，目前国内外已报道的病例中，以血便为首发表现的极为少见，考虑本例患儿主要是病程较短（6个月），且病程中多次肠道感染，反复多次使用抗生素，可能避免了呼吸道感染的发生。此类患者突出的表现为弥漫性直肠、结肠黏膜出现NLH，而呼吸道或消化道黏膜表面出现NLH为APDS特异性表现之一。

NLH是指胃肠道黏膜淋巴结的反应性增大，于儿童的十二指肠、回肠或结肠黏膜可见。APDS患儿在出现免疫缺陷的同时，常合并免疫失调节，导致非肿瘤性淋巴组织增生或淋巴瘤，尤其在EB病毒感染后，患者会出现较为严重的淋巴组织增生性疾病。有文献提示，磷脂酰肌醇-3-激酶信号通路活化可能在其中起到一定的关键作用。

3. 关于遗传咨询与处理　APDS为常染色体显性遗传的原发性免疫缺陷病，目前尚无相关发病率报道，对该病外显率的研究也属空白；但从该病发现时间及报道病例来看，实际发病率在联合免疫缺陷病中并不低。有研究发现一个有趣的现象，APDS患儿具有家族聚集倾向，而患儿父母均非致病基因携带者。对其中一个家庭中的父亲的精子细胞提取DNA进行了基因分析，但并未发现*PIK3CD*基因突变，目前考虑生殖细胞配子水平配子体嵌合是最可能原因，当然患儿均发生新生突变亦有可能。

NLH是婴幼儿便血的常见内镜表现，其潜在原因多样。APDS为临床罕见的呈常染色体显性遗传的原发性免疫缺陷病，临床表现异质性大，确诊主要依赖基因学诊断。因此，对于合并免疫指标异常的NLH患儿，应尽早进行基因检测，有助于疾病早期诊断，从而采取合适的治疗。

六、总结

APDS是一种具有多变表型的联合免疫缺陷病，其常见表现包括反复呼吸道感染、支气管扩张、肺炎、肝脾大、低丙种球蛋白血症、自身免疫性疾病、非肿瘤性淋巴组织增生、肠病，以及神经发育延迟等。APDS的治疗上目前主要还是以抗感染和丙种球蛋白替代治疗，雷帕霉素及特异性分子抑制剂的治疗可能具有良好反应，其临床治愈目前还是依赖HSCT。NLH是婴幼儿便血的常见内镜表现，对于合并免疫指标异常的NLH患儿，应尽早进行基因检测，有助于疾病早期诊断，从而采取合适的治疗。

（病例撰写者：张清清　王歆琼　上海交通大学医学院附属瑞金医院）

参考文献

[1]Elisei R，Bottici V，Cappagli V，et al. Clinical utility of genetic diagnosis for sporadic and hereditary medullary thyroid carcinoma[J]. Ann Endocrinol（Paris），2019，80（3）：187-190.

[2]Angulo I，Vadas O，Garcon F，et al. Phosphoinositide 3-kinase delta gene mutation predisposes to respiratory infection and airway damage[J]. Science，2013，342（6160）：866-871.

[3]唐文静，王薇，罗颖，等. *PIK3CD*基因突变致PI3Kδ过度活化综合征临床及免疫学特点分析[J]. 中华儿科杂志，2017，55（1）：19-24.

[4]Richards S，Aziz N，Bale S，et al. Standards and guidelines for the interpretation of sequence variants：a joint consensus recommendation of the American college of medical genetics and genomics and the association for molecular pathology[J]. Genetics in Medicine Offical Journal of the American College of Medical Genetics，2015，17（5）：405.

[5]Teranishi H，Ishimura M，Koqa Y，et al. Activated phosphoinositide 3-kinase δ syndrome presenting with gut-associated T-cell lymphoproliferative disease[J]. Rinsho Ketsueki，2017，58（1）：20-25.

[6]Coulter TI，Chandra A，Bacon CM，et al. Clinical spectrum and features of activated phosphoinositide 3-kinase δ syndrome：a large patient cohort study[J]. Journal of Allergy and Clinical Immunology，2017，139（2）：597-606.

[7]Sullivan KE，Conrad M，Kelsen JR. Very early-onset inflammatory bowel disease：an integrated approach[J]. Current opinion in allergy and clinical immunology，2018，18（6）：459-469.

[8]Elkaim E，Neven B，Bruneau J，et al. Clinical and immunologic phenotype associated with activated phosphoinositide 3-kinase δ syndrome 2：a cohort study[J]. Journal of Allergy and Clinical Immunology，2016，138（1）：210-218.

[9]Florea AED, Braylan RC, Schafernak KT, et al. Abnormal B-cell maturation in the bone marrow of patients with germline mutations in PIK3CD[J]. Journal of Allergy and Clinical Immunology, 2017, 139（3）: 1032-1035.

[10]Sinclair LV, Finlay D, Feijoo C, et al. Phosphatidylinositol-3-OH kinase and nutrient-sensing mTOR pathways control T lymphocyte trafficking[J]. Nature immunology, 2008, 9（5）: 513.

[11]Dornan GL, Siempelkamp BD, Jenkins ML, et al. Conformational disruption of PI3K δ regulation by immunodeficiency mutations in PIK3CD and PIK3R1[J]. Proceedings of the National Academy of Sciences, 2017, 114（8）: 1982-1987.

[12]Burke JE, Vadas O, Berndt A, et al. Dynamics of the phosphoinositide 3-kinase p110 δ interaction with p85 α and membranes reveals aspects of regulation distinct from p110 α [J]. Structure, 2011, 19（8）: 1127-1137.

[13]Lucas CL, Kuehn HS, Zhao F, et al. Dominant-activating germline mutations in the gene encoding the PI（3）K catalytic subunit p110 δ result in T cell senescence and human immunodeficiency[J]. Nature immunology, 2014, 15（1）: 88.

病例7　以慢性腹痛为主要表现的儿童自身炎症性疾病二例

一、病历资料

病例1

（一）病史采集

主诉：男性，10岁5个月，因"反复腹痛2年余"入院。

现病史：患儿于2年余前无明显诱因出现反复腹痛，位于中上腹，呈阵发性，持续数分钟后可缓解，腹痛与进食、排便无关，无反复发热，无恶心、呕吐，无腹泻、便秘，未予特殊治疗。1年余前因右下腹痛，外院诊断为"急性阑尾炎、先天性卵黄管畸形（脐肠束带）"，行阑尾切除术＋脐尿管切除术＋肠粘连松解术。出院后仍有反复腹痛，就诊于外院，查C-反应蛋白33mg/L、白细胞计数9.36×10^9/L，腹部血管薄层CTA增强示左侧腹部分小肠扩张积液伴气液平，考虑不完全小肠梗阻可能，予抗感染治疗病情无好转，加用甲强龙静脉滴注抗炎（具体不详）后腹痛症状明显好转，出院后泼尼松口服2周内减停。停药1周后腹痛症状再次发作，2～3次/周，性质同前，加用泼尼松2片口服，症状即好转。半年余前外院因腹痛行"嵌顿性腹股沟疝修补术"，术后仍有间断中上腹疼痛，但腹痛时间断口服泼尼松数天即可缓解。近2年体重无明显变化。

个人史、既往史、家族史无殊。

（二）专科查体

体温36.8℃，脉搏103次/分，呼吸20次/分，血压89/61mmHg，身高128cm，体重24.95kg，BMI 15.23kg/m^2（P10～P25）。神清，精神可，皮肤巩膜无黄染，未触及浅表淋巴结肿大，咽部无充血，双侧扁桃体无肿大，双肺呼吸音清，未闻及啰音，心律齐，未及杂音，腹软，无压痛，无肌抵抗，无包块，肝脾肋下未及肿大，脊柱四肢无畸形，NS（-）。

（三）辅助检查

粪便钙卫蛋白检测值为1250（参考值<15）μg/g。腹痛发作时血白细胞、中性粒细胞、C-反应蛋白、白介素-1β、白介素-6和肿瘤坏死因子均较缓解期有不同程度增高

（病例7表1）。胃十二指肠镜及结肠镜检查均未见异常。

病例2

（一）病史采集

主诉：女性，3岁2个月，因"反复腹痛5个月"入院。

现病史：患儿于5个月前无明显诱因出现反复腹痛，脐上为主，每周发作3～4次，发作时较剧，转移注意力或解便后可缓解，与进食无明显关系，有夜间腹痛，常于凌晨痛醒，每次腹痛发作数十分钟可自行缓解，外院拟诊为"肠系膜淋巴结肿大、十二指肠炎"，予抗感染后腹痛无明显好转。

个人史、既往史无殊。

家族史：患儿母亲幼年有反复腹痛史，治疗史具体不详。

（二）专科查体

体温36.5℃，脉搏96次/分，呼吸21次/分，血压94/60mmHg，身高92cm，体重12.5kg，BMI 14.77kg/m^2。神清，精神可，皮肤巩膜无黄染，未触及浅表淋巴结肿大，咽部无充血，双侧扁桃体无肿大，双肺呼吸音清，未闻及啰音，心律齐，未及杂音，腹软，未及包块，无压痛，反跳痛，肝脾肋下未及肿大，无叩痛，肠鸣音正常，脊柱四肢无畸形，NS（-）。

（三）辅助检查

腹痛发作时血白细胞、中性粒细胞、C-反应蛋白、白介素-1β、白介素-6、白介素-10和肿瘤坏死因子均有不同程度增高（病例7表1），电子胃镜检查示：出血性胃炎、多发性胃溃疡、十二指肠球部及降部霜斑样溃疡（病例7图1）。结肠镜和胸部CT均未见异常。病理活检示"末端回肠、回盲部、乙状结肠、直肠活检标本"送检肠黏膜腺体无异型，间质较多淋巴细胞、浆细胞及少量中性粒细胞、嗜酸性粒细胞浸润（嗜酸性粒细胞约10个/HP），未见隐窝脓肿及肉芽肿性病变。

病例7表1　病例1、病例2实验室检查结果

实验室指标	病例1		病例2		正常范围	单位
	腹痛发作	缓解期	腹痛发作	缓解期		
ESR	8	6	13	18	0～20	mm/h
白细胞	16.23	5.5	14.7	5.71	3.97～9.15	×10^9/L
中性粒细胞	13.57	2.89	9.03	5.11	2.0～7.0	×10^9/L
CRP	53	1.6	85	18	<10	mg/L
白介素-1β	6.24	-	21.5	5	<5	pg/ml

续表

实验室指标	病例1		病例2		正常范围	单位
	腹痛发作	缓解期	腹痛发作	缓解期		
白介素-6	4.88	-	4.56	4.27	<3.4	pg/ml
白介素-10	7.21	-	9.36	5	<9.1	pg/ml
TNF	66.5	14.1	14.3	-	<8.1	pg/ml

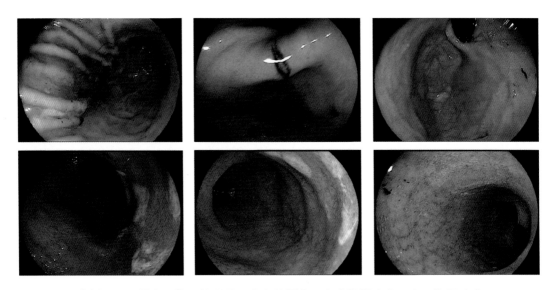

病例7图1　胃十二指肠镜所见：出血性胃炎、多发性胃溃疡、十二指肠溃疡

二、诊治经过

（一）病例1

1. 初步诊断　自身炎症性疾病（autoinflammatory diseases，AUIDs）。

2. 诊疗经过　结合其症状和检查结果，高度怀疑自身炎症性疾病，全外显子基因测序结果证实"*TNFAIP3*基因存在杂合缺失突变（c.440-441del，p.Leu147Glnfs*7），父母该位点均未发现突变"（病例7图2），因此为患儿新生突变（PS2）。*TNFAIP3*基因单等位基因变异已经被证实与家族性自身炎症综合征相关，c.440-441del变异的致病性尚未见文献报道，但该变异会导致440-441位核苷酸位点缺失，引起蛋白质147位由亮氨酸突变为谷氨酸，使得肽链合成提前终止（PVS）。该变异尚未被正常人群数据库gnomAD收录（PM2）。根据美国遗传学与基因组医学委员会（ACMG）遗传变异分类标准与指南，该位点被评为致病性变异（PVS+PS2+PM2）。（ACMG评级标准见病例7图3）

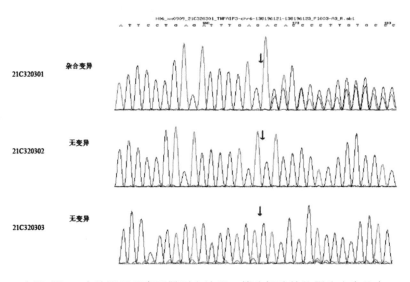

病例7图2　全外显子组高通量测序结果：箭头标注的位置为突变位点

21C320301：受检者；21C320302：父亲；21C320303：母亲

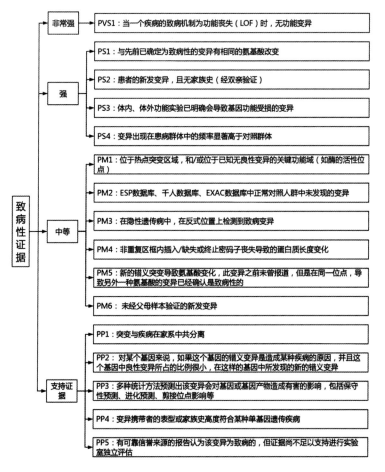

病例7图3　ACMG致病证据概要说明（引自参考文献17、18）

3．随访治疗　根据临床表现、检验及检查结果和全外显子基因测序，该患儿被诊断为A20单倍剂量不足（haploinsufficiency of A20，HA20）。该患儿因长期间断口服激素1年3个月，引起生长停滞，目前10岁5个月，身高128cm（＜P3），体重24.95kg（＜P3），BMI 15.23kg/m²（P10～P25）。诊断明确后加用秋水仙碱0.5mg/d口服，腹痛逐渐缓解，激素于1个月左右逐步减停，随访3年余未再发腹痛。

（二）病例2

1．初步诊断　自身炎症性疾病（FMF），十二指肠溃疡。

2．诊疗经过　结合病史、家族史及相关辅助检查，临床诊断自身炎症性疾病、十二指肠溃疡，予泼尼松10mg/d［0.8mg/（kg·d）］抗炎治疗、奥美拉唑抑酸、麦滋林护胃。通过高通量全外显子测序，*MEFV*基因杂合变异，exon2：c.726C＞G：p.S242R变异，支持常染色体显性遗传病家族性常染色体显性地中海热（familial mediterranean fever，FMF，AD）；其父为野生型，母为杂合型（病例7图4）。

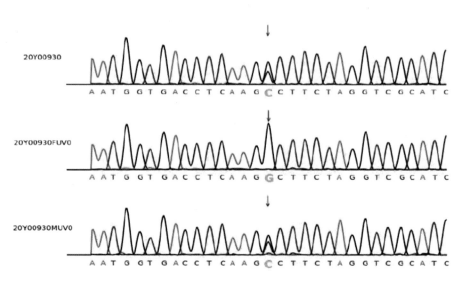

病例7图4　全外显子组高通量测序结果：箭头标注的位置为突变位点

20Y00930：受检者；20Y00930FUV0：父亲；20Y00930MUV0：母亲

3．随访治疗　全外显子基因测序确诊为家族性地中海热（FMF）后，予以加用秋水仙碱口服，每次0.25mg，每天1次［即0.02mg/（kg·d）］，并逐渐减停泼尼松。腹痛发作频率明显减少，复查相关指标提示白细胞、C-反应蛋白及细胞因子正常范围，目前门诊规律随访中，未再发腹痛，未发现相关药物不良反应。

三、病例分析

（一）病例1

1. 病史特点

（1）男性，9岁，因"反复腹痛2年余"入院。

（2）患儿2年余前出现阵发性腹痛，位于中上腹，持续数分钟后可缓解，腹痛与进食、排便无关，无恶心、呕吐，无腹泻，外院诊断为阑尾炎并行手术治疗，手术后腹痛性质无改变。

（3）辅助检查发现粪钙卫蛋白明显增高，腹痛时血白细胞、C-反应蛋白、白介素-1β、白介素-6和肿瘤坏死因子有不同程度增高。自身抗体、血及粪病原学、胃肠镜、腹部CT、小肠MR、MRCP等检查，均未见明显异常。

2. 诊断与诊断依据　A20单倍剂量不足（haploinsufficiency of A20，HA20）是一种罕见的单基因遗传性自身炎症性疾病，*TNFAIP3*基因突变致使其编码蛋白A20对核因子κB通路的负调节作用减弱，从而导致核因子κB通路介导的促炎细胞因子表达增多，最终表现为HA20。HA20临床表现多变，不仅可以表现为类白塞病综合征，包括口腔溃疡、生殖器溃疡、胃肠道溃疡，也可表现为反复发热、胃肠道不适等全身炎症反应。

该患儿临床表现为以腹痛为主要症状的全身炎症反应。全外显子基因测序结果显示，患儿*TNFAIP3*基因存在杂合缺失突变（c.440-441del，p.Leu147Glnfs*7）。*TNFAIP3*基因单等位基因变异已经被证实与家族性自身炎症综合征相关。既往研究已经发现该基因突变为HA20的致病突变。患儿父母验证，该位点均未发现突变，因此判定此缺失突变为患儿新生突变（PS2）。

结合以上依据，患儿诊断为HA20。

（二）病例2

1. 病史特点

（1）女性，3岁，因"反复腹痛5个月"入院。

（2）5个月前无明显诱因出现腹痛，脐上为主，每周发作3～4次，发作时较剧，转移注意力或解便后可缓解，与进食无明显关系，有夜间腹痛，常于凌晨痛醒，数十分钟自行缓解。抗感染治疗无效。

（3）辅助检查：腹痛发作时血白细胞、C-反应蛋白、白介素-1β、白介素-6、白介素-10和肿瘤坏死因子均明显增高，病原学检查无异常。电子胃镜检查示：出血性胃炎、多发性胃溃疡、十二指肠溃疡。结肠镜和胸部CT均未见异常。自身免疫抗体及炎症指标增高、小细胞低色素贫血、血小板增多。

2. 诊断与诊断依据　家族性地中海热（FMF）：FMF是一种常染色体隐性遗传的自身炎症性疾病，也曾有常染色体显性遗传报道。*MEFV*是目前唯一已知的与FMF相关的基因，其位于16号染色体的短臂，共有10个外显子，*MEFV*基因突变导致其编码的pyrin蛋白发生改变，从而导致固有免疫失调引起全身性的炎症反应。FMF常见临床表现依次为发热、腹膜炎、关节炎、浆膜炎、淀粉样变和非淀粉样肾小球病，临床表现具有种族和个体差异，且与不同基因突变型相关。

全外显子测序结果显示，该患儿*MEFV*基因第二外显子存在一杂合突变（c.726C＞G：p.S242R），其父为野生型，母为杂合突变，结合其母亲幼年时有反复腹痛发作史，但具体诊治经过不详，考虑患儿突变来自母亲（PP1_Strong）（病例7图2）。功能试验已明确c.726C＞G变异导致基因功能受损（PS3），该变异在人类外显子数据库（ExAC）、参考人群千人基因组（1000 Genome）和人群基因组突变频率数据库（gnomAD）中的频率分别为8.24551856066228e−06、0.000199681和2.89084e−05（PM2），同时该变异对应疾病与本例患儿表型相符（PP4），根据ACMG，该位点被评为致病性变异（PS3+PM2+PP1_Strong+PP4）。

结合以上依据，患儿诊断为FMF。

四、处理方案及基本原则

1. HA20的处理　目前HA20的治疗尚无标准治疗方案，因HA20系A20对核因子κB通路的负调控作用减弱，导致核因子κB通路介导的促炎细胞因子表达增多而产生的一系列临床表现。理论上肿瘤坏死因子拮抗剂是最优的治疗药物，也有个别患者因使用肿瘤坏死因子拮抗剂后效果欠佳，换为白介素-1拮抗剂。秋水仙碱也常被用于治疗HA20。对于仅有口腔和生殖器溃疡、周期热、皮疹、关节炎的单纯自身炎症症状的患者，单用秋水仙碱治疗可很好地缓解其症状；而当存在胃肠道溃疡、葡萄膜炎或有其他合并症如肾病综合征时，秋水仙碱治疗效果较差。其他免疫抑制剂如糖皮质激素、羟氯喹、沙利度胺、甲氨蝶呤、硫唑嘌呤、吗替麦考酚酯、环孢素A等均有尝试，效果不一。HA20患者体内可以检测到增高的IL-1、TNF、IL-6、IL-18、IP-10等前炎症因子，因此抗细胞因子治疗对抑制全身炎症反应有显著的临床疗效。对于严重的药物难治性患儿，造血干细胞移植也可以尝试，但有复发的可能。目前尚未出现有效的靶向治疗药物，因此部分HA20患者的治疗仍存在较大的难度。该例患儿口服激素有效，腹痛时5mg泼尼松即可明显缓解，但由于长期口服皮质激素及长期的炎症反应，导致生长停滞，故加用秋水仙碱，逐渐停用激素，目前症状控制良好。

2．FMF的处理　FMF的治疗原则是积极控制发作和炎症反应，预防并发症并改善患儿生活质量及预后。秋水仙碱是FMF的首选治疗方案，可使60%的患者症状得到控制，或减少其发作频次，重要的是可预防肾脏淀粉样变。秋水仙碱的不良反应为偶发的肌病和与其中毒有关的表皮松解样反应，能通过胎盘，但未有研究发现致畸性。FMF其他治疗药物有非甾体类抗炎药、糖皮质激素、白介素-1拮抗剂等。对伴有慢性滑膜炎的患者，必要时可使用非甾体类抗炎药或腔内注射激素以缓解症状。

3．随访与监测　两例患儿均定期至我院儿科门诊随访3年余，目前病情稳定。对于FMF患儿，如发热或者腹痛的症状稳定至少5年以上，可考虑秋水仙碱减量，但要注意对淀粉样变的随访，尿蛋白、肾功能以及肝功能的定期复查。

五、要点与讨论

（一）关于儿童慢性腹痛的鉴别

腹痛是儿科常见的症状，为腹部诸多脏器疾病的共同表现。慢性腹痛指腹痛持续或反复发作超过2个月。儿童慢性腹痛约2/3为功能性腹痛，而器质性腹痛则涉及腹部和全身多系统疾病，若有报警征，建议进行适当的病因学排查。

1．器质性腹痛的病因　有腹部因素与全身性因素。

（1）腹部常见疾病

①胃、十二指肠疾病：急慢性胃炎、胃或十二指肠溃疡、胃套叠等，以小儿炎性反应和溃疡多见。此外，还有十二指肠淤滞、先天性狭窄重复畸形等少见疾病。

②肠道疾病：各种感染性肠炎，炎性反应性肠病（包括溃疡性结肠炎、克罗恩病），肠梗阻（肠旋转不良、腹股沟斜疝、肠套叠）和阑尾炎等。

③肝、胆、胰腺疾病：肝炎、胆道感染、胰腺炎性反应、胆道蛔虫、胆总管囊肿、环状胰腺等。

④脾疾病：脾囊肿、脾扭转等。

⑤泌尿生殖系统疾病：泌尿道感染、肾盂积水、尿路梗阻、尿结石等。

⑥其他：肠系膜淋巴结增生、炎性反应、乳糖不耐受、消化道变态反应等。

（2）全身或腹外疾病：肺炎、软骨膜炎、心包炎、糖尿病酮症酸中毒、尿毒症、过敏性紫癜、荨麻疹、卟啉病、家族性地中海热等。

2．功能性腹痛的病因　典型的功能性腹痛缺乏相应器质性病变的表现，腹部疼痛常表现为痉挛性或绞痛性。患儿可每日、每周、每月发作1～2次，或数月发作1次。每次发作不超过1～3小时，可自行缓解。发作以晨起多见，常于空腹或进餐时突然加重，但少有在夜间疼痛而影响睡眠。疼痛主要为脐周内脏性疼痛，也可在腹部其他部位。发作时可伴有功能性及自主神经症状，如呕吐、苍白出汗、面色潮红、心悸、头痛等，还可伴有食欲缺乏、腹泻、便秘及再发性呕吐。

功能性腹痛的病因目前尚不明确。罗马Ⅳ标准按腹痛的性质和伴随症状等，将儿童功能性腹痛分为如下四种类型：肠易激综合征、功能性消化不良、腹型偏头痛及不符合以上三种诊断的其他非特指功能性腹痛。当出现报警征时，建议进行适当的评估，以排查器质性疾病可能。（详见病例5糖原累积病Ⅰb型并发克罗恩病）

（二）关于HA20

HA20患者常见临床表现为类白塞病综合征，包括复发性口腔溃疡、生殖器溃疡、胃肠道溃疡。HA20还可表现为反复发热、胃肠道不适等全身炎症反应；HA20亦可累及全身多系统脏器功能，肌肉和骨骼系统受累可导致多发性关节炎，关节炎甚至可为HA20的首发临床症状；皮肤损伤的表现有脓疱疮、毛囊炎样皮疹和皮肤脓肿；眼部损伤有葡萄膜炎、视网膜血管炎、前色素层炎；心血管损伤包括心包积液、心包炎、静脉血栓；神经系统损伤主要有中枢神经系统血管炎。由于其早期临床表现可能类似于白塞病、幼年特发性关节炎、系统性红斑狼疮、炎症性肠病等，因此需要临床医生具有足够的甄别意识。HA20尚无特异性实验室检查。在急性期C反应蛋白、血沉等炎症指标增高，在发作间歇期，炎症指标可恢复正常。但在某些未经治疗的患儿体内，炎症指标可持续增高。HA20患者炎症信号增强，前炎症因子例如IL-1β、IL-6、TNF-α、IL-17和IFN-γ水平增高。因此，多数患者对细胞因子抑制剂例如抗IL-1、TNF治疗反应良好。在某些HA20患者体内，可检测到自身抗体，例如抗核抗体、抗ds-DNA抗体等，这与A20影响B细胞的发育和功能有关。在某些HA20患儿体内，IgG亚类减少，IgA和IgM的水平增高。因此对于疑诊患者应尽快完善基因测序检查。

（三）关于FMF

FMF最常见的五个突变位点为M694V、V726A、M680I、M694I和E148Q，其中E148Q在中国人突变最高。文献报道FMF常见临床表现依次为：发热、腹膜炎、关节炎、浆膜炎、淀粉样变和非淀粉样肾小球病，临床表现具有种族和个体差异，且与不同基因突变型相关。目前FMF的诊断多采用Tel Hashomer标准，但由于其对儿童患者特异性不高，对于儿童患者，Yalcinkaya等提出并验证了适用的诊断标准，即符合以下5项标准中的2项：①发热（腋下温度>38℃，持续6～72小时，发作3次以上）；②腹痛（持续6～72小时，发作3次以上）；③胸痛（持续6～72小时，发作3次以上）；④滑膜炎（持续6～72小时，发作3次以上）；⑤FMF家族史。该诊断标准中的5项临床症状，有≥2项符合时，则该诊断标准对儿童FMF诊断的敏感度为86.5%，特异度为93.6%。儿童多因反复发热或反复腹痛就诊，急性腹痛患儿因腹痛剧烈，有时可被误当作急腹症处理而被误诊误治。进一步确诊，应结合基因测序检测。

六、总结

综上所述，由于AUIDs在临床上较为罕见，并且其临床表型复杂多变，当其以消化道症状如腹痛等为主要表现时，极易误诊为其他腹部疾病，对于医生的临床诊断提出了很大的挑战。因此临床医生在接诊以反复腹痛为主要症状的患者时，应详细询问病史、既往史和家族史。如排除其他相关疾病之后，应在诊断路径中将AUIDs作为需要考量的疾病，避免浪费医疗资源或承担不必要的外科干预，可针对此种患者，及早进行风湿免疫评估和基因检测，从而提高诊断的正确性。

（病例撰写者：赵雪奇　余　熠　上海交通大学医学院附属瑞金医院）

参考文献

[1]Rigante D，Frediani B，Galeazzi M，et al. From the mediterranean to the sea of Japan：the transcontinental odyssey of autoinflammatory diseases[J]. Biomed Res Int，2013，48：103-105.

[2]Horita N，Gul A，Aksentijevich I，et al. Pseudodominance of autoinflammatory disease in a single turkish family explained by co-inheritance of haploinsufficiency of A20 and familial Mediterranean fever[J]. Clinical and Experimental Rheumatology，2019，6（121）：89-92.

[3]Maconi G，Obici L，Carmagnola S，et al. Autoinflammatory diseases as a cause of acute abdominal pain in the emergency department[J]. Clin Exp Rheumatol，2018，110（1）：39-43.

[4]Yao Q，Shen M，McDonald C. NOD2-associated autoinflammatory disease：a large cohort study[J]. Rheumatology，2015，54：1904-1912.

[5]邓丽，吴迪，沈敏. 具有消化道症状的成人自身炎症性疾病临床特点[J]. 中华临床免疫和变态反应杂志，2019，2（13）：24-30.

[6]Zhou Q，Wang H，Schwartz DM，et al. Loss of function mutations in TNFAIP3 leading to A20 haploinsufficiency cause an early onset autoinflammatory disease[J]. Nat Genet，2016，

48（1）：67-73.

[7]Wertz IE，Newton K，Seshasayee D，et al. Phosphorylation and linear ubiquitin direct A20 inhibition of inflammation[J]. Nature，2015，528（7582）：370-375.

[8]Yu MP，Xu XS，Zhou Q，et al. Haploinsufficiency of A20（HA20）：updates on the genetics，phenotype，pathogenesis and treatment[J]. World J Pediatr，2020，16（6）：575-584.

[9]Berteau F，Rouviere B，Delluc A，et al. Autosomic dominant familial Behçet disease and haploinsufficiency A20：A review of the literature[J]. AutoimmunRev，2018，17（8）：809-815.

[10]Aeschlimann FA，Batu ED，Canna SW，et al. A20 haploinsufficiency（HA20）：clinical phenotypes and disease course of patients with a newly recognized NF-κB-mediated autoinflammatory disease[J]. Ann RheumDis，2018，77（5）：728-735.

[11]Ozen S，Bilginer Y. A clinical guide to autoinflammatory diseases：familial mediterranean fever and next-of-kin[J]. Nat Rev Rheumatol，2014，10（3）：135-147.

[12]Berkun Y，Eisenstein EM. Diagnostic criteria of familial Mediterranean fever[J]. Autoimmun Rev，2014，13（4-5）：388-390.

[13]Kondi A，Hentgen V，Piram M，et al. Validation of the new paediatric criteria for the diagnosis of famillal Mediterranean fever：data from a mixed population of l00 children from the French reference centre for auto—inflammatory disorders[J]. Rheumatology（Oxford），2010，49（11）：2200-2203.

[14]Yakfinkaya F，Ozen S，Ozcakar ZB，et al. A new set of criteria for the diagnosis of familial Mediterranean fever in childhood[J]. Rheumatology（Oxford），2009，48（4）：395-398.

[15]Denfirkaya E，Erer B，Ozen S，et al. Efficacy and safety of treatments in Familial Mediterranean fever：a systematic review[J]. Rheumatol Int，2016，36（3）：325-331.

[16]Ozen S，Demirkaya E，Erer B，et al. EULAR recommendations for the management of familial mediterranean fever[J]. Ann Rheum Dis，2016，75（4）：644-651.

[17]Sue Richards，Nazneen Aziz，Sherri Bale，et al. Standards and guidelines for the interpretation of sequence variants：a joint consensus recommendation of the American College of Medical Genetics and Genomics and the Association for Molecular Pathology[J]. Genetics in Medicine，2015，17（5）：405-423.

[18]王秋菊，沈亦平，邬玲仟，等. 遗传变异分类标准与指南[J]. 中国科学：生命科学，2017，47（6）：668-688.

病例8　以贫血起病、合并肺部肉芽肿病变的克罗恩病

一、病历资料

（一）病史采集

主诉：男性，11岁，因"贫血2年，皮疹1年，关节痛4个月"入院。

现病史：患儿于2年前无明显诱因出现面色苍白、纳差，当地医院诊断为"小细胞低色素性贫血"，血红蛋白波动于80~100g/L，不规律口服铁剂治疗1年，贫血治疗效果不佳。1年前出现双足皮疹，为红色斑丘疹，压之不褪色，无痛感、瘙痒，逐渐波及双肘、双膝关节。外院门诊就诊检查提示"小细胞低色素性贫血"，血清铁降低（1.8μmol/L），血沉增快（81mm/h），前白蛋白降低（79mg/L），腹部B超示末端回肠肠壁肿胀，结肠肠壁稍厚，凝血功能、肝肾功能、心肌酶谱、电解质、抗链球菌溶血素O、类风湿因子、抗核抗体、抗中性粒细胞胞浆抗体等未见明显异常，未再进一步检查及特殊治疗，继续间断口服铁剂治疗。入院前4个月出现双膝及踝关节疼痛、肿胀。病程中患儿无发热，无恶心、呕吐，无腹痛、腹泻、便血等不适，胃纳差，体重下降5kg，大小便无殊。为求进一步诊治，门诊拟"贫血"收治入院。

既往史：既往体健，否认其他疾病史。

个人史：G2P2，足月剖宫产娩出，出生体重3200g，身长不详，否认窒息抢救史，生后母乳喂养，5月龄开始添加辅食，语言、运动发育同正常同龄儿，疫苗接种按计划免疫全部完成。

家族史：父母体健，姐姐体健，家族中无慢性贫血等病史。

（二）专科查体

体温37.2℃，脉搏97次/分，呼吸22次/分，血压99/64mmHg，体重25kg（-1.47SD），身高146cm（0.17SD），BMI 11.7kg/m^2（-3.6SD）。查体配合。神志清，精神可，轻度贫血貌，体型消瘦，右肘关节及双下肢可见散在红色斑丘疹，压之不褪色，无触痛，全身皮肤、黏膜无黄染，全身浅表淋巴结未触及肿大，巩膜无黄染，双肺呼吸音粗，未闻及啰音，心律齐，心音有力，腹软，无压痛，未及肿块，肝脾肋下未触

及，肠鸣音正常。四肢肌力、肌张力正常，双侧膝关节、踝关节肿胀，伴活动受限，皮温正常，双侧踝关节有压痛。

（三）辅助检查

血常规：白细胞计数10.97（参考值3.97～9.15）×10^9/L↑，血红蛋白101（参考值131～172）g/L↓↓，平均红细胞体积71.8（参考值83.9～99.1）fl↓，平均血红蛋白含量22.1（参考值27.8～33.8）pg↓，平均血红蛋白浓度307（参考值320～355）g/L↓，血小板343（参考值85～303）×10^9/L↑。铁代谢：血清铁5（参考值11～30）μmol/L↓，铁饱和度9.9（参考值20～50）%↓，转铁蛋白179（参考值202～336）mg/dl↓，总铁结合力50.3（参考值45.6～80.6）μmol/L，铁蛋白44.8（参考值23.9～336.2）ng/ml。C-反应蛋白（CRP）54.3（参考值<10）mg/L↑。红细胞沉降率（ESR）38（参考值0～15）mm/h↑。胰岛素样生长因子44（参考值111～551）ng/ml↓。外周血涂片：红细胞轻度大小不均，偏小，未见其他明显异常改变。网织红细胞、叶酸、维生素B_{12}、溶血性贫血检查正常。肝肾功能、心肌酶谱、电解质、凝血功能、抗链球菌溶血素O、类风湿因子、ANA、ENA、ANCA、HLA-B27、体液免疫功能、细胞免疫功能均正常。尿常规、粪便常规、隐血及细菌培养、寄生虫均阴性。G试验、GM实验、T-SPOT以及呼吸道常见病原体的检测均阴性。肿瘤标志物正常。24小时尿电解质正常。

骨髓细胞学检查：骨髓增生活跃，粒红比略增高，粒系增生活跃，嗜酸粒细胞可见，AKP积分：80分/100.N.C。红系增生尚活跃，以中晚幼红细胞为主，成熟红细胞大小不一，外铁（+）。巨系增生尚活跃，血小板散在或成簇易见。

膝、踝关节MRI：关节腔积液伴滑膜增厚，关节周围软组织水肿。胸部CT：两肺内散在索条影、斑片影及数枚结节影，最大位于左肺上叶，约1.39cm×1.29cm大小，边缘欠光整（病例8图1）。CT引导下肺穿刺：肺部穿刺液涂片未见真菌、细菌、抗酸杆菌；脱落细胞学检查见多量坏死物及少量淋巴细胞，未找到癌细胞；病理显示灶性凝固性坏死，周围见类上皮样细胞增生，未见明显多核巨细胞，周围组织淋巴细胞及浆细胞浸润，倾向肉芽肿性病变（病例8图2）。胃镜：慢性胃炎，炎性增生性质待定，竹节样隆起性改变（病例8图3）。肠镜：回盲部黏膜粗糙，糜烂，血管纹理不清（病例8图4）。胃肠镜病理：胃底、回盲部黏膜活检病理提示慢性炎症。肺功能：重度混合性肺通气功能障碍，肺弥散功能中度减退。眼底检查未见异常。

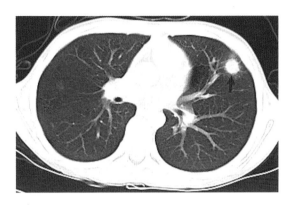

病例8图1 首次胸部CT（箭头所指为左肺上叶结节，约1.39cm×1.29cm，边缘欠光整）

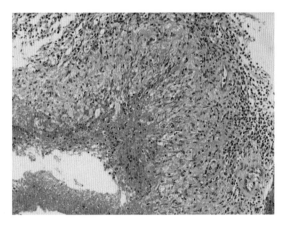

病例8图2 肺部结节活检标本病理（HE染色，×200）

凝固性坏死，坏死周围见类上皮细胞增生，周围组织淋巴细胞及浆细胞浸润，倾向肉芽肿性病变。

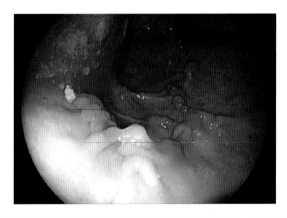

病例8图3 胃镜图像示胃底及胃体黏膜可见纵行炎性增生，即竹节样隆起性改变

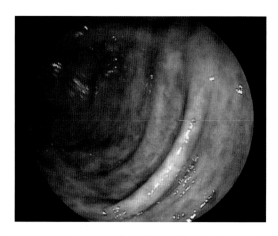

病例8图4　电子结肠镜见回盲部黏膜粗糙，糜烂，血管纹理不清

二、诊治经过

1．初步诊断　克罗恩病（伴肺部结节、炎症性肠病性关节炎、小细胞低色素性贫血）。

2．治疗经过　患儿入院后完善相关检查，结合其症状和检查结果，诊断轻度贫血，为小细胞低色素性贫血，因患儿既往补铁效果不佳，且存在炎性指标升高：C-反应蛋白54.3（参考值＜10）mg/L↑；血沉38（参考值0～15）mm/h↑，进一步寻找贫血病因。肺部CT见肺部数个结节，在CT引导下进行肺结节穿刺，病理提示肉芽肿性病变。进一步完善胃肠镜检查，胃镜可见竹节样隆起性改变，胃镜下胃底和胃体部竹节样隆起性改变为克罗恩病较为特殊的上消化道受累表现，电子结肠镜示回盲部炎症，故诊断克罗恩病，肺部结节及皮肤、关节症状考虑为炎症性肠病相关肠外表现，贫血继发于克罗恩病。

3．治疗及随访　患儿确诊后予日常饮食基础上添加小百肽能配方奶补充热卡，甲强龙40mg/d静脉滴注抗炎，治疗3天后患儿关节肿痛好转，治疗2周后体重增长3kg，贫血较前改善（血红蛋白由101g/L升至111g/L），炎性指标下降至正常（C-反应蛋白由54.3mg/L降至1.7mg/L；血沉由38mm/h降至6mm/h）。复查胸部CT结节影及多发条索影较前吸收好转。肺功能为中度混合性肺通气功能障碍，肺弥散功能轻度减退。后续给予泼尼松（30mg/d）口服治疗，并逐渐减量至停用，共使用1.5个月，泼尼松减量过程中加用硫唑嘌呤片（75mg/d）口服。开始治疗2个月后体重增长7kg（32kg，-0.66SD），关节肿痛消失，血红蛋白升至122g/L，C-反应蛋白16.4mg/L，血沉13mm/h，复查胸部CT显著好转（病例8图5）。膝关节MRI显示关节腔积液较前减少。

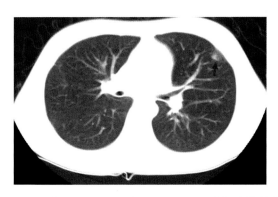

病例8图5　肠内营养及激素抗炎治疗2个月后复查胸部CT见肺部结节较前吸收好转（箭头示）

三、病例分析

（一）病史特点

1. 男性，11岁，因"贫血2年，皮疹1年，关节痛4个月"入院。

2. 患儿于2年前起无明显诱因出现面色苍白、纳差，诊断为"小细胞低色素性贫血"，后不规律口服铁剂治疗，治疗效果不佳。1年前出现双足皮疹，为红色斑丘疹，压之不褪色，无痛感、瘙痒，逐渐波及双肘、双膝关节。4个月前出现双膝及踝关节疼痛、肿胀。病程中体重下降5kg。

3. 专科查体　体型消瘦（体重25kg，-1.47SD；BMI 11.7kg/m²，-3.6SD），右肘关节及双下肢可见散在红色斑丘疹，压之不褪色，无触痛，双侧膝关节、踝关节肿胀，伴活动受限，皮温正常，双侧踝关节有压痛。

4. 辅助检查　轻度小细胞低色素性贫血，炎症指标升高，肺部多发结节影，肺结节活检倾向肉芽肿性病变，胃镜可见竹节样隆起性改变。结肠镜提示回盲部慢性炎。

（二）诊断与诊断依据

1. 诊断　克罗恩病（伴肺部结节、炎症性肠病性关节炎、小细胞低色素性贫血）。

2. 诊断依据

（1）克罗恩病：患儿有慢性贫血病史，伴关节炎，皮疹，体重减轻，炎性指标升高，肺部多发结节，活检提示肉芽肿性病变，胃镜可见竹节样隆起性改变，肠镜提示回盲部炎症，胃肠镜活检病理提示慢性炎症，经肠内营养、激素及硫唑嘌呤片治疗后症状及各项检查指标均明显改善，提示治疗有效，故诊断。

（2）炎症性肠病伴发肺部表现：患儿胸部CT示两肺内散在索条影、斑片影及数枚结节影，最大位于左肺上叶，约1.39cm×1.29cm大小，边缘欠光整，结合结节活检病理，考虑肺部结节为克罗恩病的肠外表现。除肺部结节外，该患儿肺部病灶还影响了肺功能，并在克罗恩病治疗后，明显好转。

（3）炎症性肠病性关节炎：患儿4个月前出现双膝及踝关节疼痛、肿胀，膝、踝关节MRI示关节腔积液伴滑膜增厚，关节周围软组织水肿。

（4）小细胞低色素性贫血：患儿以慢性贫血起病，检查提示小细胞低色素性贫血，铁代谢结果提示血清铁降低，但总铁结合力、铁蛋白正常，骨髓细胞学检查提示细胞外铁（+），长期口服补铁治疗效果欠佳，故考虑慢性病所致小细胞低色素性贫血。

结合以上依据，患儿诊断为以肠外表现起病的克罗恩病。

（三）鉴别诊断

1. 小细胞低色素性贫血的鉴别诊断

（1）缺铁性贫血：常与铁摄入过少、铁吸收障碍、失血、铁消耗量过大等因素有关，表现为小细胞低色素贫血，血清铁和铁蛋白降低，总铁结合力升高，骨髓铁染色显示骨髓小粒可染铁消失，补铁常可改善。该患儿血清铁、铁饱和度及转铁蛋白均降低，但总铁结合力、铁蛋白均正常，骨髓涂片可见细胞外铁（+），且患儿既往间断口服铁剂治疗效果不佳，故排除。

（2）地中海贫血：属于遗传性溶血性贫血，是珠蛋白基因的缺陷使一种或几种珠蛋白肽链合成减少或不能合成，导致血红蛋白的组成成分改变，可见红细胞形态改变，可通过检测结合珠蛋白、Coombs试验等溶血相关检测以鉴别。本患儿溶血性贫血相关检查均正常，故排除。

（3）铁粒幼细胞贫血：骨髓中红系细胞过度增生，铁染色显示含铁血黄素显著增多，血清铁增高，铁饱和度显著增加等，本患儿铁代谢和骨穿与此表现不符。

（4）慢性病贫血：常与慢性感染、慢性炎症性疾病、肿瘤性疾病、慢性肾脏疾病、消化系统疾病等因素有关，该患儿体内铁储存量正常，而血清铁减少，且存在克罗恩病及肠外多系统受累，故考虑与慢性病相关。

2. 肺部结节的鉴别诊断

（1）感染所致肺部结节：细菌、病毒、支原体、结核、真菌等感染均可造成肺部结节，但患儿病毒、真菌、结核及呼吸道常见病原体的检测均阴性，故排除。

（2）结节病：也有特征性的非干酪样肉芽肿，但结节病主要累及纵隔淋巴结和肺，累及胃肠道的报道很少，而克罗恩病主要累及胃肠道，患儿胃镜检查可见竹节样隆起性改变，此为克罗恩病较为特殊的上消化道受累表现，故排除。

（3）慢性肉芽肿性疾病：多有慢性感染或反复感染的病史，本患儿无慢性反复感染病史，故排除。

3. 关节炎的鉴别诊断 幼年特发性关节炎以慢性关节滑膜炎为主要特征，伴全身多脏器功能损害，伴有发热、关节炎、皮疹等表现，可伴有C-反应蛋白、血沉、类风湿因子、ANA等升高，患儿有关节痛及多系统症状，且炎性指标升高，但患儿无发热，类风湿因子、ANA、ENA、ANCA、HLA-B27等均正常，故排除。

四、处理方案及基本原则

儿童克罗恩病的治疗目标为诱导并维持临床缓解及黏膜愈合，促进生长发育，改善患儿生存质量，将药物不良反应维持在最低水平。治疗方法主要为营养治疗、药物治疗和手术治疗。

1. 营养治疗 可防治营养不良，促进儿童生长发育和预防骨质疏松，成为各个阶段克罗恩病患儿不可缺少的临床治疗措施之一。全肠内营养可作为轻中度儿童克罗恩病诱导缓解的一线治疗方案，治疗6~12周，比糖皮质激素、免疫抑制剂和生物制剂等药物治疗风险小，但不能单纯用来维持缓解。该患儿确诊后，因不接受全肠内营养，在激素治疗的基础上，给予小百肽能部分肠内营养，治疗2周后体重增长3kg，治疗2个月后体重增长7kg，关节症状及检查指标均明显好转。

2. 药物治疗 主要包括糖皮质激素、免疫抑制剂及生物制剂，糖皮质激素可作为一线诱导缓解治疗1~3个月，诱导缓解后以免疫抑制剂进行维持治疗，首选嘌呤类药物。目前克罗恩病相关肺部疾病的治疗方案是基于专家共识的经验性治疗，主要强调吸入或全身性应用糖皮质激素，或激素联合免疫抑制剂如硫嘌呤、甲氨蝶呤等控制症状。大约2/3的炎症性肠病相关肺部疾病病例应用糖皮质激素治疗有效，但仍有多达1/3的患者存在糖皮质激素不敏感或者糖皮质激素依赖。可以考虑英夫利西单抗治疗。该患儿先后给予甲强龙、泼尼松治疗，后激素逐渐减停，并加用硫唑嘌呤维持治疗，症状及辅助检查指标均提示好转。

3. 手术治疗 患儿无明显消化道症状及体征，无手术治疗指征。

4. 随访与监测 患儿经激素及硫唑嘌呤治疗联合部分肠内营养，2个月后再次入院复查评估，血常规、炎性指标、胸部CT、关节MRI等检查提示临床缓解，后续逐步恢复正常饮食，仍需继续口服硫唑嘌呤维持治疗，并定期评估病情、监测药物不良反应。

五、要点与讨论

1. 慢性病贫血的鉴别诊断 本例患儿以贫血起病，贫血是儿童常见疾病。按照形态分类，可将贫血分为正细胞性贫血、大细胞性贫血、单纯小细胞性贫血和小细胞低色素性贫血。根据造成贫血的原因将其分为红细胞或血红蛋白生成不足、溶血性贫血和失血性贫血。红细胞和血红蛋白生成不足又可分为造血物质缺乏、骨髓造血功能障碍、感染性及炎症性贫血、慢性病贫血。本患儿表现为小细胞低色素性贫血，并通过各项检查最终指向慢性病贫血。慢性病贫血常继发于慢性感染、慢性炎症性疾病、肿瘤性疾病、慢性肾脏疾病、消化系统疾病和结缔组织疾病等，表现为血清铁减少和储存铁正常或增多。慢性病贫血在临床上的发病仅次于缺铁性贫血，需引起临床医生的重视。

慢性感染可通过完善细菌、病毒、支原体、结核分枝杆菌、寄生虫等相关检测寻找有无致病原，也可通过影像学手段寻找感染病灶。慢性炎症性疾病可有多系统受累，表现为C-反应蛋白、血沉、肿瘤坏死因子、细胞因子、钙卫蛋白等炎症指标升高，还可伴有生长发育落后、青春发育延迟等非特异性表现，明确炎性疾病后还需明确主要累及的脏器。若无明确系统指向性临床症状，可通过影像学评估有无脏器受累依据，如CT、MRI或胃肠镜等。肿瘤性疾病可有肿瘤标志物升高、脏器受累等表现，该患儿肿瘤标志物阴性，骨穿未见恶性证据，各脏器影像学检查亦排除。慢性肾脏疾病可伴有水肿、血尿、蛋白尿或肾功能异常等表现。消化系统疾病可有腹泻、便血、腹痛等表现，但是本例患儿无消化道症状，以贫血、消瘦等非特异性症状起病，存在慢性炎症，在寻找受累脏器过程中发现肺部受累，通过病理确认为非干酪样肉芽肿性肺结节，非干酪样肉芽肿可见于克罗恩病、结节病、慢性肉芽肿性疾病，最终通过胃肠镜才确诊克罗恩病。因此，以肠外表现起病且不伴有肠道表现的克罗恩病起病比较隐匿，给诊断带来了困难。结缔组织疾病可通过类风湿因子、抗核抗体、抗中性粒细胞胞质抗体等检查初步筛查。

2. 肠外表现起病的克罗恩病　本例患儿贫血属于小细胞低色素性贫血，经检查后排除了溶血性和失血性贫血，骨髓造血功能未见明显障碍，无反复感染病史，且铁剂治疗效果欠佳，最终考虑慢性病所致贫血。在寻找患儿是否有潜在慢性疾病过程中首先发现了肺部结节，经穿刺后取得病理结果提示非干酪样肉芽肿性病变，进而进行了胃肠镜检查发现胃肠道病变。克罗恩病是一种慢性肉芽肿性炎性反应，病变可累及胃肠道各部位，而以末端回肠及其邻近结肠为主，多呈节段性、非对称性分布，临床主要表现为腹痛、腹泻、便血、瘘管、肛周病变和不同程度的肠外表现。肠外表现包括体重减轻、生长发育迟缓、关节炎、皮肤病损、口腔溃疡、硬化性胆管炎、肺部病变及眼科疾病等。克罗恩病的肺部病变可以发生在克罗恩病诊断之前、诊断之后或者同时确诊，大多数肺部病变是在出现胃肠道表现之后发生的。患儿以肠外表现起病，缺乏消化道症状，最终经过2年病程才得以确诊。克罗恩病的支气管肺部表现是一种很罕见的肠外表现，既往文献报道患病率低至0.2%。但是，该患病率有可能被低估，因为越来越多的病例报道表明，成人克罗恩病的肺部表现可能比以往认为的发病率要高。近几年也有文献报道儿童炎症性肠病中肺部表现的患病率为9.62%。因此该病例提示我们贫血治疗无效时需再次评估病因，肺部结节或肺部病变时需考虑到克罗恩病肠外表现的可能。

六、总结

以肠外症状起病的克罗恩病表现多样，如生长发育迟滞、贫血、肺部病变、肛周病变、皮肤表现、关节炎等，较为隐匿，容易导致误诊误治，延误病情，须引起临床医生警惕。

（病例撰写者：曹　玮　余　熠　上海交通大学医学院附属瑞金医院）

参考文献

[1]Yokota K，Saito Y，Einami K，et al. A bamboo joint-like appearance of the gastric body and cardia：possible association with Crohn's disease[J]. Gastrointest Endosc，1997，46（3）：268-272.

[2]Vadlamudi NB，Navaneethan U，Thame KA，et al. Crohn's disease with pulmonary manifestations in children：2 case reports and review of the literature[J]. Crohns Colitis，2013，7（3）：85-92.

[3]Winkelstein JA，Marino MC，Johnston RB Jr，et al. Chronic granulomatous disease：report on a national registry of 368 patients[J]. Medicine （Baltimore），2000，79（3）：155-169.

[4]Hayek AJ，Pfanner TP，White HD. Inflammatory bowel disease of the lung：The role of infliximab[J]？. Respir Med Case Rep，2015，15：85-88.

[5]Krishnan S，Banquet A，Newman L，et al. Lung lesions in children with Crohn's disease presenting as nonresolving pneumonias and response to infliximab therapy[J]. Pediatrics，2006，117（4）：1440-1443.

[6]Minic P，Perisic VN，Minic A. Metastatic Crohn's disease of the lung[J]. Pediatr Gastroenterol nutr，1998，27（3）：338-341.

[7]Valletta E，Bertini M，Sette L，et al. Early bronchopulmonary involvement in Crohn disease：a case report[J]. BMC Gastroenterol，2001，1：13.

[8]Rodgers BH，Clark LM，Kirsner JB. The epidemiologic and demographic characteristics of

inflammatory bowel disease：an analysis of a computerized file of 1 400 patients[J]. Chronic Dis，1971，24（12）：743-773.

[9]中华医学会儿科学分会消化学组，中华医学会儿科学分会临床营养学组. 儿童炎症性肠病诊断和治疗专家共识[J]. 中华儿科杂志，2019，57（7）：501-507.

[10]Barfield E，Deshmukh F，Slighton E，et al. Pulmonary manifestations in adolescents with inflammatory bowel disease[J]. Clin Pediatr（Phila），2020，59（6）：573-579.

[11]van Rheenen PF，Aloi M，Assa A，et al. The medical management of paediatric Crohn's disease：an ECCO-ESPGHAN guideline update[J]. J Crohns Colitis，2020，jjaa161.

[12]Bernstein CN，Fried M，Krabshuis JH，et al. World gastroenterology organization practice guidelines for the diagnosis and management of IBD in 2010[J]. Inflamm Bowel Dis，2010，16（1）：112-124.

病例9　以胃肠道受累为首发症状的朗格汉斯细胞组织细胞增生症

一、病历资料

(一)病史采集

主诉:男性,16月龄,因"反复腹泻伴便血9个月"入院。

现病史:患儿5月龄起出现腹泻,为稀水样便带血丝,4~5次/日,无发热、皮疹、腹胀、呕吐、肛周病变等。外院考虑牛奶蛋白过敏,予更换纯母乳喂养为纯氨基酸配方喂养,腹泻无明显好转,并间断出现发热症状,体温波动在38.5℃左右。外院完善粪常规检查示白细胞阳性,考虑感染性肠炎予抗菌药物治疗(口服头孢克肟,1.5mg/kg,2次/日,5天),治疗后腹泻症状可稍好转,大便仍有2~3次/日。但停药1~2周后腹泻、便血伴发热症状即再次出现,故家长多次自行给予口服抗菌药物(头孢类,具体用法用量不详,应用3~5天)控制症状,但停用抗生素后症状均再次出现,且逐渐失效。入院前1周,再次出现腹泻、便血及发热,口服头孢地尼治疗,症状无明显好转,大便稀糊状带血丝,5~6次/日,伴有发热,热峰38.9℃,无皮疹、肛周病变、呕吐、咳嗽等症状。发病以来,精神及胃纳佳,大便如上述,小便正常,近半年生长缓慢,体重增长约1kg,身长增长约3cm。

既往史:否认其他疾病,未明确有黄疸、湿疹等疾病。

个人史:G1P1,38W+4,剖宫产出,Apgar评分10分。出生体重3600g,身长不详。出生时无窒息抢救史。新生儿筛查通过。

生长发育史:语言、运动发育同正常同龄儿,饮食目前以氨基酸配方奶粉喂养为主;疫苗接种未按计划,仅接种乙肝2针及卡介苗1针疫苗。

家族史:父母体健,否认家族中慢性腹泻、便血等病史。

(二)专科查体

体温36.7℃,脉搏119次/分,呼吸22次/分,血压90/57mmHg,身高80cm(0.5SD),体重10.6kg(0.5SD)。查体配合,神清,精神可,营养中等,无皮疹,浅表淋巴结肿大未触及,心肺查体无特殊,腹软,稍膨隆,无压痛及反跳痛,肝脏肋下1.5cm,质中,无触痛，脾肋下未触及，神经系统查体无异常，肛周无赘生物及肛瘘。

（三）辅助检查

肝功能：血白蛋白18（参考值30）g/L↓，乳酸脱氢酶247（参考值98～192）U/L，余正常。粪常规示：白细胞（+-～+++）↑↑（多次检查均提示异常）。免疫球蛋白：IgA 350（参考值820～4530）mg/L，IgG 1890（参考值7510～15 600）mg/L，IgM 510（参考值460～3040）mg/L，IgE 93（参考值50～1653）mg/L。血常规、C-反应蛋白、凝血功能、红细胞沉降率、体液免疫均正常。巨细胞病毒及EB病毒抗体、结核感染T细胞检测（-）。粪培养、粪便找寄生虫及粪便艰难梭菌（-）。

腹部B超：肝内回声欠均匀，胆囊、胰腺、脾、双肾未见明显异常。肠镜：（未麻醉，配合欠佳，故进镜50cm至降结肠）自直肠至降结肠各处黏膜充血明显、可见活动性出血，广泛黏膜糜烂及浅溃疡（病例9图1）。肠黏膜病理：结肠黏膜上皮下及固有膜内见片状增生的组织细胞、胞质中等，弱嗜酸性，无吞噬现象。核卵圆形或肾形，无异型性，部分细胞核折叠、核沟不明显，伴有少量嗜酸性粒细胞浸润（病例9图2）。肠黏膜病理免疫组织化：组织细胞S-100（+），CD1a（+），个别细胞Langerin（+），Ki-67（约60%）（+），Kp-1（+），PGM-1（+），CD20（-），CD3（-），CD34（-），MPO（-）（病例9图2）。头颅CT：左侧颞骨近枕骨交界处可见不规则透亮区。

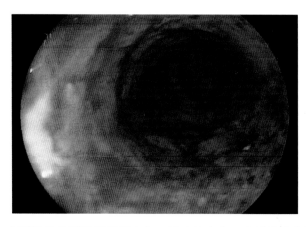

病例9图1　肠镜示降结肠黏膜明显充血、活动性出血、广泛黏膜糜烂及浅溃疡

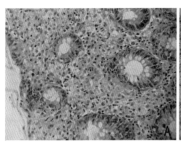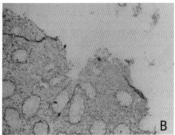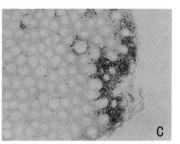

病例9图2　结肠黏膜病理活检

A．HE染色（×800）黏膜上皮下及固有层内见片状增生组织细胞（核卵圆形或肾形，部分细胞核有折叠、核沟不明显）；B．免疫组织化学染色（×400）病灶内大部分细胞强阳性表达组织细胞标志物CD1a；C．S-100

二、诊治经过

1. 初步诊断　朗格汉斯细胞组织细胞增生症（Langerhans cell histiocytosis，LCH）（胃肠道受累）、慢性结肠炎、低蛋白血症。

2. 治疗经过　患儿入院后予口服醋酸泼尼松片及美沙拉秦治疗。同时进一步完善头颅CT提示左侧颞骨近枕骨交界处可见不规则透亮区，考虑患儿存在多系统受累故建议外院血液科就诊，行规范化疗。

3. 随访与后续治疗　患儿出院后继续口服美沙拉秦及联合中药（具体不详）治疗，腹泻及便血症状逐渐好转，于我院儿科消化门诊规律随访至消化道症状缓解后未再次就诊我院。后续随访该患儿曾外院复查颈部及腹部B超提示颈部淋巴结肿大、肝大，肝功能未见异常，因无其他不适，故家属未接受血液科规范化疗。随访至1年3个月，患儿右侧下颌出现肿块，头颅CT提示右侧下颌骨骨质破坏伴周围软组织肿块，右侧颞骨近枕骨交界处可见不规则透亮区（病例9图3）。随访至1年5个月患儿出现嘴角不自主左侧抽动，发作无明显规律，无烦渴多尿、无意识丧失等情况，外院完善视频脑电图未见明显异常。颅脑MRI示垂体柄稍增粗、神经垂体未见，左顶叶小片状可疑异常信号（病例9图4），且考虑LCH神经系统受累，但后续具体治疗情况不详（患儿失访）。

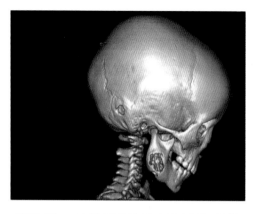

病例9图3　头颅CT三维重建见右侧下颌骨
及颞骨近枕骨交界处骨质破坏

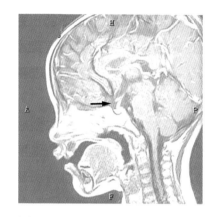

病例9图4　颅脑MRI示垂体柄稍增粗
（箭头）

三、病例分析

（一）病史特点

1. 男性，16月龄，因"反复腹泻伴便血9个月"入院。

2. 5月龄开始出现反复腹泻及便血，同时伴有发热及生长发育缓慢表现，调整氨基酸配方奶粉喂养及常规抗感染均不能有效缓解及控制症状。

3. 辅助检查　内镜下见黏膜广泛糜烂及浅溃疡，同时肠黏膜病理见结肠黏膜上皮下及固有膜内见片状增生的组织细胞，肠黏膜病理免疫组织化提示组织细胞S-100阳性，CD1a阳性，个别细胞Langerin阳性，可确诊为LCH。同时头颅CT提示患儿存在颅面骨受累，为多系统受累LCH。

（二）诊断与诊断依据

1. 诊断　朗格汉斯细胞组织细胞增生症（Langerhans cell histiocytosis，LCH）（MS-LCH不伴有"危险器官"受累）、慢性结肠炎、低蛋白血症。

2. 诊断依据

（1）该患儿首先表现腹泻及便血等胃肠道症状，内镜下见：黏膜广泛糜烂及浅溃疡，同时肠黏膜病理见结肠黏膜上皮下及固有膜内见片状增生的组织细胞，肠黏膜病理免疫组织化提示组织细胞S-100阳性，CD1a阳性，个别细胞Langerin阳性，可确诊为LCH。同时该患儿存在颅面骨受累：右侧下颌骨及颞骨近枕骨交界处骨质破坏。结合以上依据，患儿诊断为MS-LCH不伴有"危险器官"受累。

（2）患儿临床表现为腹泻及便血等胃肠道症状，肠镜下见自直肠至降结肠各处黏膜充血明显、可见活动性出血，广泛黏膜糜烂及浅溃疡，符合慢性结肠炎表现。

（3）该患儿近半年生长发育减慢，入院完善肝功能检查提示血清白蛋白仅18g/L，故低蛋白血症诊断明确。

（三）鉴别诊断

1. 食物蛋白诱导的结肠炎　奶类或大豆蛋白等诱导的结肠炎是由摄入牛奶或大豆蛋白引起的炎症反应，是婴儿血便的常见原因。该病几乎只累及婴儿，可发生于配方奶喂养的婴儿，其次是母乳喂养的婴儿（因为母亲饮食中有牛奶）。患儿排稀便，常有肉眼可见的便血或潜血，但其他方面健康。疾病症状在食物中剔除致病蛋白后均较快缓解。该患儿除腹泻便血症状外还伴有发热及生长发育迟缓，且给予氨基酸配方奶粉后症状无好转，故可排除该诊断。

2. 感染性结肠炎　多种病原体感染可致婴幼儿出现发热、腹泻、腹痛、里急后重或少量血便等情况，其中最常见的是沙门菌属、志贺菌属、弯曲杆菌属等，其他可致结肠炎的病原体包括溶组织内阿米巴等寄生虫和病毒，例如腺病毒、巨细胞病毒、单纯疱疹病毒等。该患儿虽粪便常规白细胞阳性，抗生素短暂有效，但入院后完善粪便病原学相关检查等均阴性，故可排除该诊断。

3. 婴儿期炎症性肠病　少数炎症性肠病病例在6岁前发病，虽然相关定义不一，但这种情况通常称为早发型炎症性肠病（very early-onset inflammatory bowel disease，VEO-IBD），而2岁前发病的VEO-IBD有时称为婴儿期IBD。该病往往较严重，进展更快且大多数常规治疗效果不佳。临床表现为反复腹泻、腹痛、发热、生长发育迟缓及肛周病变等，其独特表型和早期发病提示该病存在明显的遗传易感性及免疫应答紊乱等。该患儿的表现与VEO-IBD非常相似，内镜下表现也与溃疡性结肠炎内镜下表现相似，但肠道病理及免疫组化见片状增生的组织细胞及S-100阳性，CD1a阳性，个别细胞Langerin阳性，故可排除该诊断。

四、处理方案及基本原则

（一）LCH的治疗前评估

建议在LCH确诊后治疗建议前进行全面的评估，根据完整的病史、体格检查、实验室和影像学评估受累器官及受累程度以及对器官功能的影响，具体如下。

1. 评估有无"危险器官"受累的标准

（1）造血功能受累（伴或不伴骨髓侵犯），符合以下≥2项，①贫血：血红蛋白<100g/L，婴儿<90g/L（不是由于铁缺乏等其他原因）；②白细胞减少：白细胞<4×10⁹/L；③血小板减少：血小板<100×10⁹/L。骨髓侵犯的定义是在骨髓涂片上证实

有CD1a阳性细胞。

（2）脾脏受累：脾脏在锁骨中线肋缘下＞2cm。

（3）肝脏受累：符合以下≥1项，①肝脏在锁骨中线肋缘下＞3cm；②肝功能不良：血浆蛋白＜55g/L，白蛋白＜25g/L。不是由于其他原因所致；③LCH的组织病理学诊断。

（4）肺受累：符合以下≥1项，①肺的高分辨率CT（HR-CT）的典型表现（如果条件许可，应用低剂量多探测器HR-CT）；②LCH的组织病理学/细胞学诊断。

2. 特殊部位受累　压迫脊髓的颈椎导致扁平椎、齿状突受累，伴有脊髓内软组织受压及病变位于重要功能区。由于疾病进展和局部治疗障碍可对患者构成中度危险。

3. 可危及中枢神经系统（CNS）的损害　长期的颅骨受累（不包括穿凿受累），可使患者易患尿崩症。在多系统LCH患者，有颅面部，尤其是耳、眼、口受累者，在病程中易发生尿崩症。

（1）颅面骨受累：眼眶、颞骨、乳突、蝶骨、颧骨、筛骨损害，或上颌窦或鼻旁窦，或颅窝损害，伴有颅内软组织受压。

（2）眼受累：眼球突出，突眼，或眼眶损害，颧骨或蝶骨损害。

（3）耳受累：外耳炎，中耳炎，耳漏，或颞骨、乳突或岩部骨损害。

（4）口腔受累：口腔黏膜、牙龈、腭骨、上颌骨、下颌骨损害。

根据临床分类有下列定位及病变程度分类是全身治疗的指征：包括：①SS-LCH伴有可危及CNS的损害；②SS-LCH伴有多病灶骨骼损害（MFB）；③SS-LCH伴有特别部位损害；④MS-LCH伴/不伴危险器官的损害。

该患儿病初为MS-LCH不伴危险器官的损害，但随访过程中病情进一步发展出现中枢神经系统（CNS）的损害（脑垂体异常）。

（二）LCH的治疗方案

LCH的治疗取决于治疗前评估确定的疾病范围和严重程度，主要应考虑以下因素：①中枢神经系统（CNS）或重要（风险）器官（骨髓、肝脏或脾脏）等受累；②SS-LCH或MS-LCH；③SS-LCH中单灶性或多灶性/广泛性疾病：在同一器官系统内，病变为单处（单灶，例如单处骨骼病变）还是泛发（多灶，例如广泛皮肤受累）。治疗方案主要分为以下几种。

1. 局部治疗　主要针对SS-LCH，且治疗取决于发病部位，其包括手术治疗及外用药物治疗。

（1）手术治疗：骨骼是LCH最常被累及的单个器官，当病变为单灶性病变时，可通过刮除术、病灶内注射糖皮质激素或低剂量辐射治疗达到根治。对于皮肤的结节性病灶也可考虑进行手术切除或刮除术，但只适用于少量孤立的皮损，对于多发及泛发皮损的患者并不建议，因为这些患者容易在术后出现新发皮损。

（2）外用药物治疗：以皮肤受累为唯一表现的SS-LCH患者通常具有一定的自限性，对于顽固性皮损或是切除后复发的病灶可通过外用糖皮质激素、氮芥和口服甲氨蝶呤或沙利度胺得到有效治疗。

2. 全身系统治疗 中枢神经系统受累、LCH的典型"高风险"器官及MS-LCH的治疗等均建议全身系统治疗，普遍以化学治疗为主。目前国际上化学治疗的标准方案：长春碱（vinblastine，VBL）联合泼尼松龙（prednisolone，PDS），即VP方案，标准VP方案起于国际组织细胞协会开展的一项国际化前瞻性研究LCH-Ⅲ试验。该方案具体疗程为6～12周的初始治疗（PDS口服和VBL每周注射），紧接着展开维持治疗（每3周的第1～5天予以PDS，第1天予以VBL冲击），总治疗时间为12个月。难治性LCH是指对VP方案化疗无效的高危型LCH，此类患者可尝试以高剂量的克拉屈滨（cladribine，2-CdA）、阿糖胞苷和氯法拉滨等多药组合化疗或HSCT治疗为主的抢救治疗。

3. 靶向治疗 近年来，随着MAPK信号通路相关基因突变的发现，靶向治疗已经成为LCH患者一个全新的治疗选择。目前可用于治疗LCH主要的靶点药物是维罗非尼、达拉非尼和曲美替尼，其中前两者的效应靶点为BRAF，后者则位于MEK1及MEK2。迄今为止，已有多例LCH患者成功接受维罗非尼治疗的案例。维罗非尼和达拉非尼对患有难治性LCH的儿童和成人均有良好反应。

该患儿病程初根据疾病评估情况，即建议其接受全身系统治疗，但因消化道症状缓解，家属未采取积极治疗态度，最终在随访过程中发生中枢神经系统受累，导致预后不良。

五、要点与讨论

1. 关于婴幼儿便血的鉴别 婴幼儿下消化道出血（lower gastrointestinal bleeding，LGIB）在临床中常见；LGIB是指Treitz韧带远端消化道的出血，因此包括源自小肠和结肠的出血。临床中可根据大便性质特点来进一步划分消化道出血：便血是指直肠排出鲜红色血，通常提示LGIB（一般源自结肠或肛门），肠道传输时间很短或上消化道出血严重时偶尔也会导致便血；黑便是指黑色柏油样便，通常提示上消化道出血，也可能由患者吞咽了鼻出血或近端小肠出血引起；隐性（隐匿性或不可见的）消化道出血是指患者或医生肉眼不可见的隐匿性消化道出血，通常表现为缺铁性贫血，可通过大便隐血试验识别。

LGIB的潜在病因随年龄而异，婴幼儿期出现便血等情况时均必须首先仔细寻找器质性原因，以明确诊断后及时治疗。常见婴幼儿的便血可能病因包括：①肛裂（多见于便秘儿童，尤其是在添加辅食后）；②奶类或大豆蛋白诱导得结肠炎（过敏性结肠炎）；③肠套叠；④感染性结肠炎；⑤Meckel憩室；⑥嗜酸性胃肠道疾病；⑦极早发型炎症性肠病（very early-onset inflammatory bowel disease，VEO-IBD）。

本例患儿出生5个月即出现反复腹泻伴便血，同时伴有反复发热及生长发育迟缓，高度提示为器质性疾病。曾先后诊断为牛奶蛋白过敏、感染性肠炎，但常规治疗效果均欠佳，内镜下表现与过敏性结肠炎及溃疡性结肠炎内镜下相似，但最终通过肠镜病理及免疫组化确诊为LCH。虽然食物过敏、感染性结肠炎是婴幼儿腹泻、便血、呕吐等胃肠道症状发生的常见病因，但治疗效果欠佳者，建议及时完善内镜及肠道病理等相关检查，是诊断及鉴别诊断的重要依据。当内镜表现不典型时，应多点取材进行肠黏膜组织病理检查，必要时免疫组化检查，有助于确诊。

2. 朗格汉斯细胞组织细胞增生症（LCH）　是一组以单核-巨噬细胞系统朗格汉斯细胞克隆增生和聚集为特点的疾病，儿童年发病率为（3~5）/100万，LCH可仅侵犯单个器官或系统，也可同时侵犯多个器官或系统。因受累系统或器官不同，其临床表现复杂且差异极大，其中骨及皮肤受累最为常见，肺、脾受累既往亦有较多报道，但消化道受累较为罕见。

LCH诊断标准为：

（1）初诊：仅依据病理检查的光镜所见典型的LCH细胞。

（2）诊断：在光镜检查的初诊基础上，以下4项中≥2项指标阳性，①ATP酶阳性；②CD31/S-100蛋白阳性；③α-D-甘露糖酶阳性；④花生凝集素受体阳性。

（3）确诊：在光镜检查的初诊基础上，以下3项中≥1项指标阳性，①郎格素阳性；②CDla抗原（T6）阳性；③电镜检查发现病变细胞内含Birbeck颗粒。

根据器官及系统受累情况进一步对病情进行临床分类，以便指导治疗，具体如下：

（1）单系统LCH（SS-LCH）：有1个脏器/系统受累（单病灶或多病灶），①单病灶或多病灶（>1个）骨骼受累；②皮肤受累；③淋巴结受累（不是其他LCH损害的引流淋巴结）；④肺受累；⑤下丘脑-垂体/CNS受累；⑥其他（甲状腺、胸腺等）。

（2）多系统LCH（MS-LCH）：有>2个脏器/系统受累，伴有或不伴有"危险器官"受累。

3. 关于LCH胃肠道受累　LCH累及胃肠道相对罕见，既往国内研究（如上海市儿童医学中心纳入131例LCH的研究等）均无相关报道。回顾分析既往LCH胃肠道受累相关英文文献，共计39例临床资料完整儿童病例。LCH累及胃肠道，可发生于任何年龄，以儿童更为常见，特别是婴幼儿，既往相关报道中，1岁内发病占72%，2岁内发病占94%。LCH胃肠道受累的临床表现包括腹泻、便血、呕吐、便秘、蛋白丢失性肠病、肛周病变甚至肠穿孔等，病变可以累及消化道的任何部位，以十二指肠及结肠最为常见，内镜下主要表现为黏膜糜烂、黏膜溃疡、息肉样病变。但其临床症状及内镜下表现均缺乏特异性，为诊断增加了难度。若患者仅表现为非特异性消化道症状，可能与蛋白丢失性肠病、牛奶蛋白过敏、感染性疾病或炎症性肠病等疾病相混淆。

当临床症状与内镜下表现无特异性时，肠镜病理就成为LCH诊断及鉴别诊断的重要依据，需注意的是，LCH累及胃肠道的病理组织学表现与典型LCH病理表现存在一定差异，其结肠受累可能是片状及局灶性的，多局限于上皮下固有层，而这种局灶性的组织细胞集落可能被误认为是非特异性黏膜固有层炎症改变而导致漏诊，需进一步完善免疫组织化学（如CD1a、CD207和S-100）帮助诊断与鉴别诊断。

目前指南中未将胃肠道列为LCH的危险器官，但是回顾既往文献发现，在胃肠道受累的LCH患儿中，同时伴有≥2个其他系统（如皮肤、骨骼、肝脾等）受累的占69%，且预后欠佳。如Yadav等针对38例LCH累及消化道的回顾研究中，死亡23例（60.5%），多系统累及患儿的病死率明显高于单系统累及（40% vs 7%）。因此针对LCH胃肠道受累患儿既往研究建议行全身系统治疗。

本例患儿在早期诊断明确后即建议其接受全身系统治疗，但因消化道症状经美沙拉秦抗炎治疗较快好转，家属顾虑治疗副作用等原因，患儿未规范及规律治疗，最终导致中枢神经系统受累，疾病预后欠佳。

六、总结

综上，LCH胃肠道受累尽管罕见，但其发生时常提示多系统受累及预后欠佳，因此应作为儿童慢性腹泻、便血、蛋白丢失性肠病、炎症性肠病等消化道疾病的鉴别诊断，而组织病理学检查是确诊LCH的唯一手段，故消化道症状就诊的患者，内镜检查时应多点取材进行组织病理学检查，必要时进行免疫组织化学检查，有助于及时诊断及规范治疗，有望改善预后。

（病例撰写者：许　旭　余　熠　肖　园　上海交通大学医学院附属瑞金医院）

参考文献

[1]Mayo clinic histiocytosis working group. The mayo clinic histiocytosis working group consensus statement for the diagnosis and evaluation of adult patients with histiocytic neoplasms：Erdheim-Chester disease，langerhans cell histiocytosis，and Rosai-Dorfman disease[J]. Mayo Clin Proc，2019，94（10）：2054-2071.

[2]Abdullgaffar B，Al-Murbati B，Al-Falasi M，et al. Unsuspected langerhans cell histiocytosis can be easily missed in a colonic biopsy[J]. Fetal Pediatr Pathol，2014，33（2）：98-103.

[3]Zei M，Meyers AB，Boyd KP，et al. Langerhans cell histiocytosis of the digestive tract identified on an upper gastrointestinal examination[J]. Pediatr Radiol，2016，46（9）：1341-1344.

[4]Vetter-Laracy S，Salinas JA，Martin-Santiago A，et al. Digestive tract symptoms in congenital langerhans cell histiocytosis：a fatal condition in an illness usually considered benign[J]. J Pediatr Hematol Oncol，2014，36（6）：426-429.

[5]Emile JF，Abla O，Fraitag S，et al. Revised classification of histiocytoses and neoplasms of the macrophage-dendritic cell lineages[J]. Blood，2016，127：2672.

[6]Milne P，Bigley V，Bacon CM，et al. Hematopoietic origin of Langerhans cell histiocytosis and Erdheim-Chester disease in adults[J]. Blood，2017，130：167.

[7]Parikh R，Go RS，Goyal G. Spectrum of second primary malignancies in pediatric and adult langerhans cell histiocytosis cases[J]. Blood，2020，136：51.

[8]Singhi AD，Montgomery EA. Gastrointestinal tract langerhans cell histiocytosis：a clinicopathologic study of 12 patients[J]. Am J Surg Pathol，2011，35（2）：305-310.

[9]Shima H，Takahashi T，Shimada H. Protein-losing enteropathy caused by gastrointestinal tract-involved Langerhans cell histiocytosis[J]. Pediatrics，2010，125（2）：e426-432.

[10]Hait E，Liang M，Degar B，et al. Gastrointestinal tract involvement in Langerhans cell histiocytosis：case report and literature review[J]. Pediatrics，2006，118（5）：e1593-1599.

[11]Yadav SP，Kharya G，Mohan N，et al. Langerhans cell histiocytosis with digestive tract involvement[J]. Pediatr Blood Cancer，2010，55（4）：748-753.

[12]中华医学会病理学分会儿科病理学组，中国抗癌协会小儿肿瘤专业委员会病理学组. 朗格汉斯细胞组织细胞增生症病理诊断专家共识[J]. 中华病理学杂志，2022，51（8）：696-700.

病例10　以消化道出血为主要表现的蓝色橡皮疱痣综合征

一、病历资料

（一）病史采集

主诉：患儿，女性，2岁，因"间断解黑便半年余"入院。

现病史：患儿半年余前无明显诱因出现解黑色柏油样便，1~3次/日，大便基本成形，伴乏力、恶心，活动后气短，无呕吐、呕血，无血尿，无腹泻，无腹痛，无异食症、无吞咽困难、无皮肤出血点瘀斑瘀点等，半年前外院就诊，查血常规提示血红蛋白64g/L，血小板175×10^9/L，白细胞3.9×10^9/L，中性粒细胞计数1.2×10^9/L，血清铁2.98μmol/L，大便隐血：弱阳性。予补铁治疗后，大便逐渐转黄，1个月后复查血红蛋白升至109g/L，后停药，停药3个月后患儿再次出现解黑便，性质同前，未予特殊处理。4个月后再次外院复诊，查血红蛋白54g/L，大便隐血（3+），予输红细胞后复查血红蛋白升至100g/L，并行胃镜检查提示胃体部及胃底存在多发血管畸形改变，约数十处，直径2~3mm，未见明显活动性出血，十二指肠未见明显病变。现为进一步诊治，门诊拟"血管瘤"收治入院。

既往史：患儿出生时发现右侧面部腮腺区可见一肿物，在外院确诊为血管瘤，曾多次行甲氨蝶呤栓塞、硬化剂治疗，病情反复。曾行右侧颌面及颈部肿物探查术，未予以切除。曾因贫血反复输血，无输血后不良反应。

个人史：G1P1，足月产。出生体重3300g，身长不详。出生后无窒息抢救史。新生儿筛查通过。生长发育史：语言、运动发育同正常同龄儿；疫苗接种按计划免疫。

家族史：否认家族相关疾病史。

（二）专科查体

体温37.1℃，脉搏110次/分，呼吸24次/分，血压92/64mmHg，神清，精神、反应可，贫血貌，右侧颌面至颈部可及一约6cm×8cm大小的肿物，质软，边界不清，无压痛，皮温不高，表面皮肤无异常。下颌处可见一长约8cm手术瘢痕。全身皮肤黏膜无出血点，浅表淋巴结未及肿大，口唇黏膜光整，右侧扁桃体Ⅱ度肿大，无渗出，无脓点，双肺呼吸音粗，未及明显干湿性啰音，心音有力，律齐，未闻及病理性杂音，腹平软，无压痛，未及肌卫、反跳痛，肝脾肋下未触及，移动性浊音（－），肠鸣音正常。四肢肌力、肌张力可，NS（－）。

（三）辅助检查

外院血常规：血红蛋白64（参考值113～151）g/L↓，中性粒细胞计数1.2（参考值2.0～7.0）×10^9/L↓；血清铁：2.98（参考值9～27.0）μmol/L↓；大便隐血：弱阳性；胃镜检查：胃体部及胃底存在多发血管畸形改变，约数十处，直径2～3mm，未见明显活动性出血，十二指肠未见明显病变。

我院血常规：白细胞计数3.60（参考值3.69～9.16）×10^9/L↓，中性粒细胞计数0.83（参考值2.0～7.0）×10^9/L↓，淋巴细胞计数2.54（参考值0.8～4）×10^9/L，红细胞计数1.96（参考值3.68～5.13）×10^{12}/L↓，血红蛋白55（参考值113～151）g/L↓，平均红细胞体积94.2（参考值82.6～99.1）fl，平均血红蛋白量28.0（参考值26.9～33.3）pg，平均血红蛋白浓度297↓（参考值322～362）g/L，血小板计数175（参考值101～320）×10^9/L；C-反应蛋白1（参考值＜10）mg/L；肝肾功能、电解质、心肌蛋白、血糖正常。凝血功能：APTT 31.0（参考值22.3～38.7）秒，PT 13.5（参考值10～16）秒，INR 1.14，TT 23.80（参考值14～21）秒↑，Fg 0.6（参考值1.8～3.5）g/L↓，纤维蛋白降解产物86.8（参考值0～5）mg/L↑，D-二聚体定量35.16（参考值＜0.55）mg/L↑。铁代谢：血清铁5.3（参考值9～27.0）μmol/L↓，铁饱和度9.8（参考值20～50）%↓，总铁结合力54.3（参考值45.6～80.6）μmol/L，铁蛋白20.2（参考值11.0～306.8）ng/ml，转铁蛋白230（参考值202～336）mg/dl。消化道出血显像：未见异位胃黏膜。电子胃镜：胃底、胃角及十二指肠降段多处见血管畸形，提示蓝色橡皮疱疹综合征（病例10图1）

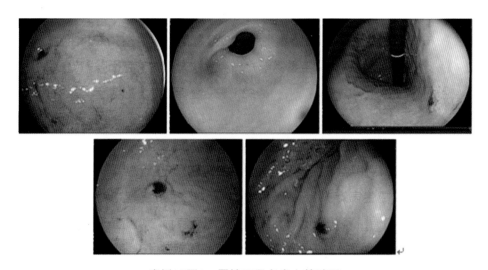

病例10图1　胃镜可见多发血管畸形

二、诊治经过

1. 初步诊断　消化道出血，慢性失血性贫血（重度），蓝色橡皮疱痣综合征（blue rubber bleb nevus syndrome，BRBNS）。

2. 诊疗经过　入院后第3天行胃镜检查提示：全胃黏膜呈贫血性改变，胃体部及胃底部存在多发树莓样血管畸形改变，直径0.8～1.5cm。结合体格检查和内镜下表现，患儿确诊为BRBNS。予输血、补充纤维蛋白原、补充铁剂对症治疗。告知家属药物相关不良反应后，在签署知情同意书后家属同意超适应证使用西罗莫司。入院后第4天起开始口服西罗莫司（雷帕鸣），初始剂量1mg/d（每日0.066mg/kg）。入院后第9天在全麻下行经胃镜硬化剂治疗，利用1%聚桂醇栓塞胃镜所见的静脉畸形。

3. 随访及后续治疗　随访两年期间，根据体重调整西罗莫司剂量（每日0.05～0.15mg/kg），使其血药浓度维持在6.5～11.7ng/ml（病例10图2）。用药期间患儿无反复感染，无消化道出血表现，面部肿物较前稍减小，患儿未再接受输血，且血红蛋白始终维持正常（131～138g/L，病例10图3）。期间多次入院检测，随访血常规及肝肾功能，以及出凝血指标、甲状腺功能、血脂指标等，除碱性磷酸酶、纤维蛋白降解产物、D-二聚体一直高于正常，其余指标基本在正常范围以内。持续用药1年8个月后，患儿家属自行停药。停药1个月后患儿因出现"黑便、面色苍白"，血红蛋白下降至73g/L，再次收治我院，予血管瘤硬化剂治疗，并继续口服西罗莫司治疗至今。

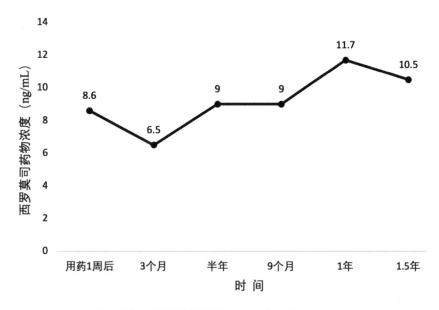

病例10图2　西罗莫司药物浓度变化（单位ng/ml）

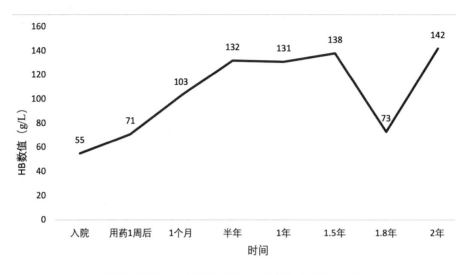

病例10图3　血红蛋白药物浓度变化（单位g/L）

三、病例分析

（一）病史特点

1. 女性，2岁，因"间断解黑便半年余"入院。

2. 既往自出生时右侧面部腮腺区可见一肿物，且逐渐增大，外院确诊为"血管瘤"，曾多次行甲氨蝶呤栓塞联合硬化剂治疗，效果不佳，仍逐渐增大，曾行右侧颌面及颈部肿物探查术。

3. 实验室检查中患儿有慢性重度贫血。

4. 内镜检查提示多发血管畸形改变，提示BRBNS。

（二）诊断与诊断依据

BRBNS是一种罕见的血管异常综合征，以多处广泛分布的静脉畸形为特征，主要累及皮肤和胃肠道，其他脏器亦可受累。皮肤病灶主要出现在躯干和四肢，通常不引起症状。消化道病灶通常累及全部消化道，症状主要为出血和继发的缺铁性贫血，是导致患儿入院治疗的最重要因素。尽管该病被认为是良性血管畸形，但是大的静脉畸形会导致功能障碍或自发性溃疡，可能会引起反复消化道出血、低纤维蛋白血症和D-二聚体增高。

结合患儿有皮肤血管瘤表现，有消化道出血、贫血，内镜检查提示多发血管畸形，且合并低纤维蛋白原血症和凝血功能异常，故诊断成立。

（三）鉴别诊断

胃肠道血管异常的分类不一致，而且不同的血管异常可导致相似的胃肠道出血表现，可根据内镜下表现、组织学特征或与全身性疾病的关系做出诊断和鉴别诊断。

1. 血管异常可分为三大类

（1）血管肿瘤或血管瘤，可以是良性的（如血管瘤），也可以是恶性的（如Kaposi肉瘤或血管肉瘤）。

（2）先天性或全身性疾病相关的血管异常，Klippel-Trénaunay-Weber综合征、埃勒斯-当洛斯综合征、CREST型硬皮病及遗传性出血性毛细血管扩张症（Osler-Weber-Rendu综合征）。

（3）获得性和散发性病变，如血管发育异常、胃窦血管扩张、辐射诱导的血管扩张和Dieulafoy病变。

结合患儿病史，既往外院辅助检查及内镜下表现，余血管异常疾病不支持。

2. 其他导致消化道出血的疾病

（1）消化道溃疡：发病主要与胃、十二指肠黏膜的损伤因素和黏膜防御修复因素之间失衡有关，可表现为慢性、节律性、周期性的上腹部疼痛，并发症主要包括出血、穿孔、幽门梗阻和癌变等，内镜能准确及时地诊断。结合患儿有出血，需考虑，但内镜检查不支持。

（2）食管静脉曲张出血：依据出血量不同，可有呕血、黑便或便血，严重者可致失血性休克，12~24小时内进行胃镜检查是诊断的可靠方法，内镜下可见曲张静脉活动性出血（渗血、喷血）、血栓头或存在静脉曲张又未发现其他可解释出血的病变。结合患儿内镜结果不支持。

（3）梅克尔憩室：是一种先天性消化道畸形，发生率为1%~3%，临床上有突发无痛性大量便血；急性绞窄性肠梗阻；短期内反复发生肠梗阻；诊断为急性阑尾炎、腹膜炎者，尤其同时伴有脐茸、脐窦、脐瘘者，需考虑，诊断可依靠钡餐及钡灌肠、^{99m}Tc腹部放射性核素扫描。患儿反复出血，需考虑，但^{99m}Tc腹部放射性核素扫描结果阴性，故排除。

（4）炎症性肠病：是一种慢性、复发性、炎症性疾病，主要包括克罗恩病和溃疡性结肠炎。前者主要有腹泻、腹痛、便血等消化道表现，另可有体质量减轻、发热、贫血、生长迟缓等全身性表现。后者可表现为反复或持续发作的腹泻、黏液脓血便伴腹痛、里急后重和不同程度的全身症状。结肠镜检查并黏膜活组织是诊断的主要依据。结合患儿内镜检查，不支持。

（5）过敏性紫癜（Henoch-Schönlein purpura，HSP）：主要发病机制可能为IgA$_1$分子糖基化异常及清除障碍，沉积于小血管壁引起自身炎症反应和组织损伤，临床特征以非血小板减少性紫癜、关节炎/关节痛、腹痛、胃肠道出血及肾损害为主，50%～85%累及胃肠道，腹痛最为常见，称为"腹型紫癜"。表现为典型的绞痛，12%～19%以腹痛为首发症状，其他症状包括腹泻、便血和呕吐，可出现肠套叠、梗阻、穿孔，内镜下可见黏膜充血、发红、瘀点、多发溃疡结节样改变和血肿样隆起。结合患儿有消化道出血表现，但无典型皮肤紫癜表现，结合内镜检查，不支持。

（6）杜氏病（Dieulafoy）：其病理特点是小的黏膜缺损伴基底部有一支粗大扭曲的小动脉，该小动脉穿破黏膜引起出血，通常位于食管胃连接处近端6cm范围内。类似的病灶还可见于直肠、结肠、小肠，食管很少见。此病临床表现多为无前驱症状的突发性大出血，具有间歇、反复的特点。急诊内镜可发现很小的血管瘤样突起，但出血停止后可马上变得很不明显。未发现溃疡者需反复行内镜检查以明确诊断。结合病史及动脉造影显示粗大扭曲动脉可诊断本病。内镜下治疗包括注射、电凝、环扎或止血钳夹，有时需手术治疗。结合患儿病史，不支持。

（7）先天性动静脉畸形：病变可发生在任何部位，以四肢多见，肠道病变主要在直肠和乙状结肠。病灶可很小，也可累及一段肠段。组织学改变是：黏膜下动脉和静脉之间有持续性的先天性交通，特征性改变是静脉的"动脉化"，病程较长时可见动脉扩张伴萎缩和硬化。结合本例患儿病史，不支持。

（8）其他累及肠道的血管炎：还包括系统性红斑狼疮（systemic lupus erythematosus，SLE）（2%）、类风湿关节炎血管炎（1%）、血栓闭塞性脉管炎、白塞病、嗜酸性肉芽肿性多血管炎（eosinophilic granulomatosis with polyangiitis，EGPA），均无相关支持点。

3. 贫血的鉴别诊断　依据患儿平均血红蛋白浓度及平均红细胞体积，贫血为正细胞低色素性贫血。鉴别如下：

（1）营养性缺铁性贫血：本病起病缓慢，多见于6个月至2岁的婴幼儿，可有面色苍白、厌食、体重不增、口腔炎等表现，以血红蛋白降低为主，红细胞形态呈小细胞低色素改变，铁代谢提示血清铁、铁蛋白、运铁蛋白饱和度下降，总铁结合力升高，铁剂治疗有效。该患儿有贫血表现，但铁代谢正常，且经铁剂治疗，贫血反复，不支持。

（2）营养性巨幼细胞性贫血：由维生素B_{12}和叶酸缺乏引起，外周血红细胞体积变大，中性粒细胞分叶核增多和骨髓粒、红系统巨幼变为特点。临床叶酸缺乏时常伴消化道症状如食欲缺乏、恶心、腹胀、腹泻等，维生素B_{12}缺乏除有叶酸缺乏症状外，还可出现神经系统症状和体征。结合患儿病史，且叶酸及维生素B_{12}正常，不支持。

（3）再生障碍性贫血：由多种病因所致的骨髓造血功能衰竭性综合征，临床表现为出血、贫血和感染为主要表现，与感染、化学药物、放射性有关，可呈全血细胞减少，部分病例早期可仅1系或2系细胞减少。结合患儿有消化道出血、贫血，但患儿无全血细胞减少，支撑点不足。

四、处理方案及基本原则

1. 消化道出血的治疗原则　包括快速评估、稳定血流动力学、定位及定性诊断、按需治疗。治疗措施包括支持治疗、药物治疗、内镜下治疗、血管栓塞治疗及外科治疗等。

（1）支持治疗：下消化道出血患者，尤其是对于急性大出血患者，应先复苏再治疗。首先要根据患者的生命体征、循环容量缺失程度、出血速率、年龄和并发症情况，建立有效的静脉通路（深静脉置管），给予适当的止血、补液、输血等治疗，以维持生命体征稳定，防止并发症出现。同时建议尽快启动包括消化、内镜、重症医学、影像及外科在内的多学科协作诊治。紧急输血的指征为血红蛋白低于70g/L，对于大量出血、合并心血管基础疾病或预估短期内无法进行止血治疗的患者，应维持血红蛋白在90g/L以上。如在补充血容量的同时，患者的血压仍较低而危及生命者，可适量静脉滴注多巴胺、间羟胺等血管活性药物，将收缩压暂时维持在90mmHg（1mmHg＝0.133kPa）以上，以避免重要器官的血流灌注不足时间过长，为进一步抢救争取时间。此外大多数慢性或间歇性出血患者都会存在不同程度的缺铁性贫血，因此口服或静脉给予补铁治疗是轻度小肠出血的主要治疗方法。这不仅有助于维持血红蛋白的稳定，而且在更严重的情况下可减少输血的频率。

（2）药物治疗：出血病变部位不明或病变弥漫，不适用内镜治疗、手术治疗或血管造影栓塞治疗和治疗无效者，可考虑采用药物治疗。目前针对小肠出血的药物治疗研究有限，性激素类药物已被证实无效，生长抑素及其类似物和沙利度胺有一定疗效。

（3）内镜下治疗：包括热凝固治疗、金属夹止血、黏膜下注射等。

（4）微创介入治疗：出血部位不明确，可对出血部位血管进行造影，找到出血点，通过导管栓塞术止血。

（5）手术治疗：出血量较大但出血部位明确，经保存治疗无效时，可考虑手术治疗。

（6）贫血治疗原则：造成贫血的主要原因是红细胞的生成与破坏两者失去平衡，大体可分为三类，即红细胞生成减少性、溶血性和失血性贫血。贫血诊断后，应根据病史、体检，选择必要的实验室检查，明确病因，积极治疗原发病。

2. BRBNS治疗原则

（1）关于BRBNS的治疗尚未达成共识，通常取决于肠道受累的程度和其他器官受累的程度。目前可用的治疗包括糖皮质激素、干扰素–α、激光疗法、硬化疗法和手术切除。

（2）依据信号通路PI3K（磷酸肌醇3–激酶）/Akt（蛋白激酶B）/mTOR（哺乳动物雷帕霉素靶蛋白）调控异常细胞生长和增生，增加血管内皮细胞因子的表达从而在肿瘤发生中调节血管生成。而西罗莫司，又称雷帕霉素，是mTOR的特异性抑制剂，在儿童复杂血管畸形中有着良好的治疗效果。且已有一些病例报道经传统方法治疗失败的BRBNS患者口服西罗莫司后取得较好的治疗效果。

因此，经家属同意并签字后患儿给予口服西罗莫司治疗，取得较好的治疗效果。

3. 随访与监测　患儿定期至儿科消化门诊，行体格检查、血压监测，行血常规、电解质、血脂、肝肾功能、血药物浓度等监测，患儿生长发育可，血压正常，未再输血治疗，相关实验室检查结果无异常，见病例10表1。

病例10表1　实验室检查数据

项目	参考范围	入院时	治疗后		
			半年	1 年	1.5 年
WBC（×10^9/L）	4.50 ~ 12.00	3.60 ↓	5.90	10.26	3.89 ↓
ANC（×10^9/L）	2.00 ~ 7.00	0.83 ↓	2.70	5.68	1.52 ↓
RBC（×10^{12}/L）	3.68 ~ 5.13	1.96 ↓	4.97	4.72	4.93
Hb（g/L）	110 ~ 160	55 ↓	132	131	138
PLT（×10^9/L）	101 ~ 320	175	240	238	217
ALT（U/L）	10 ~ 64	10	14	18	17
AST（U/L）	8 ~ 40	35	35	36	54 ↑
BUN（mmol/L）	2.5 ~ 7.1	5.5	3.4	2.5	2.4 ↓
CREA（μmol/L）	53 ~ 97	35 ↓	32 ↓	37 ↓	39 ↓
GGT（U/L）	7 ~ 64	7	11	10	12
ALP（U/L）	38 ~ 126	91 ↑	200 ↑	204 ↑	218 ↑
ALB（g/L）	35 ~ 55	35	41	39	–
TBIL（μmol/L）	4.7 ~ 24.0	4.2 ↓	8.1	7.9	–
GLU（mmol/L）	3.90 ~ 6.10	6.16 ↑	4.41	4.45	–
TG（mmol/L）	0.56 ~ 1.70	–	0.65	0.71	0.48 ↓
CHOL（mmol/L）	2.33 ~ 5.70	–	5.80 ↑	5.62	4.79

续表

项目	参考范围	入院时	治疗后		
			半年	1 年	1.5 年
PT（s）	10.0 ~ 16.0	13.5	11.5	10.8	–
APTT（s）	22.3 ~ 38.7	31.0	29.8	30.6	–
Fg（g/L）	1.8 ~ 3.5	0.6 ↓	2.0	3.4	–
FDP-1（mg/L）	0 ~ 5.0	86.8 ↑	23.7 ↑	20.5 ↑	–
DDI（mg/L）	< 0.55	35.16 ↑	7.52 ↑	5.93 ↑	–

WBC：白细胞计数；ANC：中性粒细胞计数；RBC：红细胞计数；Hb：血红蛋白；PLT：血小板计数；ALT：丙氨酸氨基转移酶；AST：天门冬氨酸氨基转移酶；BUN：尿素；CREA：肌酐；GGT：γ-谷氨酰基转移酶；ALP：碱性磷酸酶；ALB：白蛋白；TBIL：总胆红素；GLU：葡萄糖；TG：甘油三酯；CHOL：总胆固醇；PT：凝血酶原时间；APTT：活化部分凝血活酶时间；Fg：纤维蛋白原；FDP-1：纤维蛋白降解产物；DDI：D-二聚体定量。–：未获得检测值。

五、要点与讨论

1. 关于蓝色橡皮疱痣综合征

（1）BRBNS是一种罕见的血管异常综合征，以多灶性静脉畸形为特征，常发生在皮肤、软组织及胃肠道中，也可在任何组织中发生。尽管该病被认为是良性血管畸形，但是大的静脉畸形会导致功能障碍或自发性溃疡，可能会引起反复消化道出血、低纤维蛋白原血症和D-二聚体水平增高。其发病机制尚不清楚，可能与TEK体细胞嵌合突变有关。

（2）TEK编码的蛋白是血管生成素-1的受体，属酪氨酸激酶TIE2家族成员。该受体与配体结合，通过PI3K/AKT/mTOR途径可介导血管的生成和成熟。另外血管内皮生长因子被认为是mTOR的上游刺激物和下游效应物，是血管生成中的关键调节剂。而西罗莫司作为mTOR的特异性抑制剂，可通过控制病灶中的血管生成和内皮细胞活性来治疗BRBNS。

2. 关于西罗莫司

（1）Yuksekkaya等在表现为严重胃肠道出血的BRBNS患者中首次使用西罗莫司，在随访的20个月中，患者胃肠道出血未见反复、贫血改善，且无不良反应。此后相继有报道显示BNBRS儿童成功接受西罗莫司治疗。通过文献复习，共检索到26篇关于使用西罗莫司治疗BRBNS的文献报道，26例患儿通过内镜下消融、切除病变部位，口服普萘洛尔、皮质类固醇等均无法控制BRBNS患儿的反复消化道出血，应用西罗莫司治疗后均获成功，消化道出血的频率明显减少，不再依赖输血。药物浓度控制上各研究不一，其中4例在西罗莫司血药浓度<5ng/ml的情况下，病情依然控制较理想；1例因血药浓度过低

（＜2.5ng/ml）而复发。26例患儿使用西罗莫司过程中出现和药物相关的不良反应有：黏膜炎（7例）、粒细胞减少（2例）、口腔溃疡（2例）、轻度胆固醇升高（1例）、血小板减少（1例）、软组织感染（1例）。除软组织感染较严重需要停药以外，其余通过减少剂量、降低药物浓度，不良反应均好转见。

（2）此病例中有消化道出血及贫血表现，低纤维蛋白原和高D-二聚体异常，口服西罗莫司后有效控制胃肠道出血，改善了贫血，无需再补充铁剂及输血治疗，凝血功能改善，降低了出血和血栓形成等并发症的风险，另有1例患儿，有消化道出血、贫血，但凝血正常，予口服西罗莫司后也有效控制胃肠道出血，改善了贫血，无需再补充铁剂及输血治疗。

六、总结

综上所述，反复消化道出血、贫血及皮肤有血管瘤患儿，除对症处理外，需积极完善胃肠镜检查，需考虑BRBNS，消化道出血在对症及局部治疗基础上，排除禁忌后可考虑使用西罗莫司治疗。

（病例撰写者：全　旭　王歆琼　上海交通大学医学院附属瑞金医院）

参考文献

[1]Jin XL，Wang ZH，Xiao XB，et al. Blue rubber bleb nevus syndrome：a case report and literature review[J]. World J Gastroenterol，2014，20（45）：17254-17259.

[2]Goud A，Abdelqader A，WaltersJ，et al. Blue rubber bleb nevus syndrome：a rare presentation of late-onset anemia and lower gastrointestinal bleeding without cutaneous manifestations[J]. J Community Hosp Intern Med Perspect，2016，6（1）：29966.

[3]Chen W，Chen H，Shan G，et al. Blue rubber bleb nevus syndrome：our experience and new endoscopic management[J]. Medicine（Baltimore），2017，96（33）：7792.

[4]Laplante M，Sabatini DM. mTOR signaling in growth control and disease[J]. Cell，2012，149（2）：274-293.

[5]Lackner H，Karastaneva A，Schwiger W，et al. Sirolimus for the treatment of children with various complicated vascular anomalies[J]. Eur J Pediatr，2015，174（12）：1579-1584.

[6]Salloum R，Fox CE，Alvarez-Allende CR，et al. Response of blue rubber bleb nevus syndrome to sirolimus treatment[J]. Pediatr Blood Cancer，2016，63（11）：1911-1914.

[7]Soblet J，Kanqas J，Natynki M，et al. Blue rubber bleb nevus（BRBN）syndrome is caused by somatic TEK（TIE2）mutations[J]. J Invest Dermatol，2017，137（1）：207-216.

[8]Castillo SD，Vanhaesebroeck B，Sebire NJ. Phosphoinositide 3-kinase：a new kid on the block in vascular anomalies[J]. J Pathol，2016，240（4）：387-396.

[9]Sandhu KS，Cohen H，Radin R，et al. Blue rubber bleb nevus syndrome presenting with recurrences[J]. Dig Dis Sci，1987，32（2）：214-219.

[10]Ning S，ZhangY，Zu Z，et al. Enteroscopic sclerotherapy in blue rubber bleb nevus syndrome[J]. Pak J Med Sci，2015，31（1）：226-228.

[11]Martinez CA，Rodriques MR，Sato DT，et al. Blue rubber bleb nevus syndrome as a cause of lower digestive bleeding[J]. Case Rep Surg，2014，2014：683-684.

[12]Zahedi MJ，Moghadam SD，Mirzaei SMS，et al. Blue rubber bleb nevus syndrome as a rare cause of iron deficiency anemia：a case report and review of literature[J]. Middle East J Dig Dis，2013，5（4）：235-239.

[13]Yuksekkaya H，Ozbek O，Keser O，et al. Blue rubber bleb nevus syndrome：successful treatment with sirolimus[J]. Pediatrics，2012，129（4）：1080-1084.

[14]Zhang B，Zhang N，Zhao M，et al. Efficacy and safety of sirolimus in the treatment of blue rubber bleb naevus syndrome in paediatric patients[J]. Clin Exp Dermatol，2020，45（1）：79-85.

[15]Yokoyama M，Ozeki M，Nozawa A，et al. Low-dose sirolimus for a patient with blue rubber bleb nevus syndrome[J]. Pediatr Int，2019，12（27）：34-36.

[16]Isoldi S，Belsha D，Yeop I，et al. Diagnosis and management of children with blue rubber bleb nevus syndrome：a multi-center case series[J]. Dig Liver Dis，2019，51（11）：1537-1546.

[17]Ferr é s-Ramis L，Knöpfel N，Salinas-Sanz JA，et al. Rapamicin in the treatment of blue rubber bleb nevus syndrome[J]. Actas Dermosifiliogr，2015，106（2）：137-138.

[18]Warner B，Butt A，Cairns S. Sirolimus is a successful treatment for recurrent iron deficiency anaemia in blue rubber bleb naevus syndrome[J]. Journal of Pediatric Gastroenterology and Nutrition，2015，60（6）：49-50.

[19]Özgönenel B，Martin A. Low-dose sirolimus controls recurrent iron deficiency in a patient with blue rubber bleb nevus syndrome[J]. Pediatric Blood Cancer，2015，62（11）：2054-2055.

[20]Gildener-Leapman JR，Rosenberg JB，Barmettler A. Proptosis reduction using sirolimus in a Child with an orbital vascular malformation and blue rubber bleb nevus syndrome[J]. Ophthalmic Plastic and Reconstructive Surgery，2017，33：143-146.

第二部分

内分泌系统

病例11　多发性骨纤维发育不良伴性早熟综合征合并库欣综合征

一、病历资料

（一）病史采集

主诉： 女性，15月龄，因"出生时咖啡斑伴反复阴道出血9个月"入院。

现病史： 出生时即发现右侧面部、右侧背部、后颈部皮肤大片咖啡斑，1月龄起出现满月脸伴生长发育迟缓，具体生长速率不详（1岁时身长61cm），9个月前无明显诱因出现阴道出血，量少，色鲜红，持续2～3天后停止，每3个月1次，伴乳房发育、外阴肥大；身高体重增长缓慢，至今不能独走，只能扶站，于当地医院就诊，查血常规白细胞计数17.73×10^9/L↑，中性粒细胞百分比43.5%，淋巴细胞百分比48.2%，雌二醇51.98pg/ml↑，睾酮40.23pg/ml，ACTH 2.87pg/ml↓，血F（8am）26.07μg/dl↑，甲状腺功能FT$_3$ 7.45pmol/l，FT$_4$ 11.68pmol/l，sTSH 0.229μIU/ml↓；B超示右卵巢囊肿11mm×10mm×11mm，肝内回声不均，双侧肾上腺未见肿块；完善基因深度测序提示 *GNAS* 基因 c.601C>T，p.R201C突变（突变率0.262%），诊断为MAS，遂至我院就诊，目前暂未用药。病程中，患儿神清，精神可，胃纳可，睡眠欠安，易惊醒，二便无殊，近3个月身高体重无明显增长。

个人史： G2P2，试管婴儿，足月顺产，出生身长50cm，出生体重3400g，否认产时窒息、抢救史，生后母乳喂养至6个月，按时添加辅食；目前只能扶站，不能独立行走；不会说话。

家族史： 家族中无传染病史、恶性肿瘤史、糖尿病史、早发育史；父亲身高167cm，母亲身高155cm，哥哥9岁125cm（偏矮，无咖啡斑），均体健。

（二）专科查体

心率100次/分，呼吸22次/分，身长63.6cm（-6SD），体重7.73kg（-2.4SD），BMI 19.11kg/m^2（>+2SD）。神清，精神可，满月脸（病例11图1A），体型偏胖，能扶站不能独立行走。右侧面部、后颈部、胸部及右侧背部可见大片散在咖啡斑（病例11图1B、病例11图1C）。乳房发育Tanner B2期，乳头内陷，乳晕色深，右乳

0.4cm×1.1cm×1.8cm，左乳0.4cm×1.0cm×1.5cm，小阴唇色深。腹软，肝脾肋下未及，四肢无水肿，NS（－）。

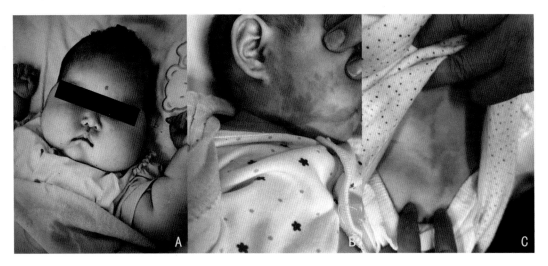

病例11图1　体征照片（A. 满月脸；B、C. 右侧面部及右侧背部牛奶咖啡斑）

（三）辅助检查

肝肾功能：天门冬氨酸转氨酶40（参考值13～35）U/L↑，碱性磷酸酶305（参考值35～100）U/L↑，余无特殊。

血常规：白细胞计数14.99（参考值5.1～14.1）×10⁹/L↑，中性粒细胞百分比39.1%（参考值13%～55%），淋巴细胞百分比53.3%（参考值33%～77%），中性粒细胞5.86（参考值0.8～5.8）×10⁹/L↑，血红蛋白133（参考值107～141）g/L，血小板491（参考值190～524）×10⁹/L。

性腺功能：LH 0.18（参考值0.02～4.7）mIU/ml，FSH 0.07（参考值1.0～10.8）mIU/ml，E2 222.53（参考值10～24）pg/ml↑，PRL 9.88（参考值3.0～24.0）ng/ml，P 0.63（参考值0.1～0.55）ng/ml↑，T 0.20（参考值0.07～0.28）ng/ml。

肾上腺功能：ACTH 7.82（参考值10～80）pg/ml↓，F（8点）11.77（参考值5～23）μg/dl，F（16点）11.23（参考值3～15）μg/dl，F（24点）10.78μg/dl。

甲状腺功能：T₃ 2.29（参考值1.54～4.00）nmol/L，FT₃ 6.88（参考值2.43～6.01）pmol/L↑，T₄ 97.48（参考值88～174）nmol/L，FT₄ 12.05（参考值12.0～33.0）pmol/L，TSH 0.3401（参考值0.7～6.4）μIU/ml↓，余无特殊。

甲状旁腺功能：PTH 34.4（参考值9～65）pg/ml。

生长激素及IGF-1：GH 1.346（参考值0.010～3.607）ng/ml，IGF-1 95（参考值18～

172）ng/ml，IGFBP3 2.88（参考值0.7~3.6）μg/ml。

骨代谢：总Ⅰ型前胶原氨基末端肽1531（参考值21.32~112.8）μg/L↑，Ⅰ型胶原羧基段肽β特殊序列2114（参考值131~900）ng/L↑，骨钙素103（参考值8.87~29.05）μg/L↑。

胸片：两肺纹理模糊，心影饱满，上纵隔增宽（胸腺？其他？），气管轻度右偏。

骨盆平片（病例11图2A）：骨盆组成骨和双侧股骨部分骨质密度减低、形态略有改变。

骨龄（病例11图2B）：1岁。

腹部＋盆腔MRI（病例11图2C、病例11图2D）：肝内密度不均，肾上腺结节样改变，盆腔未见异常。

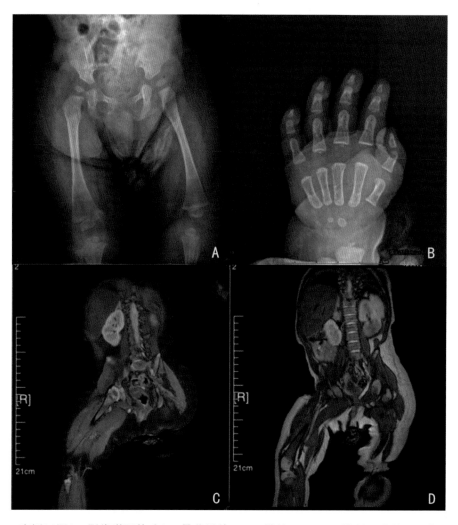

病例11图2　影像学图片（A：骨盆平片；B：骨龄；C、D：腹部、盆腔MRI）

子宫卵巢B超：子宫大小13mm×9mm×11mm，内膜双侧厚2mm，左卵巢11mm×8mm×8mm，内见无回声区直径6mm，右卵巢受肠腔气体干扰显示不清。结论：左卵巢囊性结构。

头颅平片：颅底骨质密度可疑增高。

二、诊治经过

1. 初步诊断 多发性骨纤维发育不良伴性早熟综合征（McCune-Albright Syndrome，MAS）、库欣综合征（cushing syndrome，CS）、甲状腺功能亢进。

2. 诊疗经过 综合临床症状体征、实验室检查及影像学表现，初步诊断为MAS合并CS、甲状腺功能亢进，予唑来膦酸注射液（密固达）0.05mg/kg静脉滴注抗骨质疏松，甲巯咪唑片（赛治）［起始剂量0.5～1mg/（kg·d），分2～3次口服，减量每次5～10mg］治疗甲亢，来曲唑0.625mg、1次/日口服治疗外周性性早熟，甲吡酮（15mg/kg）减少皮质醇生成。

3. 随访与后续治疗 出院2个月后随访。

针对患儿MAS引起的外周性性早熟，予来曲唑0.625mg、1次/日口服，目前乳房发育无进展，未再发生阴道出血。后续如出现疗效不佳，可考虑更换为他莫昔芬，治疗期间监测性激素水平，随访子宫卵巢B超。

针对库欣综合征，予类固醇合成酶抑制剂甲吡酮（15mg/kg）口服抑制皮质醇合成，目前复查ACTH升高，血皮质醇（F）节律正常，F（24点）下降，满月脸好转（病例11图3），生长速度改善，3cm/2个月。

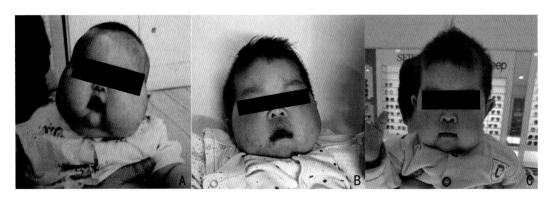

病例11图3　治疗前后头面部照片

A：6月龄；B：15月龄；C：甲吡酮治疗2周后，满月脸明显改善

针对甲状腺功能亢进，甲巯咪唑片（赛治）0.5mg/（kg·d）口服治疗，目前甲状腺功能基本正常，建议逐渐减至最低有效剂量维持治疗，定期复查血常规及肝功能，并关注患儿生长速度，如治疗过程中出现药物性甲减或者甲状腺明显增大时减少赛治剂量，不建议加优甲乐。

针对骨质疏松，3~6个月静脉滴注唑来膦酸（密固达）0.05mg/kg对症治疗，根据骨病变严重程度调整剂量，定期随访骨影像学检查、骨代谢指标。

三、病例分析

（一）病史特点

1. 患儿，女性，15月龄，因"出生时咖啡斑伴反复阴道出血9个月"入院。

2. 生后即发现皮肤咖啡斑，自6月龄起反复出现阴道出血，伴双侧乳房发育；近几个月生长发育迟缓，身高、体重增长不佳，现15月龄不能独站及说话。

3. 查体　体胖，满月脸明显，可见牛奶咖啡斑（右侧面部、颈部、躯干），双侧乳房B2期，小阴唇色深。

4. 多次血检雌二醇升高，B超见左卵巢囊肿，基因检测 $GNAS$ c.601C>T，p.R201C突变；ACTH低，血F节律紊乱；甲状腺功能示TSH低伴 FT_3 高。

（二）诊断与诊断依据

1. 诊断　多发性骨纤维发育不良伴性早熟综合征（MAS），库欣综合征（CS），甲状腺功能亢进。

2. 诊断依据

（1）MAS：患儿生后出现皮肤牛奶咖啡斑，6月龄起出现反复阴道出血，每3月1次，量少，2~3天后停止，临床表现为二联征，查体右侧面部、颈部、腹部及右侧背部可见大片散在咖啡斑，双乳B2期，乳晕色深，小阴唇色深，多次性激素检测示雌二醇偏高，B超示左卵巢囊肿可能，基因检测 $GNAS$ c.601C>T/p.R201C。综合外周性性早熟、咖啡斑及基因检测结果，MAS诊断明确。

（2）CS：患儿体胖，查体有明显满月脸，近期生长发育迟缓，血ACTH<10pg/ml，皮质醇昼夜节律紊乱，因此诊断非ACTH依赖型库欣综合征。

（3）甲状腺功能亢进：多次甲状腺功能检测提示TSH低，我院TSH低伴 FT_3 高。考虑为MAS相关的甲亢。

3. 鉴别诊断

（1）中枢性性早熟：由于下丘脑-垂体-性腺轴过早激活引起的GnRH依赖性性早

熟，表现为女孩7.5岁前、男孩9岁前出现青春发育迹象，包括生长加速、骨龄超前、第二性征发育等，女孩通常以乳房发育起病，男孩则表现为阴茎睾丸增大，LHRH激发试验LH峰值≥5，且LH/FSH≥0.6可诊断明确。本患儿以反复阴道出血起病，性激素提示雌二醇升高显著，但子宫卵巢未增大、LH无明显升高，骨龄无超前，考虑为外周性性早熟。

（2）CS病因鉴别：常见垂体性库欣病、异位ACTH综合征、肾上腺皮质腺瘤、肾上腺皮质癌，可以通过血尿F、尿17-羟皮质类固醇、尿17-酮皮质类固醇、血ACTH、ACTH兴奋实验、大剂量地塞米松抑制试验（dexamethasone suppression test，DST）、垂体及肾上腺MRI增强进行鉴别（病例11表1）。

病例11表1　库欣综合征的常见病因及鉴别

	垂体性库欣病	肾上腺皮质腺瘤	肾上腺皮质癌	异位 ACTH 综合征
尿 17- 羟皮质类固醇	中度升高，55 ～ 83 μmol/24h	同库欣病	明显升高，110 ～ 138 μmol/24h	较肾上腺皮质癌更高
尿 17- 酮皮质类固醇	中度升高，约 69 μmol/24h	可正常或升高	明显升高，可达 173 μmol/24h 以上	同肾上腺皮质癌
血、尿皮质醇	轻、中度升高	轻、中度升高	重度升高	较肾上腺皮质癌更高
大剂量地塞米松抑制试验[①]	多数能被抑制，少数不能被抑制	不能被抑制	不能被抑制	多数不能被抑制，少数可被抑制
血浆 ACTH 测定	清晨高于正常，晚间不下降	降低	降低	明显升高，低度恶性者可轻度升高
ACTH 兴奋实验[②]	有反应，高于正常者	半数无反应，半数有反应	绝大多数无反应	有反应，少数异位 ACTH 分泌量大者无反应
低钾性碱中毒	严重者可有	无	常有	常有
蝶鞍 X 线片	少数蝶鞍扩大	不扩大	不扩大	不扩大
蝶鞍 CT、MRI	多数表现为微腺瘤，少数为大腺瘤	无垂体瘤	无垂体瘤	无垂体瘤
放射性碘化胆固醇肾上腺扫描	双侧肾上腺现象，增大	瘤侧显像，增大	癌侧显像，或不显影	两侧显像，增大
肾上腺超声、CT、MRI	双侧肾上腺增大	显示肿瘤	显示肿瘤	双侧肾上腺增大

引自参考文献 [9]；①每次 2mg，间隔 6 小时口服，持续 2 天，第二天尿 17- 羟或尿有利皮质醇降至对照组 50% 以下为被抑制；② ACTH 25U，溶于 5% 葡萄糖溶液 500ml，静脉滴注 8 小时，共 2 天，正常人尿 17- 羟或尿游离皮质醇较基础值升高 2 倍以上。

四、处理方案及基本原则

1. 外周性性早熟的评估及管理　对女童性腺的评估主要包括病史（包含月经史）、查体、生长曲线及实验室、影像学检查。若7.5岁以前出现乳房发育、阴道出血、雌激素化迹象，或青春期前后出现月经不规律，伴雌二醇升高，LH、FSH正常或偏低，无论子宫B超是否发现卵巢囊肿，都需要考虑MAS引起的性早熟。若无乳房发育、阴道出血等，骨龄大于实际年龄2岁以上，需考虑MAS引起的外周性性早熟，但其他内分泌疾病不能排除。当外周性性早熟诊断明确，骨龄超前2年以上，有反复阴道出血、存在心理困扰者需进行干预，首选芳香化酶抑制剂，每6月监测骨龄、生长速度、乳房及性腺发育情况、性激素水平，控制不佳者可改为雌激素受体拮抗剂。骨龄超前不明显，无反复阴道出血者可暂不治疗，定期监测。

2. MAS合并库欣综合征的评估及治疗　通过回顾生长曲线、病史及查体（如满月脸、向心性肥胖、高血压、多毛、生长发育迟缓等），怀疑皮质醇增多症者需完善以下检查：24h尿皮质醇、血皮质醇节律、小剂量地塞米松抑制试验、电解质、血糖、肝功能、肾上腺B超及CT。以下4项筛查实验中2项及以上阳性者高度怀疑CS：24h尿F超过正常值上限；血皮质醇（F）节律消失或午夜血皮质醇（F）≥50nmol/L（1.8μg/dl），1mg过夜DST或小剂量DST后血F≥50nmol/L（1.8μg/dl）或24h尿游离皮质醇未能下降到正常值的下限。CS可分为ACTH依赖型（约占70%~80%，ACTH>20pg/ml，包括垂体ACTH瘤和异位ACTH分泌综合征）和非依赖型（约占20%~30%，ACTH<10pg/ml，包括肾上腺腺瘤、肾上腺腺癌及肾上腺自主皮质醇分泌过多），通过大剂量DST、垂体MR、肾上腺MR、岩下窦采血联合去氨加压素试验进行定位。CS的治疗包括药物及手术切除。类固醇合成酶抑制剂甲吡酮是CS的一线治疗方案，用药前后需监测血F及ACTH评估疗效。依托咪酯可降低肾上腺皮质对ACTH的反应，减少皮质激素产生，但多应用于病情不稳定的危重患者。其他药物包括米托坦和酮康唑。如影像学提示肾上腺占位，可采取双侧肾上腺切除，但1/3的MAS合并CS，肾上腺占位后期自行消退，轻症患者可定期监测无需手术。

3. MAS合并甲状腺功能亢进的评估治疗　甲状腺评估包括生长曲线、甲状腺功能及甲状腺B超，建议每半年复查评估。若超声提示异常，TSH低，FT₃、FT₄高，或T₃/T₄>20，需考虑MAS合并甲亢。药物治疗首选赛治，起始剂量为0.5~1mg/（kg·d），最大量30mg/d，分2~3次；其不良反应有肝毒性、皮疹、粒细胞减少，需定期复查血常规及肝功能；治疗过程中如出现药物性甲减或者甲状腺明显增大时减赛治剂量，减量每次

5～10mg，减至最低有效剂量时维持治疗，不建议加优甲乐。

五、要点与讨论

1. 关于MAS　McCune-Albright综合征（MAS），又称多发性骨纤维发育不良伴性早熟综合征，是由McCune D在1936年首先报道的，最初描述为骨纤维发育不良（fibrous dysplasia，FD）、皮肤牛奶咖啡斑和性早熟三联征。1991年，Weinstein等人发现了MAS患者激动型G蛋白α亚基（Gsα）编码基因GNAS的激活突变，GNAS位于20q13.3，表达多种基因产物，包括刺激性鸟嘌呤核苷酸结合蛋白（Gs）的α亚基，这是一种普遍存在的信号蛋白，通过产生第二信使cAMP介导许多激素、神经递质和旁分泌因子的作用。GNAS的激活突变会导致α-亚基固有的GTP酶活性丧失，受体激活和cAMP堆积。其中，经典突变是位于GNAS基因上的201位精氨酸发生错义突变（Arg201）。GNAS突变发生在胚胎早期的体细胞中，其严重程度取决于突变发生的位置、突变细胞的占比，作为体细胞突变型疾病，MAS不存在遗传性，目前也并未发现垂直传播病例。

骨纤维发育不良是由于Gsα激活突变，影响骨骼干细胞的分化，导致正常骨骼和骨髓被未成熟的编织骨和纤维化组织所替代的骨代谢性疾病，轻则累及单根骨，重则影响全身骨骼，X线通常表现为膨胀性溶骨性改变，其特点是可以从携带突变的骨骼干细胞及血清中检测出过量的成纤维细胞生长因子23（FGF23）。若FD累及四肢骨，在重力作用下，病变部位容易出现变形或骨折，患儿常因疼痛或跛行就诊。其中，股骨近端是最常见的受累部位，可出现特征性髋内翻畸形，又称"牧羊拐"畸形。FD累及中轴骨可能导致脊柱侧弯，虽不致命，但会导致髋关节错位、腿长不等，使患儿行走困难。FD累及颅面骨可表现为无痛性肿胀，后期发展为面部畸形；重者可能出现疼痛、错颌畸形、视力或听力障碍。

皮肤牛奶咖啡斑通常在出生时或生后不久出现，多位于骨骼病变同侧，并以身体中轴线为界，表现为一个或多个边界不规则的点片状黄棕色皮斑，可不干预。

性早熟通常是MAS患儿的首发症状，表现为非促性腺激素释放激素（GnRHa）依赖性性早熟，女孩多于男孩。卵巢组织中的GNAS突变会导致女性患者出现周期性卵巢囊肿，临床上可出现类似青春期启动表现，如乳房发育、生长加速，无排卵性阴道出血，实验室检查中血清雌二醇水平升高但促性腺激素受抑，妇科B超提示子宫增大和卵巢囊肿。睾丸组织中的GNAS基因突变会导致支持细胞（Sertoli细胞）和间质细胞（Leydig细胞）增生，临床上可表现为睾丸增大，B超可发现睾丸微石症。除此之外还有生长加速、阴茎增大等表现。

除性早熟外，MAS还可有多种内分泌功能亢进的表现，如甲状腺功能亢进、甲状旁腺功能亢进、生长激素分泌过多、高泌乳素血症和皮质醇增多症。

在治疗方面，目前方法有限，主要是对症处理。针对外周性性早熟导致的阴道出血可用雌激素受体拮抗剂（他莫昔芬）或芳香化酶抑制剂（来曲唑、阿那曲唑）控制，必要时可交替使用。长期的高性激素水平可能会诱发中枢性性早熟，此时治疗方案同常规中枢性性早熟，可定期予促性腺激素释放激素类似物（GnRHa）治疗。对于MAS导致的多发性骨纤维发育不良可以用双膦酸盐治疗，能有效镇痛、抑制骨重吸收，减少骨折发生，但对已经形成的骨骼病变无效，也没有证据表明双膦酸盐可以阻止骨病进展。皮肤牛奶咖啡斑无需干预，若影响美观，可寻求激光美容治疗。

2. 关于MAS合并CS 儿童库欣综合征主要是由肾上腺自主分泌过多导致的（70%），5岁前发病的最主要原因是肾上腺皮质肿瘤，原发性肾上腺双侧疾病、ACTH非依赖性大结节增生和原发性色素结节性肾上腺病相对少见，异位ACTH综合征更是罕见。本患儿的库欣目前尚无明确定位，考虑到ACTH水平偏低，腹部MR见肾上腺结节样改变，故ACTH非依赖性CS可能性大。MAS合并CS是非常罕见的疾病，可能机制是GNAS编码介导GPCR信号传递的Gsα亚基，其突变导致肾上腺皮质中Gsα激活，进一步激活腺苷酸环化酶和腺苷酸依赖的蛋白激酶A（PKA），通过加速cAMP反应元件结合蛋白CREB导致皮质醇的过量产生。美国一项研究针对MAS患者合并CS进行统计，并对已经发表的21例MAS合并CS进行了回顾。112例受试MAS患者中有8例合并库欣综合征（7.1%），诊断中位年龄是3个月，临床特征包括库欣貌（66.7%）、生长发育迟缓（60%）、低出生体重（50%）、肝病（36.7%）和心脏病（26.7%）。29名患者中有6人死亡（20%），其中4名在肾上腺切除术后死亡，合并心脏病的患儿死亡风险更高。幸存的23位中有13人接受了肾上腺切除术，10人库欣表现自发性消退。大多数MAS合并CS在宫内即存在皮质醇过多，提示，某些情况下库欣综合征可能是MAS的首发表现，甚至早于皮肤牛奶咖啡斑。生后出现生长发育迟缓，通常与体内过量皮质醇有关。部分患儿的库欣表现可以自行消退，可能是因为Gsα激活突变存在于胎儿期肾上腺组织中，生后逐步退化，在1岁左右时消失。症状消退后，肾上腺自主功能依然存在，但ACTH刺激实验显示皮质醇峰值偏低，提示存在压力或应激状态下肾上腺功能不全，生病时或术前可能需要补充糖皮质激素。MAS合并CS更容易出现认知障碍、智力发育迟缓，对此有两种解释，一是MAS合并CS的婴儿暴露在高浓度糖皮质激素水平中（与CAH患儿、宫内暴露于地塞米松的胎儿相比），二是中枢神经系统中有镶嵌式分布的突变型Gsα。

六、总结

MAS是由*GNAS*基因突变引起的累及多系统的罕见疾病，主要表现为外周性性早熟、骨纤维发育不良、皮肤牛奶咖啡斑三联征，除此之外还有其他内分泌功能亢进表现，重者累及肝脏、心脏等；骨病严重时可伴有畸形或占位引起的功能障碍。临床上若表现为两联征，需考虑MAS，并完善基因检测明确。作为体细胞基因突变型疾病，常规检测阳性率低，针对病变组织（骨骼、皮肤、卵巢）进行基因检测可大大提高检出率。同时进行多脏器、多系统综合评估，进行全面的诊治管理，改善预后，提高患者生存质量。

（病例撰写者：陈紫薇　马晓宇　上海交通大学医学院附属瑞金医院）

参考文献

[1]Mccune D. Osteitis fibrosa cystica: the case of a nine year old girl who also exhibits precocious puberty, multiple pigmentation of the skin and hyperthyroidism[J]. Am J Dis Child, 1936, 52.

[2]Freissmuth. Activating mutations of the stimulatory G protein in the McCune-Albright syndrome[J]. N Engl J Med, 1991, 325（24）: 1688-1695.

[3]Turan S, Bastepe M. GNAS Spectrum of Disorders[J]. Curr Osteoporos Rep, 2015, 13（3）: 146-158.

[4]Hartley I, Zhadina M, Micheal T, et al. Fibrous dysplasia of bone and McCune-Albright syndrome: a bench to beside review[J]. Calcif Tissue Int, 2019, 5（104）: 517-529.

[5]Spencer T, Pan KS, Collins MT, et al. The clinical spectrum of McCune-Albright syndrome and its management[J]. Horm Res Paediatr, 2019, 92（6）: 347-356.

[6]Robinson C, Collins MT, Boyce AM. Fibrous dysplasia/McCune-Albright syndrome: clinical and translation perspectives[J]. Current Osteoporosis Reports, 2016, 5（14）: 178-186.

[7]Paris F, Philibert P, Lumbroso S, et al. Isolated cushing's syndrome: an unusual presentation of McCune-Albright syndrome in the neonatal period[J]. Horm Res, 2009, （72）: 315-319.

[8]Takedani K, Yamamoto M, Tanaka S, et al. ACTH-independent Cushing's syndrome

due to ectopic endocrinologically functional adrenal tissue caused by a GNAS heterozygous mutation：a rare case of McCune-Albright syndrome accompanied by central amenorrhea and hypothyroidism：a case report and literature review[J]. Front Endocrinol （Lausanne），2022，13：934748.

[9]葛均波，徐永健，王辰. 内科学[M]. 第九版. 北京：人民卫生出版社，2018：701.

病例12　Stankiewicz-Isidor综合征

一、病历资料

（一）病史采集

主诉：男性，4岁，因"生长发育落后4年伴面部畸形和视力异常"入院。

现病史：患儿自幼身高、体重落后于同龄儿，近2年生长速率为每年4~5cm，平素胃纳一般，不喜肉食，否认滋补品、保健品使用史，否认化妆品、化学药品接触史。每日睡眠时间约10小时，睡眠质量可。平日运动量可，语言发育正常，智商98，交流正常，无自闭倾向。1岁余发现视力障碍，现双眼远视，左眼800度、右眼850度，无听力及嗅觉障碍。现为求进一步诊治，门诊拟"矮小症"收治入院。

既往史：既往体健，未明确有黄疸、甲状腺功能减退等疾病。

个人史：G2P2，足月顺产，出生体重2300g，系小于胎龄儿，无窒息抢救史。出生后发现"卵圆孔未闭"（后随访心超正常），出生后存在喂养困难（吐奶、拒奶），6月龄后好转。疫苗接种按计划免疫完成。

家族史：父亲身高174cm，母亲身高156cm，患儿靶身高171.5cm。父母非近亲婚配，无家族性遗传疾病史。患儿有一姐姐，生长发育及智力等均正常。

（二）专科查体

体温36.6℃，脉搏80次/分，呼吸18次/分，血压98/62mmHg，患儿行体格检查示，身高95.6cm（-2.1SD），体重12.3kg（-2.6SD），体质量指数13.6（-1.53SD），头围47.5cm，低耳位、眼距略宽、下颌后缩、小颌畸形（病例12图1）、牙列不齐，有龋齿（病例12图2），腭弓高，心肺听诊未及异常，腹平软，腹脂0.7cm，肝脾肋下未触及，四肢肌力正常，肌张力略低下，阴毛发育TannerⅠ期，阴茎2.5cm×1.0cm，双侧睾丸1ml，全身皮肤无皮疹及出血点。

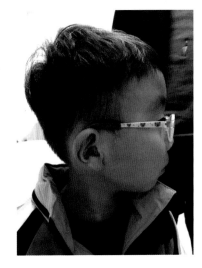

病例12图1　低耳位、下颌后缩、小颌畸形

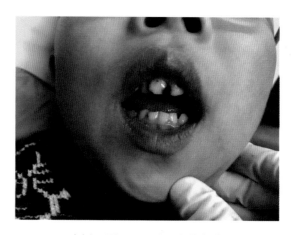

病例12图2　牙列不齐伴龋齿

（三）辅助检查

入院后查血尿便常规、肝肾功能、电解质、心肌酶及血脂均在正常范围；GH激发试验结果：GH峰值23.96（参考值＞10）ng/ml，胰岛素样生长因子1 55（参考值49～289）ng/ml；甲状腺功能均在正常范围。

影像学检查结果：骨龄2.5岁；肝胆胰脾肾肾上腺超声、甲状腺超声、垂体MRI平扫、心脏超声均未见明显异常。

二、诊治经过

1. 初步诊断　身材矮小症；矮小相关综合征？

2. 诊疗经过　患儿存在生长发育迟缓、视力障碍，伴低耳位、下颌后缩、小颌畸形特殊面容；GH激发试验提示不存在生长激素缺乏，胰岛素样生长因子1正常偏低范围，根据其临床症状和检验检查结果，考虑为矮小相关综合征可能，采用二代目标区域捕获高通量测序技术对患儿及其父母进行全外显子检测，并对可疑基因变异位点进行Sanger测序验证。家系全外显子测序发现*PSMD12*基因1个杂合移码变异c.1118delinsCC：p.Ile373ThrfsTer15（病例12图3），该变异导致*PSMD12*基因的第373位密码子处开始发生移码，造成PSMD12功能缺失。受检者父母均未携带该变异，患者的变异为新发变异。根据美国医学遗传学与基因组学学会（American College of Medical Genetics and Genomics，ACMG）指南评判为致病性变异，判断依据如下：PVS1（很强），移码突变造成功能丧失，预测会导致无义介导的mRNA降解（nonsense-mediated mRNA decay，NMD）；PS2（强）：该变异通过测序被确认亲子关系的新生变异，且未携带变异的父母无任何相关临床表现；PM2（支持）：gnomAD基因组和外显子组中均未发现该变异。

根据相关的评分系统该变异评分为13分。结合基因型和临床表型最终诊断为Stankiewicz–Isidor综合征（Stankiewicz–Isidor syndrome，STISS）。

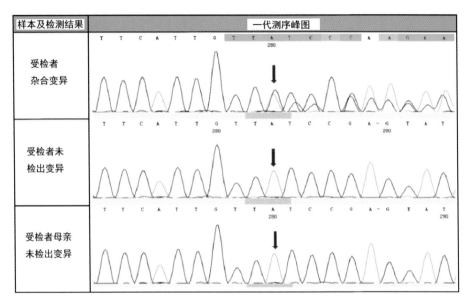

病例12图3　Stankiewicz–Isidor综合征患儿及其父母基因测序结果

（*PSMD12*变异：c.1118delinsCC：p.Ile373ThrfsTer15）

3.治疗及随访　本例患儿目前需要改善的症状包括身材矮小及视力异常，其视力异常已在纠正中，而STISS致身材矮小的治疗目前尚无报道。在完善相关检查及排除禁忌证后，予该患儿重组人生长激素治疗，剂量为0.12U/（kg·d），治疗后患儿的生长速率明显提高，3个月身高增长2.3cm，胰岛素样生长因子1水平上升至182ng/ml，肝肾功能、血糖、胰岛素等未见异常，故继续予生长激素治疗，定期随访。

三、病例分析

（一）病史特点

1.男性，4岁。因"生长发育落后4年伴面部畸形和视力异常"入院。

2.病史中患儿自幼身高、体重落后于同龄儿，1岁余发现视力障碍，现双眼远视，左眼800度、右眼850度。

3.专科查体发现患儿有矮小伴生长发育落后，身高95.6cm（–2.1SD），体重12.3kg（–2.6SD），体质量指数13.6（–1.53SD），有特殊面容，头围47.5cm，低耳位、眼距略宽、下颌后缩、小颌畸形、牙列不齐，有龋齿，腭弓高。

4.辅助检查发现患儿GH激发试验提示生长激素不缺乏，胰岛素样生长因子1正常偏低范围,甲状腺功能及血糖等均正常,骨龄2.5岁(实际年龄4岁),同时影像学检查垂体MRI、甲状腺超声、心脏彩超及肝胆胰脾肾超声等均未见明显异常。

5. 基因检测 *PSMD12*基因上存在1个杂合移码变异c.1118delinsCC:p.Ile373ThrfsTer15,ACMG指南评判为致病性变异。

（二）诊断与诊断依据

1. 诊断 Stankiewicz-Isidor综合征。

2. 诊断依据 STISS综合征（Stankiewicz-Isidor syndrome）（OMIM#61751）是一种神经发育障碍性疾病,以精神运动发育迟缓、智力障碍、行为异常、轻度颅面畸形、心血管及泌尿生殖系统的先天缺陷为特征,该综合征是由染色体17q24区的*PSMD12*基因变异所致,呈常染色体显性遗传。

全外显子基因测序发现,患儿的*PSMD12*基因上存在1个杂合移码变异c.1118delinsCC:p.Ile373ThrfsTer15,为新发变异。参照ACMG相关指南,判读该变异为致病变异。

结合以上依据,患儿诊断为STISS。

3. 鉴别诊断

（1）生长激素缺乏症:由于垂体生长激素分泌不足所致,该类患儿生长速度慢,常<5cm每年,但身材匀称、智力正常,生长激素激发试验提示GH峰值<10ng/ml。该患儿入院后完善GH激发试验GH峰值23.96ng/ml,提示不存在生长激素缺乏,结合患儿的面容该诊断可排除。

（2）先天性甲状腺功能减低:是由于甲状腺先天性发育不良或者异位等病因所致,由于甲状腺激素下降所致,导致患儿生长发育迟缓,智力低下、便秘等,患儿目前智力发育可,入院后完善甲状腺功能检查均在正常范围,结合患儿其他临床表现可排除该疾病。

（3）Noonan综合征:常染色体显性遗传病,目前已明确的相关基因包括:*PTPN11*、*SOS1*、*RAF1*、*BRAF*、*KRAS*、*NRAS*、*SHOC2*、*CBL*、*SOS2*、*RIT1*、*MRAS*,其中以*PTPN11*最为常见。临床表现为多器官多系统受累,典型特殊面容包括头大、脸小、前额高、眼距宽伴突眼、内眦赘皮、鼻梁低平等,80%以上患儿合并心血管畸形,以肺动脉狭窄最为常见,其他系统异常包括脊柱侧弯、甲状腺炎、肾脏畸形、凝血功能异常等。患儿无心脏异常,面容与该疾病有差异,不考虑该疾病。

（4）Williams-Beuren综合征:是由于染色体7q11.23区域1.5～1.8Mb微缺失导致的罕见的多系统障碍综合征,为常染色体显性遗传性疾病,典型"小精灵"面容包括:前额大，眉毛疏，眼距宽，内眦赘皮，眼周肿胀，耳位低，鼻梁低平，牙列不齐等，普遍存在宫内及生后生长受限，但性发育往往较早，常见内分泌异常包括甲状腺功能减退、糖代谢异常、婴儿期高钙血症等，根据患儿的面容及辅助检查可排除该病。

（5）Russell-Silver综合征：大部分为常染色体显性遗传，由调控生长的基因结构和甲基化等异常导致，已知相关基因位于第7号和第11号染色体特定区域，本病缺乏特异性实验室指标，诊断主要依靠临床表现。临床标准包括：①小于胎龄儿；②生后生长受限；③出生时相对大头；④前额突出；⑤躯体不对称；⑥喂养困难或低体质指数。患儿虽为小于胎龄儿，但根据临床表现及基因检测排除此病。

（6）3M综合征：是罕见的骨骼发育异常疾病，呈常染色体隐性遗传，致病基因包括*CUL7*、*OBSL1*和*CCDC8*，临床表现为严重宫内和生后生长迟缓，不伴有智力异常和其他脏器损害，相对特异性面容包括三角脸、前额突出、鼻梁扁平、鼻孔向上、嘴唇厚等。根据患儿面容及基因检测排除该病。

（7）Floating-Harbor综合征：是一种罕见的常染色体显性遗传病，致病基因为染色体16p11.2的*SRCAP*基因，临床特征包括三角脸、低鼻柱短人中、宽扁嘴薄上唇等特殊面容、身材矮小，骨龄延迟、明显的语言接受与表达缺陷及轻中度智力低下。患儿的临床表现与该病有差别，基因检测可鉴别。

四、处理方案及基本原则

本病为罕见病，目前暂无处理方案及原则，仅为个案报道。

五、要点与讨论

1. *PSMD12*基因突变类型与临床特征　　*PSMD12*基因位于17号染色体长臂24区，共含有11个外显子。目前共发现34例*PSMD12*基因单碱基位点变异，包括21例无义变异、4例剪切位点变异、9例移码变异；另有13例17q23.3q24.2染色体区域小片段缺失（包含*PSMD12*基因）。*PSMD12*基因变异所导致的STISS是一种极其罕见的遗传性疾病。2017年，Küry等首次报道了*PSMD12*基因变异所致的STISS，在10例患者中发现3例患者存在无义变异c.367C>Tp.（Arg123*）、c.1274T>Gp.（Leu425*）、c.601C>Tp.（Arg201*）；1例患者存在剪切位点变异c.909-2A>G；另6例患者在17q23.3q24.2染色体区域存在微缺失，大小为0.62～4.06Mb，包含*PSMD12*基因。STISS患者的临床症状表现为，所有患者都有生长发育迟缓、面部及各器官不同程度畸形，面部畸形包括低耳位、眼距过宽、下颌后缩、小颌畸形；大部分患者（9/10）有心脏和（或）肾脏/生殖器畸形。回顾已报道的相关病例发现，7例STISS患者存在眼部畸形或视力异常；5例患者婴儿期存在喂养困难；9例患者皆有神经病学特征，包括行为异常（自闭症或过度活跃）、肌张力低下、癫痫等；8例患者存在智力障碍、7例存在语言运动发育障碍。近2年的相关报道显示，除了以往所报道的STISS症状外，还发现了新的表型。2021年Isidor等报道，有2例患者出现类似冻疮的症状；2022年浙江大学团队报道了2例STISS患者（父女）有荨麻疹的表现。由于STISS为极其罕见的疾病，且患者间的临床症状异质性大，目前尚未有共识或指南对该病提出统一的诊断标准。本例患儿有STISS较为常见的临床表现，包括生长发育迟缓；低耳位、下颌后缩、小颌畸形等特殊面容；视力障碍症状；肌张力低下及婴儿期存在喂养困难。

2．STISS与*PSMD12*基因　STISS临床症状存在很大的异质性与*PSMD12*基因变异的发病机制有一定关联。*PSMD12*基因编码26S蛋白酶体复合物19S调节器的非ATP酶亚单位，该基因的编码区主要调控泛素-蛋白酶体的生化过程，*PSMD12*基因表达水平降低导致细胞内泛素化蛋白积累。泛素-蛋白酶体系统参与细胞的生长及分化、DNA复制与修复、细胞代谢、免疫反应等，主要功能是标记需要分解的蛋白质，使其被26S蛋白酶体降解。泛素受体蛋白的N末端具有一个类泛素结构域，可以被19S调节颗粒所识别，*PSMD12*基因则编码26S蛋白酶体的19S调节子的一个亚基，而*PSMD12*基因变异导致该蛋白表达水平降低或丧失，使细胞内泛素化蛋白积累，从而使细胞的生长、DNA的复制修复等出现障碍，最终引起临床的一系列症状。本例STISS患儿*PSMD12*基因上检测到1个杂合移码变异c.1118delinsCC：p.Ile373ThrfsTer15，导致*PSMD12*基因的第373位密码子处开始发生移码。此位点的变异虽未曾报道过，但根据ACMG指南评判为致病性变异。该突变预测会导致NMD，使发挥正确功能的蛋白质减少，从而出现了单倍型不足，进而引起泛素-蛋白酶体系统功能紊乱，产生一系列生长发育迟缓、面部畸形及视力异常等临床症状，但与其他报道中STISS患者的临床症状相比存在一些差异，在其他文献报道中发生率较高的神经病学异常、智力障碍、语言运动发育障碍及近期报道的类似冻疮、荨麻疹等皮肤症状，在本例患儿中均未出现。本研究报道的STISS病例*PSMD12*基因变异虽导致了蛋白截断，但该变异位于倒数第2个外显子，影响功能相对较小，推测该患儿的临床症状相对较轻。另值得注意的是，本例STISS患儿年龄较小（4岁），需继续随访并警惕是否有神经系统异常及其他症状晚发出现。

3．身材矮小症的临床评估

（1）定义：身材矮小是指身高低于某一特定人群中同性别、同实足年龄儿童的平均身高2个标准差（SD）或以上，这相当于身高低于第3百分位数。身材矮小的临床意义取决于许多因素，包括遗传潜能和身高随时间的变化［身高生长速度（HV）］。

（2）初始评估

1）身高增长速度：确定儿童生长情况或身高增长速度（HV）是评估身材矮小的关键步骤。对于2岁及以上儿童，当生长曲线向下偏离跨越2条主要的身高百分位数曲线或生长速度低于以下数值时，提示生长障碍：①2～4岁：HV<5.5cm/年；②4～6岁：HV<5cm/年；③6岁至青春期：男孩HV<4cm/年，女孩HV<4.5cm/年。

2）身高预测：可通过计算父母身高中值（靶身高）并校正儿童的性别来估计儿童的成年身高潜能。不论是男性还是女性，计算值±8.5cm均代表预测的成年身高的第3至第97百分位数。

3）病史和体格检查：①患者的出生史、喂养史、生长发育的详实病史；生长和青春发育的家族史；②系统回顾：寻找提示胃肠道、肺部、免疫系统或其他全身性疾病的特征；③体格检查包括身高、体重、面容是否特殊、身材匀称性、身材比例、是否存在外生殖器异常或其他组织和器官的先天畸形等。

4）辅助检查：上述评估的结果决定了应对身材矮小儿童进行哪些实验室评估。基本的辅助检查包括骨龄、甲状腺功能、血尿常规、肝肾功能、电解质、胰岛素样生长因子1（IGF-1）和胰岛素样生长因子结合蛋白3（IGFBP-3）。所有不明原因的身材矮小女孩和异常特征的身材矮小男孩皆应进行染色体核型分析。

对于上述检查无法排除病因的患儿，需要进行生长激素激发试验，检查是否存在GHD的可能性。

六、总结

该例患儿*PSMD12*基因的变异为新发变异，是未报道过的致病突变类型，扩大了*PSMD12*基因的变异谱；该疾病的不同基因型其临床表型存在异质性，其相关性仍需进一步探讨；同时为该病的治疗与随访以及生长激素治疗的有效性与安全性提供有价值的资料，对临床医师识别特殊类型的矮小症有重要的意义。

（病例撰写者：张雪蕾　董治亚　上海交通大学医学院附属瑞金医院）

参考文献

[1]Küry S，Besnard T，Ebstein F，et al. De novo disruption of the proteasome regulatory subunit PSMD12 causes a syndromic neurodevelopmental disorder[J]. Am J Hum Genet，2017，100（2）：352-363.

[2]Khalil R，Kenny C，Hill RS，et al. PSMD12 haploinsufficiency in a neurodevelopmental disorder with autistic features[J]. Am J Med Genet B Neuropsychiatr Genet，2018，177（8）：736-745.

[3]Palumbo P，Palumbo O，Ester DM，et al. Expanding the clinical and molecular spectrum of PSMD12-related neurodevelopmental syndrome：an additional patient and review[J]. Arch Clin Med Case Rep，2019，3（5）：250-260.

[4]Isidor B，Ebstein F，Hurst A，et al. Stankiewicz-Isidor syndrome：expanding the clinical and molecular phenotype[J]. Genet Med，2022，24（1）：179-191.

[5]Yan k，Zhang J，Lee PY，et al. Haploinsufficiency if PSMD12 causes proteasome dysfunction and subclinical autoinflammation[J]. Arthritis Rheumatol，2022，74（6）：1083-1090.

[6]Tavtigian SV，Harrison SM，Boucher KM，et al. Fitting a naturally scaled point system to the ACMG/AMP variant classification guidelines[J]. Hum Mutat，2020，41（10）：1734-1737.

[7]Han B，Luo J，Jiang P，et al. Inhibition of embryonic HSP 90 function promotes variation of cold tolerance in zebrafifish[J]. Front Genet，2020，11：541944.

[8]Förster F，Unverdorben P，Sledz P，et al. Unveiling the long-held secrets of the 26S proteasome[J]. Structure，2013，21（9）：1551-1562.

[9]Hancarova M，Malikova M，Kotrova M，et al. Association of 17q24. 2-q24. 3 deletions with recognizable phenotype and short telomeres[J]. Am J Med Genet A，2018，176（6）：1438-1442.

[10]Stankiewicz P，Khan TN，Szafranski P，et al. Haploinsufficiency of the chromatin remodeler BPTF causes syndromic developmental and speech delay，postnatal microcephaly，and dysmorphic features[J]. Am J Hum Genet，2017，101（4）：503-515.

[11]Rosenfeld JA，Patel A. Chromosomal microarrays：understanding genetics of neurodevelopmental disorders and congenital anomalies[J]. Pediatr Genet，2017，6（1）：42-50.

[12]Rice GI，Melki I，Frémond ML，et al. Assessment of type Ⅰ interferon signaling in pediatric inflammatory disease[J]. Clin Immunol，2017，37（2）：123-132.

[13]Zhang N，Osborn M，Gitsham P，et al. Using yeast to place human genes in functional categories[J]. Gene，2003，303：121-129.

[14]Gambin T，Yuan B，Bi W，et al. Identification of novel candidate disease genes from de novo exonic copy number variants[J]. Genome Med，2017，9（1）：83.

[15]Dambacher CM，Worden EJ，Herzik MA，et al. Atomic structure of the 26S proteasome lid reveals the mechanism of deubiquitinase inhibition[J]. Elife，2016，5：e13027.

[16]Saez I，Koyuncu S，Gutierrez GR，et al. Insights into the ubiquitin-proteasome system of human embryonic stem cells[J]. Sci Rep，2018，8（1）：4092.

病例13 X-连锁肾上腺脑白质营养不良

一、病历资料

（一）病史采集

主诉：男性，4岁5月龄，因"皮肤色素沉着1年余"入院。

现病史：患儿家属于1年前发现患儿在无明显诱因下皮肤色素沉着，皮肤颜色进行性加深，关节背伸面及瘢痕处尤为明显，无光过敏、瘀点瘀斑、皮肤瘙痒等症状，生长发育同同龄儿，生长速率约5cm/年，无第二性征发育，无体型壮硕，平素活动正常，故未予重视，但皮肤色素沉着仍逐渐加重，皮肤黝黑明显，入我院前4天至当地中心医院内分泌科就诊，查血促肾上腺皮质激素（ACTH）>2000pg/ml↑、血皮质醇（F）降低，怀疑肾上腺皮质功能减退。患儿出生后至今体质可，否认反复上感，智力、体能自觉同正常同龄儿，病程中无反复呕吐，无乏力，无语言、行为、精神异常等症状。为进一步诊疗来我院，门诊拟"肾上腺皮质功能减退"入院。

既往史：3月龄因"化脓性脑膜炎"在当地儿童医院住院治疗23天。余身体健康。

个人史：G1P1，42+3w，剖宫产，出生后否认窒息史。出生体重4000g，身长55cm。生后母乳喂养，添加辅食正常。体格、语言、运动发育同正常同龄儿。

家族史：舅舅4岁时诊断"肾上腺皮质功能不全"，口服"泼尼松"替代治疗，于11岁时因该病死亡。

（二）专科查体

体温36.6℃，脉搏91次/分，呼吸23次/分，血压100/56mmHg，身高111.4cm（P75～P90），体重19.75kg（P75～P90），神清，反应可，全身皮肤黝黑，关节背伸面较明显，齿龈黑、无皮疹。颈软，气管居中。淋巴结无肿大。双肺呼吸音清，未闻及干湿性啰音。心律齐，未闻及杂音。腹软，无压痛，无反跳痛，肝脾肋下未触及，未触及包块，肠鸣音正常。四肢肌力、肌张力正常，肌容量正常，活动自如，NS（-），外生殖器色素沉着明显，阴茎2cm×1cm，双侧睾丸1ml，阴毛PH1。

（三）辅助检查

入院血尿便常规、肝肾功能、凝血功能及血糖、电解质正常。

甲状腺功能：TSH 7.02（参考值0.35～4.94）μIU/ml↑，FT₃ 5.76（参考值2.63～

5.70）pmol/L↑，FT$_4$ 11.57（参考值9.01~19.04）pmol/L，T$_3$ 2.56（参考值0.89~2.4）nmol/L↑，T$_4$ 94.29（参考值62.6~150.8）nmol/L。

内分泌激素：催乳素（PRL）52.99（参考值3~18）ng/ml↑，雌二醇（E2）<10（参考值5~11）pg/ml，孕酮（P）<0.1（参考值<0.1~0.3）ng/ml，睾酮（T）<0.08（参考值<0.03~0.1）ng/ml，脱氢表雄酮（DHEA-S）4.30（参考值13~83）μg/dl，17-OHP 0.09ng/ml，雄烯二酮（AD）<0.03ng/ml。

醛固酮：卧位43.16（参考值29.4~161.5）pg/ml，立位107.80（参考值38.1~313.3）pg/ml。

胰岛素（INS）：（空腹）0.76（参考值2.6~24.9）μIU/ml↓。

糖化血红蛋白（HbA1C）：5.0%（参考值3.0%~6.2%）。

皮质醇（F）节律：血皮质醇（8AM）0.89（参考值5~23）μg/dl↓，血皮质醇（4PM）0.94（参考值3~15）μg/dl，血皮质醇（0AM）0.94μg/dl。

ACTH基础值：>2000.00↑（参考值10~80）pg/ml。

尿皮质醇：24h尿游离皮质醇3.36（参考值21~111）μg↓，尿皮质醇0.42（参考值58~403）μg/24h尿（24h尿量800ml）↓。

ACTH兴奋试验：血皮质醇13.51μg/dl（用药后1小时）。

垂体-MR平扫：垂体形态稍扁。附见腺样体肥厚。鼻旁窦炎。请结合临床。

肝胆胰脾肾肾上腺B超：未见异常。

极长链脂肪酸（very-long-chain fattyacids，VLCFAs）：二十二烷酸40.9（参考值≤96.3）nmol/L，二十四烷酸57.3（参考值≤91.4）nmol/L，二十六烷酸2.55（参考值≤1.3）nmol/L↑，二十四烷酸/二十二烷酸1.4（参考值≤1.39）↑，二十六烷酸/二十二烷酸0.062（参考值≤0.023）↑。

二、诊治经过

1. 初步诊断　肾上腺皮质功能不全，小阴茎。

2. 诊疗经过　入院完善相关检查，查血ACTH>2000pg/ml↑、血皮质醇（F）降低且昼夜节律消失，结合其症状和检查结果，考虑为肾上腺皮质功能不全，予醋酸氢化可的松10mg/d口服（具体见病例13表1），进一步完善颅脑MRI，提示双侧顶枕部脑白质异常信号（病例13图1），肾上腺CT平扫提示双侧肾上腺纤细，基因检测，提示 *ABCD1* 基因半合子突变（病例13图2）：chrX-152994692，第2外显子，c.906G>T（编码区第906号核苷酸由鸟嘌呤变异为胸腺嘧啶），导致氨基酸改变p.E302D（第302号氨基酸由谷氨酸变异为天冬氨酸），为错义突变。根据2015年ACMG指南，该变异初步判定为临床意义未明（PM2+PP3），HGMD数据库未有该位点的相关性报道，经家系验证分析，患儿父亲该位点无变异，母亲该位点杂合变异，外祖母该位点杂合变异，舅舅因"肾上腺皮质功能不全"死亡（病例13图3）。临床表现与相关辅助检查均提示肾上腺脑白质营养不良，结合基因检测结果，更正诊断为X-连锁肾上腺脑白质营养不良（X-adrenoleukodystrophy，X-ALD）。

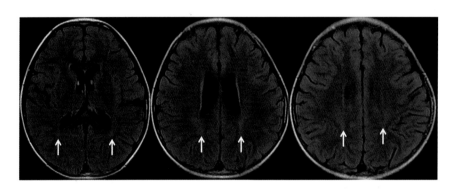

病例13图1　患儿颅脑MRI（2019-04-15）

T₂ Flair序列可见双侧顶枕叶脑白质信号对称性增高

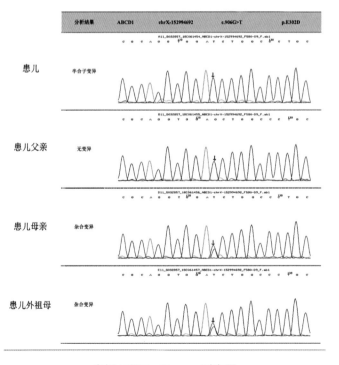

病例13图2　Sanger测序图

患儿携带*ABCD1*基因半合子变异：c.906G＞T，p.E302D，变异来源于母亲和外祖母，父亲为野生型

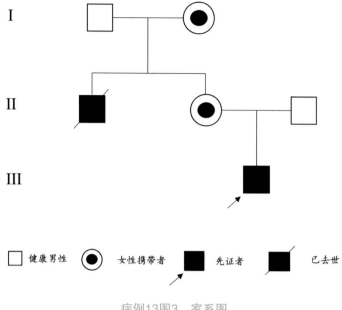

病例13图3 家系图

3. 随访与后续治疗 患儿初始ACTH＞2000pg/ml，血皮质醇（F）降低，予醋酸氢化可的松10mg/d口服，1个月后复查ACTH＞2000pg/ml，醋酸氢化可的松加量至20mg/d，后续患儿在我院随访ACTH、F、肾素、醛固酮等评估病情，根据检查结果调整用药（病例13表1），患儿肤色逐渐转白，以口周、耳部、双手皮肤明显，其他部位皮肤仍黝黑。

病例13表1 后续随访及治疗结果

日期	初诊	1个月后	3个月后	6个月后	11个月后	1.5年后	2年后
ACTH（pg/ml）	＞2000	＞2000	303.00	724.99	15.52	674.89	＞2000
F（μg/dl）	0.89	0.56	2.01	7.56	16.27	0.88	0.59
影像学（MRI）	垂体形态稍扁			双侧顶枕部脑白质信号增高，较前片相仿	双侧顶枕部脑白质信号增高，较前片相仿		
调整醋酸氢化可的松剂量：早–中–晚（mg）	5–0–5	5–5–10	5–5–10	5–5–10	6.7（1/3片）–0–5（即：早1/3片，晚1/4片）	10–0–10	检查前10天家属自行调药为5mg/d
洛伦佐油		自第一次随访（初诊1个月后）开始服用，2ml/（kg·d）（持续中）					

三、病例分析

（一）病史特点

1. 男性，4岁5个月。因"皮肤色素沉着1年余"入院。

2. 患儿1年前出现皮肤色素沉着，且进行性加深，关节背伸面及瘢痕处明显，无智能及生长发育异常，无呕吐及惊厥史。舅舅11岁时因"肾上腺皮质功能不全"去世。

3. 专科查体发现患儿全身皮肤黝黑，皮肤黏膜色素沉着，关节背伸面较明显，齿龈黑、无皮疹，小阴茎。

4. 辅助检查发现患儿ACTH明显升高，血皮质醇（F）降低，VLCFAs水平升高，颅脑MRI提示顶枕部脑白质异常信号，基因检测提示ABCD1基因突变。

（二）诊断与诊断依据

1. 诊断　X-连锁肾上腺脑白质营养不良（X-ALD）、小阴茎。

2. 诊断依据

（1）X-连锁肾上腺脑白质营养不良（X-ALD）：患儿皮肤色素沉着1年余，呈进行性加深，关节背伸面及瘢痕处明显，家族史中舅舅曾因"肾上腺皮质功能不全"去世。辅助检查提示ACTH明显升高，F降低，VLCFAs水平升高，颅脑MRI提示顶枕部脑白质异常信号，基因测序发现患儿为ABCD1基因（c.906G>T，p.E302D）半合子突变。既往研究已经发现ABCD1基因突变可导致肾上腺脑白质营养不良。结合以上依据，患儿诊断为X-ALD。

（2）小阴茎：患儿，男，4岁5月龄，入院查体示阴茎2cm×1cm，故考虑小阴茎。

男性出现如下4种情况应该考虑X-ALD的可能：①男孩具有痴呆表现、进行性动作发育倒退、视力下降、阅读或语言障碍、书写倒退、协调障碍和其他神经系统表现。②青年或中年男性，具有进行性的步态异常，下肢肌力下降或增高，括约肌控制障碍，具备或不具备肾上腺功能减退等。③所有具备肾上腺皮质功能减退者，无论是否存在神经系统症状。④中年或老年男性表现为进行性的截瘫，括约肌控制障碍，下肢感觉障碍者。

（三）鉴别诊断

1. 甲状腺功能亢进　甲亢患者的皮肤变化可有变薄、温暖湿润，严重时可能出现变黑、浮肿等，可能有瘙痒，面部、颈部、肘部及手掌会出现潮红。该患儿甲状腺功能检测结果不提示甲亢，故暂不考虑。

2. 糖尿病皮肤病变　往往见于2型糖尿病的肥胖患者，是胰岛素抵抗的皮肤标志，高浓度的胰岛素与皮肤的棘层细胞和成纤维细胞上的胰岛素样生长因子受体结合，会刺激皮肤的棘层细胞和成纤维细胞过度生长，从而出现黑棘皮病的皮肤改变，患者颈、腋下、腹股沟等皱褶部位的皮肤出现灰棕色或灰黑色乳头状或天鹅绒样增厚。该患儿的皮肤改变主要累及关节背伸面，呈均匀性皮肤色素加深，且患儿的血糖正常，故不考虑。

3. 遗传性血色病　患儿可有典型的三联征，轻度或重度广泛的皮肤黑色素增加，主要发生在阳光暴露的部位，肝脾大和糖尿病，患者常见基因突变为C282Y。该患儿无肝脾大，无糖尿病，无相关位点突变，故暂不考虑。

4. 皮肤黑变病　是一组以好发于颜面等暴露部位的弥漫性色素沉着为特征的皮肤病，包括里尔（Riehl）黑变病、职业性黑变病、摩擦性黑变病、西瓦特皮肤异色。黑变病在中年女性中很常见，一开始脸通常会发红发痒。随着病情的进展，色素沉着逐渐发生，色素沉着为浅褐色至深褐色，边界不十分清楚，色素沉着处有少量鳞片脱落。该患儿全身皮肤色素沉着，关节处明显，无相关风险因素，故暂不考虑。

四、处理方案及基本原则

1. 肾上腺脑白质营养不良的处理　目前没有很好的治疗手段，以改善症状为主。对于肾上腺皮质功能不全的X-ALD患者，美国ALD肾上腺检测指南建议，ACTH>300pg/ml即需要糖皮质激素替代治疗，ACTH 100~300pg/ml的患者在ACTH兴奋试验后皮质醇仍小于18μg/dl也考虑替代治疗。有研究认为，考虑到对儿童身高的影响，应首选氢化可的松治疗，8~12mg/（m²·d）分3次口服；而达到终末身高后，可选用泼尼松或泼尼松龙1~2次/日，易于监测及简化用药。为了防止肾上腺危象，应每3~6个月检测ACTH和皮质醇的变化趋势。此外，尽管盐皮质激素减少不常见，但也应该在诊断肾上腺皮质功能不全后，每6个月监测血浆肾素活性和电解质等指标。

2. 其他治疗

（1）饮食治疗：限制VLCFAs及口服洛伦佐油2~3ml/（kg·d），洛伦佐油可降低血浆VLCFAs水平，但目前其疗效仍有争议，临床研究发现，其既不能改善神经或内分泌症状，也不能阻止疾病进展，可能是因为洛伦佐油仅能降低血浆中极长链脂肪酸水平，而无法在中枢神经系统形成有效的治疗浓度。

（2）造血干细胞移植（hematopoietic stem cell transplantation，HSCT）：HSCT可降低血液及脑组织中VLCFA浓度，延缓疾病进展，提高X-ALD患儿生存率及生活质量，是目前可能的唯一有效的治疗方式，但是长期随访发现该疗法可能导致受试者骨髓异常增生综合征，所以其可行性仍需进一步商榷。

（3）基因治疗：药物诱导基因疗法通过药物诱导*ABCD2*基因表达，可以降低VLCFA水平，但临床疗效尚不明确。

3. 随访与监测

（1）定期随访血ACTH、血皮质醇（F）浓度，根据检查结果调整醋酸氢化可的松剂量，避免感染或外伤，如果出现精神状态差，恶心、呕吐等肾上腺皮质危象表现，建议立即当地医院就诊，予氢化可的松3～5mg/kg静脉滴注治疗。

（2）定期对患者进行神经功能量表和MRI严重程度评分，以评估是否进行造血干细胞移植治疗。

五、要点与讨论

（一）关于皮肤色素沉着的鉴别

皮肤色素改变性疾病是皮肤疾病中的一大类，特征是黑色素性生色团增加（色素沉着过度）和（或）非黑色素性生色团增加（着色过度）。色素沉着过度是指皮肤的天然颜色加深或增加，通常是由于表皮和（或）真皮内黑色素沉积增多（黑素过度病）。这可能是由内源性或外源性色素（如含铁血黄素、铁或重金属）在真皮沉积所致。色素沉着过度是多种临床疾病的一个特征，可以是正常的皮肤改变，也可能为获得性和遗传性综合征。局限的色素沉着过度包括雀斑、雀斑样痣、黑色丘疹性皮病、Becker黑变病等，弥漫性色素沉着过度包括药物性色素沉着过度，弥漫性皮肤黑变病及与内分泌、代谢和自身免疫性疾病相关的色素沉着。

本例患儿1年前出现皮肤色素沉着，且进行性加重，关节处背伸面、瘢痕处明显，辅助检查提示ACTH明显升高，血皮质醇（F）降低，故考虑肾上腺功能不全，患儿有舅舅的家族史，且排除了免疫性及感染性肾上腺功能不全，考虑遗传性可能性大，遂行基因检测提示*ABCD1*突变考虑肾上腺脑白质营养不良。

（二）关于肾上腺皮质功能不全

肾上腺皮质功能不全可由许多先天或后天的原因引起肾上腺皮质分泌皮质醇和（或）醛固酮不足而产生的一系列临床表现。

1. 病因　可分为原发性和继发性。

（1）原发性：原发性慢性肾上腺皮质功能减退症又称Addison病，其病因可见，①免疫，常见的有自身免疫性肾上腺炎，表现为血清中可测到抗肾上腺组织抗体，主要侵及束状带细胞。本病多伴有其他自身免疫紊乱疾病。如多发性内分泌腺体功能不全综合征（Schmidt综合征），可包括如肾上腺皮质功能减退、甲状腺功能减退、甲状旁腺功能减退、性腺衰竭、糖尿病等。②感染：结核是最常见的感染病因，多伴有肺、骨或其他部位结核灶。也可由病毒和真菌感染引起。③肿瘤：全身恶性肿瘤的转移，以肺癌和乳腺癌为多见。④遗传：肾上腺脑白质营养不良，肾上腺皮质增生症，先天性肾上腺发育不良，家族性糖皮质激素缺乏等，都可导致肾上腺皮质功能不全。

（2）继发性：常见于长期超生理剂量的糖皮质激素，也可继发于下丘脑-垂体疾病，如鞍区肿瘤、自身免疫性垂体炎、席汉综合征等。

2. 临床表现 共同的临床表现如逐渐加重的全身不适、乏力、食欲缺乏、恶心、体重减轻、头晕和体位性低血压等。皮肤黏膜色素沉着是Addison病的特征性表现。色素为棕褐色，有光泽、不高出皮面，全身性分布，但以暴露部位及易摩擦的部位更明显，如脸部、手部、乳晕、足背和瘢痕部位；在色素沉着的皮肤常常间有白斑点。齿龈、舌表面和颊黏膜也常常有明显的色素沉着。继发性肾上腺皮质功能不全往往伴有原发病的症状，如垂体前叶功能减退可有甲状腺和性腺功能低下。出现危象的患儿病情危重，大多有发热，体温可达40℃以上，可有严重低血压，甚至低血容量性休克，常伴恶心、呕吐、腹痛、腹泻，有时因伴腹部深压痛和反跳痛而被误诊为急腹症。

3. 辅助检查 电解质可有低血钠、高血钾及空腹低血糖，激素水平，血浆总皮质醇基础值≤3μg/dl，ACTH≥100pg/ml，尿游离皮质醇通常低于正常，血或尿醛固酮水平降低或正常低限，尿17-OHCS和17-KS多低于正常。

4. 治疗 对肾上腺皮质功能减退症的治疗包括肾上腺危象时的紧急治疗、平时的激素替代治疗及病因治疗。①急性肾上腺皮质危象：在取血标本送检ACTH和皮质醇后应立即开始治疗，治疗包括静脉给予大剂量糖皮质激素；纠正低血容量和电解质紊乱；全身支持疗法和去除诱因。先以5%葡萄糖生理盐水以20ml/kg计量，于1/2～1小时内快速静脉滴注，同时加入半琥珀酸氢化可的松25～75mg，小婴儿25mg，儿童75mg，每6小时1次，在24小时内共给4次，使血压上升、循环改善。应多次测血清电解质以指导治疗。输液总量为80～120ml/（kg·d）。第二个24小时皮质醇减量，输液可依60ml/（kg·d）计量，必要时加盐皮质激素氟氢可的松0.05～0.1mg/d。如病情仍不见好转，可输入血浆，有出血现象时可以输血。48小时后一般可停静脉滴注，改为口服皮质醇5～20mg，每8小时1次，再逐步减至该年龄的维持量，一般以20mg/（m^2·d）计量。②替代治疗：通常采用氢化可的松或可的松口服。剂量因人而异可适当调整。皮质醇口服量一般为生理量的2倍［20～25mg/（m^2·d）］，分3次，每8小时服1次。如果患者有明显低血压，可加用盐皮质激素。

该患儿应用氢化可的松替代治疗，因家属依从性欠佳，激素水平波动较大，目前未出现肾上腺危象表现。

（三）X-连锁肾上腺脑白质营养不良

X-ALD是一种位于Xq28的*ABCD1*基因突变导致的进行性X连锁隐性遗传疾病，是一种常见的过氧化物酶体病，发病率约为（0.5~1）/10^6，发病人群中95%是男性，5%是女性。其致病机制为，位于X染色体的ATP结合盒亚家族D成员1（ATP binding cassette subfamily D member 1，*ABCD1*）基因突变，导致过氧化物酶体膜上的编码蛋白结构和功能障碍，VLCFA跨膜转入过氧化物酶体降解失败，致使VLCFA异常沉积于血浆、神经系统和肾上腺等组织，从而出现中枢系统脱髓鞘和肾上腺功能不全为主的病理改变。ALD临床表现多样，根据发病年龄、受累部位及进展速度等主要分为4种类型：脑型X-ALD（包括儿童脑型、青少年脑型和成人脑型）、肾上腺脊髓型（adrenomyeloneuropathy，AMN）、Addison型、男性无症状型。

在X-ALD各分型中，儿童以脑型最为常见（31%~35%），成人以AMN最为常见（40%~46%）。儿童脑型常在3~10岁发病，表现为进行性加重的认知、行为和运动功能倒退。病程早期表现为精神活动缓慢、缺乏兴趣或多动、注意力不集中、言语困难、构音困难、走路不稳、听力视力下降及学习成绩下降等。部分患者伴有肾上腺功能不全。无论以何种症状为首发，数月后均发展为严重复杂的神经系统病变，包括痴呆、失明、耳聋和双侧锥体系症状。发病1~2年后病情恶化成植物人状态，通常在发病数年后死亡。经典的脑型患儿影像学表现为顶枕区首先受累，后向额叶或颞叶发展，增强后病灶边缘呈"蝶翼状"。AMN型患者多在20~30岁起病，AMN早期诊断比较困难，除非家族中有先证者。AMN根据是否合并脑白质脱髓鞘病变又分为单纯肾上腺脊髓型和脑型肾上腺脊髓型。单纯肾上腺脊髓型病情缓慢进展常超过10年，表现为双下肢无力或强直性痉挛、震动觉和位置感觉障碍，性功能丧失，部分患者有肾上腺功能不全的症状，甚至部分诊断为Addison病后数年甚至数十年后因出现神经系统症状而确诊为AMN。脑型、肾上腺脊髓型除上述症状外，尚有脑白质受累的症状，病情进展迅速，约40岁死亡。Addison型患儿仅表现为肾上腺皮质功能受损，临床表现为不可解释的呕吐、昏迷及由于高ACTH导致的皮肤色素沉着，无中枢神经系统受累的证据。大多数患者在中年时发展成肾上腺脊髓型。无症状型患者起病初期只有血中VLCFA水平的异常，无肾上腺或（和）中枢神经系统受累证据，大部分最终伴有肾上腺皮质功能不全和中枢神经系统受累。

一项前瞻性研究显示，约80%无症状患者有肾上腺功能不全相关生化指标的改变，其中70%的患者出现ACTH升高，这说明肾上腺功能不全的发生可能早于神经系统受累。在X-ALD疾病的发展早期，亚临床肾上腺功能不全和ACTH增高导致的皮肤色素沉着可能是唯一的临床表现。对单纯Addison型的随访发现，几乎所有的患者最终都会进一步发展成AMN甚至炎性脑脱髓鞘病，所以Addison可能仅是患者出现神经系统症状的前期阶段。因此，患儿应每3个月复查头颅MRI以早期识别脑型ALD。

伴有肾上腺皮质功能不全的X-ALD患者可采取糖皮质激素替代治疗，剂量根据肾上腺储备功能、年龄、体表面积调整［婴幼儿10~20mg/（$m^2 \cdot d$），儿童青少年10~15mg/（$m^2 \cdot d$），成人15~25mg/（$m^2 \cdot d$）］。虽然糖皮质激素替代治疗能够显著改善肾上腺皮质功能不全症状和生活质量，避免因肾上腺危象而导致的死亡，却不能改善神经系统的症状，也不能阻止神经系统病变的进展。既往文献报道，低极长链脂肪酸饮食、洛伦佐油、洛伐他汀等治疗可促使血浆中极长链脂肪酸水平下降，但无法改善其神经症状，病情仍会不断恶化。目前研究表明HSCT是治疗早期儿童脑型ALD最有效的方法，能阻止儿童脑型ALD病情进展，改变病程和预后，对于早期大脑MRI病变少，临床条件良好（即无严重局灶性缺损，智商≥80）的儿童脑型ALD应尽早行HSCT治疗，但后续的移植物排斥反应及长期免疫抑制仍具有巨大的挑战。基因疗法是目前最具有前景的疗法，自体转基因造血干细胞移植或许会成为有效的基因治疗手段。

目前*ABCD1*基因已经发现3000余种基因突变，本例发现的突变位点906G＞T既往无报道，结合患儿的临床表现，应用在线生物信息分析软件，得出该突变为致病性突变。目前患儿以皮肤色素沉着为唯一临床症状，血检提示ACTH明显升高，F降低，VLCFAs水平升高，表现为单纯Addison型，暂未发现神经系统表现，但后续随访发现患儿的头颅MRI显示顶枕部异常信号影，提示患儿已有神经系统受累，有进一步发展成炎性脱髓鞘脑病的可能。随访过程中，患儿颅内病变无明显增大趋势，但要密切关注其神经系统症状、体征及影像学表现，在后续的随访过程中有可能会发展成脑型ALD，或者在成年后发展为AMN。

（四）关于遗传咨询

目前肾上腺脑白质营养不良无有效的治疗手段，且预后不佳，对于携带*ABCD1*基因突变的女性杂合子在孕期需进行遗传咨询和产前诊断，以降低新生儿的出生缺陷。通过VLCFAs、影像及基因突变分析，可以检测出无症状者和携带者，为早期监测和干预治疗提供依据。通过植入前基因诊断或孕期测定羊水细胞或绒毛膜组织中*ABCD1*基因突变分析可进行产前诊断。

对于以皮肤色素沉着为唯一临床表现的男童，在排除了免疫性和感染性肾上腺炎症后，都应该进行基因检测，以鉴别X-ALD。美国ALD无神经症状男童影像学检测指南与共识认为，对于X-ALD患者，尤其是男童，在进展成为炎性脑病之前，应进行神经功能评估和连续脑MRI监测。

六、总结

X-ALD患者有多重临床表现，但多以肾上腺皮质功能不全起病，且在疾病的早期可能为唯一临床表现，往往误诊为特发性Adisson而延误神经系统损害的治疗，因而对于皮肤色素沉着者，或出现视、听觉损害，认知、运动障碍者，需仔细行神经系统体检及皮质醇、ACTH、VLCFAs、颅脑影像学检查，或进一步行基因检测以排除X-ALD。X-ALD目前无有效的治疗手段，糖皮质激素及盐皮质激素对症治疗，监测ACTH、F水平，及时调整氢化可的松剂量，避免肾上腺危象。对患儿进行神经功能量表和MRI严重程度评分以评估是否进行HSCT治疗，早期应用HSCT治疗可有效改善患儿预后。

（病例撰写者：王燕菲　马晓宇　上海交通大学医学院附属瑞金医院）

参考文献

[1]Zhu J，Eichler F，Biffi A，et al. The changing face of adrenoleukodystrophy[J]. Endocr Rev，2020，41：577-593.

[2]van Geel BM，Assies J，Haverkort EB，et al. Progression of abnormalities in adrenomyeloneuropathy and neurologically asymptomatic X-linked adrenoleukodystrophy despite treatment with "Lorenzo's oil" [J]. J Neurol Neurosurg Psychiatry，1999，67：290-299.

[3]Rasmussen M，Moser AB，Borel J，et al. Brain，liver，and adipose tissue erucic and very long chain fatty acid levels in adrenoleukodystrophy patients treated with glyceryl trierucate and trioleate oils（Lorenzo's oil）[J]. Neurochem Res，1994，19：1073-1082.

[4]Moser AB，Fatemi A. Newborn screening and emerging therapies for X-Linked adrenoleukodystrophy[J]. JAMA Neurol，2018，75：1175-1176.

[5]Kemp S，Huffnagel IC，Linthorst GE，et al. Adrenoleukodystrophy-neuroendocrine pathogenesis and redefinition of natural history[J]. Nat Rev Endocrinol，2016，12：606-615.

[6]Ashrafi MR，Amanat M，Garshasbi M，et al. An update on clinical，pathological，diagnostic，and therapeutic perspectives of childhood leukodystrophies[J]. Expert Rev Neurother，2020，20：65-84.

[7]Au LWC，Chan AYY，Mok VCT. Teaching neuroImages：X-linked adrenoleukodystrophy：Spinocerebellar variant[J]. Neurology，2019，93：e731-e732.

[8]Dubey P，Raymond GV，Moser AB，et al. Adrenal insufficiency in asymptomatic adrenoleukodystrophy patients identified by very long-chain fatty acid screening[J]. J Pediatr，2005，146：528-532.

[9]Lee H，Ko JM，Lee SH. Generalized skin hyperpigmentation as the only manifestation of X-linked adrenoleucodystrophy[J]. Br J Dermatol，2020，182：239-240.

[10]Turk BR，Moser AB，Fatemi A. Therapeutic strategies in adrenoleukodystrophy[J]. Wien Med Wochenschr，2017，167：219-226.

[11]Yanase T，Tajima T，Katabami T，et al. Diagnosis and treatment of adrenal insufficiency including adrenal crisis：a Japan Endocrine Society clinical practice guideline [Opinion][J]. Endocr J，2016，63：765-784.

[12]Eichler F，Duncan C，Musolino PL，et al. Hematopoietic stem-cell gene therapy for cerebral adrenoleukodystrophy[J]. N Engl J Med，2017，377：1630-1638.

[13]Mallack EJ，Turk B，Yan H，et al. The Landscape of hematopoietic stem cell transplant and gene therapy for X-Linked adrenoleukodystrophy[J]. Curr Treat Options Neurol，2019，21：61.

[14]Mallack EJ，Turk BR，Yan H，et al. MRI surveillance of boys with X-linked adrenoleukodystrophy identified by newborn screening：meta-analysis and consensus guidelines[J]. J Inherit Metab Dis，2021，44：728-739.

[15]C Peters，LR Charnas，Y Tan，et al. Cerebral X-linked adrenoleukodystrophy：the international hematopoietic cell transplantation experience from 1982 to 1999[J]. Blood，2004，104（3）：881-888.

[16]DJ Loes，S Hite，H Moser，et al. Adrenoleukodystrophy：a scoring method for brain MR observations[J]. AJNR Am J Neuroradiol，1994，15（9）：1761-1766.

病例14 合并甲状腺功能亢进的Alström 综合征

一、病历资料

（一）病史采集

主诉：女性，8岁。因"多饮多尿7个月"入院。

现病史：患儿7个月余前出现多饮多尿（量具体不详），无发热多汗，无头晕头痛，无恶心呕吐，无腹痛腹泻，未见明显血尿、泡沫尿，饮食未见明显改变，当地医院就诊，查空腹血糖7.77mmol/L，餐后2小时血糖14.84mmol/L，谷丙转氨酶264U/L，谷草转氨酶151U/L，总胆固醇5.97mmol/L，低密度脂蛋白4.06mmol/L，诊断为糖尿病、肝功能异常，予控制血糖、保肝抗炎治疗（具体不详）后出院。出院后予精蛋白人胰岛素注射液（优思灵50）早餐前10U，晚餐前6U皮下注射。现患儿血糖控制4~8mmol/L，多饮多尿情况较前明显好转，近半个月体重减轻约3kg，无尿频尿痛，无发热，无头晕头痛，无胸闷胸痛，无呼吸困难，为求进一步治疗，门诊拟"糖尿病"收治入院。

既往史：生后8个月诊断为先天性黄斑发育不良。1岁时因呼吸道感染就诊查胸片示心脏形态异常，诊断为扩张性心肌病，予依那普利口服近2年，无青紫、胸闷、气喘等症状。1年前感冒后出现听力下降，诊断为中耳炎，予抗炎治疗（具体不详），现患儿听力较正常人低。

个人史：G1P1，足月剖宫产出。出生体重、身长不详。出生后无窒息抢救史。新生儿筛查通过。

生长发育史：语言、运动发育同正常同龄儿；疫苗接种按计划免疫全部完成。未有初潮。

家族史：父母、妹妹体健，无糖尿病、肥胖等遗传病史。

（二）专科查体

体温36.7℃，脉搏82次/分，呼吸20次/分，血压113/64mmHg，身高140.2cm（+1.14SD），体重43.2kg（+2.82SD），体重指数（BMI）22.01kg/m^2（+2.53SD），神清，精神可，圆脸，宽肩，桶状胸，周围型肥胖体型，全身皮肤黏膜无苍白、无黄染，后颈、腋下、腹股沟、腘窝等皮肤褶皱处可见片状黑棘皮（病例14图1）。口腔黏膜光滑，咽不红，双侧扁桃体无肿大。颈软，气管居中，甲状腺无明显肿大，未及血管杂音。胸廓无畸形，双肺呼吸音清，未闻及干湿性啰音。心音有力，心率82次/分，律齐，未及明显杂音。腹软，无压痛、反跳痛，脾肋下未及明显肿大；肠鸣音无亢进。四肢、脊柱无畸形，NS（−）。双乳B2期，阴毛PH1，外阴幼女型。

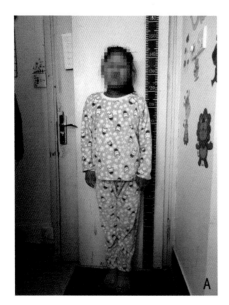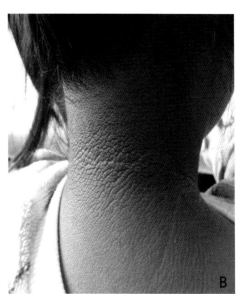

病例14图1　体征照片

A：圆脸，宽肩，桶状胸，周围型肥胖；B：颈部显著的黑棘皮病

（三）辅助检查

入院血常规、血脂、电解质正常、甲状腺功能、甲状旁腺功能、肾上腺皮质功能、性激素水平、妇科肿瘤标志物正常。

糖耐量：空腹血糖4.96（参考值3.90~6.10）mmol/L，餐后2小时血糖7.05（参考值<7.8）mmol/L。

胰岛素释放：空腹胰岛素48.43（参考值2.60~24.90）μIU/ml↑，餐后2小时胰岛素5.11μIU/ml，胰岛素抵抗稳态模型评估指数（HOMA-IR）16.6（参考值≤2.6）↑。

C肽释放试验：空腹C肽9.64（参考值1.1~4.4）μg/L↑，餐后2小时C肽8.87μg/L。

糖化血红蛋白（HbA1C）：8.0（参考值4.7~6.4）%↑。

胰岛自身抗体：谷氨酸脱羧酶抗体（GAD-Ab）、抗胰岛素抗体（IAA）、抗胰岛细胞抗体（ICA）阴性。

肝功能：丙氨酸氨基转移酶（ALT）92（参考值7~40）IU/L↑，天门冬氨酸氨基转移酶（AST）61（参考值13~35）U/L↑。

肾功能：尿素（BUN）9.6（参考值2.5~7.1）mmol/L↑，肾小球滤过率（GFR）90ml/（min·1.73m²）。

尿常规：蛋白（+），葡萄糖（++）。

尿蛋白定量：24h尿蛋白378（参考值24~150）mg/24h↑，尿微量白蛋白12.10（参考值<3.00）mg/dl↑，尿转铁蛋白1.03（参考值<0.23）mg/dl↑，尿免疫球蛋白G 3.38（参考值<0.96）mg/dl↑，尿 α_1 微球蛋白9.89（参考值<1.20）mg/dl↑，尿视黄醇结合蛋白2.57（参考值<0.70）mg/L↑，尿白蛋白比肌酐18.31（参考值0~3.50）mg/mmol↑。

颈部超声：双侧甲状腺结节样病灶，拟TI-RADS 2类。腹部超声：肝脾稍大，胆囊壁胆固醇结晶。脊柱全长片：脊柱侧弯，颈椎生理曲度稍变直。妇科B超（经腹）：子宫：14mm×8mm×15mm；子宫右侧无回声区：75mm×63mm×73mm，LOV：22mm×15mm×18mm。内见无回声区约5枚，直径4~5mm。盆腔CT：右侧盆腔囊性占位（78mm×82mm×75mm）。盆腔少量积液（病例14图2）。

眼科检查：双眼黄斑发育不良。听力检测：感音神经性听力降低。肺功能检查：阻塞性通气障碍。

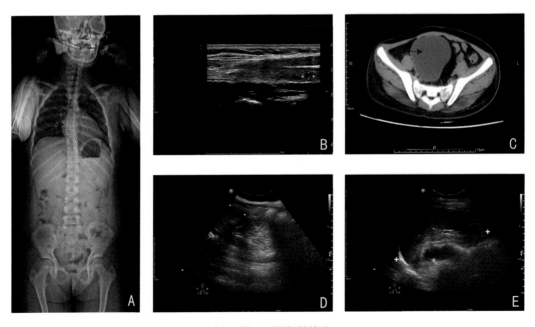

病例14图2　影像学检查

A：脊柱侧弯；B：甲状腺结节（TI-RADS2）；C：右侧盆腔囊肿（7.8cm×8.2cm×7.5cm）；D：肝脏增大；E：脾大

二、诊治经过

1. 初步诊断 2型糖尿病（Type 2 diabetes，T_2DM）、肥胖症、胰岛素抵抗、肝功能异常、糖尿病肾病（早期肾病）、先天性黄斑发育不良、感音神经性耳聋、卵巢囊肿、甲状腺结节、脊柱侧弯、阻塞性通气功能障碍。

2. 诊疗经过 结合临床症状和检查结果，考虑存在多脏器功能异常，高度怀疑存在特殊类型糖尿病可能。建议其全家进一步行单基因糖尿病基因panel二代测序，基因检测提示*ALMS1*复合杂合突变：chr2，73675945（c.2296_2299del4，p.S766Kfs*13），在第8外显子，和chr2，73800461（c.11460C＞A，p.Y3820*），在第16外显子，通过Sanger测序方法进行了验证，以上突变分别来自父亲和母亲，妹妹携带来自父亲的杂合子突变（病例14图3）。ALMS1中的这两个突变分别是移码突变和无义突变，据预测，这两个突变都是导致ALMS1蛋白截断的终止密码子（病例14图4）。根据2015年的ACMG指南，ALMS1中的这两个突变被认为是致病性变异（PVS1＋PM2＋PM3＋PP4：p.S766Kfs*13；PVS1＋PM2＋PP4：p.Y3820*），进一步从基因层面确定患儿的最终诊断为Alström综合征。

调整控制血糖方案为口服二甲双胍0.25g、2次/日联合地特胰岛素10U皮下注射，口服易善复及静脉滴注谷胱甘肽保肝降酶，盐酸贝那普利片5mg、1次/日缓解蛋白尿。

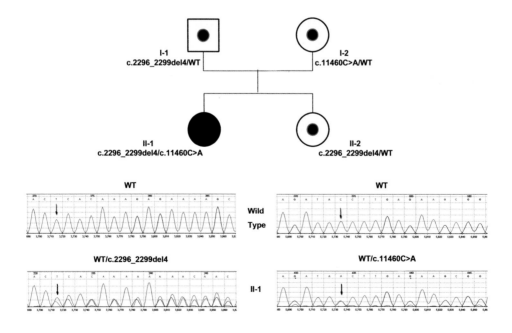

病例14图3 先证者的家系及突变分析

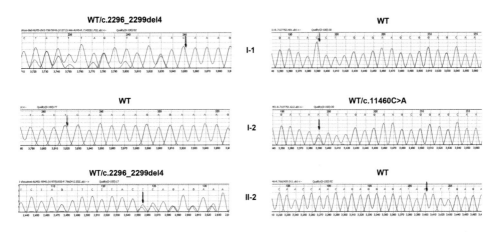

病例14图3　先证者的家系及突变分析（续）

先证者（Ⅱ-1）携带 *ALMS1* 基因复合杂合突变：c.2296_2299del4 来自父亲（Ⅰ-1）和 c.11460C>A 来自母亲（Ⅰ-2）。先证者的妹妹（Ⅱ-2）携带的突变 c.2296_2299del4 来自父亲。WT：野生型。

ALMS1 c.2296_2299del4

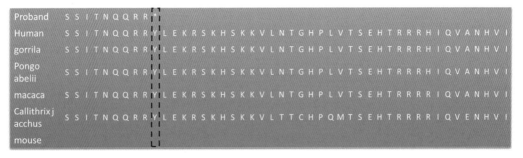

ALMS1 c.11460C>A

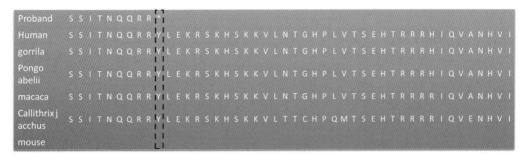

病例14图4　预测在该先证者中发现的移码突变（上）和无义突变（下）导致的ALMS1的截断

3. 随访与后续治疗　两年后，患儿因"肝酶进行性升高和血糖控制不佳"再次入院。10岁查体示身高148cm（+1.34SD），体重44.8kg（+1.96SD），BMI 20.45kg/m²（+1.74SD）和Tanner Ⅱ青春期。骨龄为13.5岁（病例14图5），预计成人身高（PAH）为152cm（-1.59SD）。实验室检测示肝功能异常（ALT 236U/L；AST 117.9U/L；γ-GT

58.3U/L）、高血糖（HbA1c，10.0%）、Graves' 甲状腺功能亢进症［T_3 10.64（参考值 2.63～5.70）pmol/L；T_4 19.47（参考值9.01～19.04）pmol/L；TSH 0.0082（参考值0.3500～4.9400）μIU/ml；TRAb 4.07（参考值<1.75）U/L；甲状腺球蛋白抗体和促甲状腺激素受体抗体水平正常］、氮质血症（BUN 7.7mmol/L）、糖尿病肾病（早期肾病）［尿微量白蛋白（MA）8.38mg/dl；尿MA/肌酐比值108mg/g；GFR 119.8ml/（min·1.73m^2）；尿蛋白318mg/24h］，高脂血症（甘油三酯1.89mmol/L），HOMA-IR升高（33.7）。影像学检查示右侧卵巢囊肿切除术后、甲状腺结节（TI-RADS 2-3）和胆囊息肉（病例14图6）。停用二甲双胍并开始胰岛素强化治疗，包括三餐前的门冬胰岛素和睡前的地特胰岛素［胰岛素总量1.8～2U/（kg·d）］。谷胱甘肽、多烯磷脂酰胆碱（易善复）、双环醇和维生素E保肝。口服甲巯咪唑（5mg，1次/日）用于控制甲状腺功能亢进。洛汀新（5mg，1次/日）减轻尿蛋白丢失。

治疗1个月后，各项生化指标均有所缓解，生长发育正常，与同龄儿童相当。

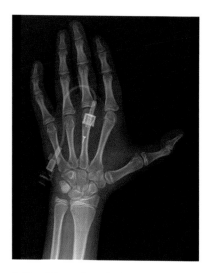

病例14图5　先证者骨龄（10岁时）

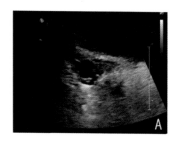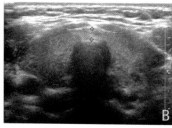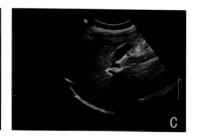

病例14图6　2年后先证者的影像学结果

A：右侧卵巢囊肿术后改变；B：甲状腺结节（TI-RADS 2-3）；C：胆囊息肉

三、病例分析

（一）病史特点

1. 女性，8岁。因"多饮多尿7个月"入院。

2. 既往史 8月龄时诊断为双侧先天性黄斑发育不良，1岁时诊断为扩张型心肌病，7岁时出现听力损失。

3. 专科查体 发现患儿有肥胖（BMI SDS：+2.53）、黑棘皮病。

4. 辅助检查 血糖升高、胰岛素抵抗、肝功能异常、糖尿病肾病（早期肾病）、Grave's甲亢、高脂血症。影像学检查提示右侧盆腔巨大囊肿、肝脾增大、甲状腺结节、脊柱侧弯，听力检测诊断感音神经性耳聋，肺功能检查提示阻塞性通气功能障碍。

（二）诊断与诊断依据

1. 诊断 Alström综合征（AS）是一种罕见的纤毛病，为常染色体隐形遗传病，其特征是代谢障碍，如儿童肥胖、胰岛素抵抗、锥体视网膜营养不良和感音神经性听力损失（sensorineural hearingloss，SNHL）。2型糖尿病（T_2DM）和高三酰甘油血症通常发生在儿童或青少年时期。扩张型心肌病（Dilated cardiomyopathy，DCM）可能出现在婴儿期，通常在3年内缓解甚至自愈；也可能在青春期或成年期复发或首次出现。AS的其他常见特征包括肝肾和肺功能障碍、儿童的慢性中耳炎、青少年时期的脊柱畸形（脊柱侧凸、脊柱后凸或脊柱前凸）、成年期的身材矮小及胃肠道和神经系统疾病（如癫痫发作）。

2. 诊断依据

（1）T_2DM：该患儿肥胖体型，非酮症起病，HbA1c、空腹、餐后血糖升高，C肽不低，糖尿病自身抗体阴性，二甲双胍联合胰岛素控制血糖可。

（2）胰岛素抵抗：患儿HOMA-IR升高。

（3）肥胖：患儿BMI SDS＞+2。

（4）DCM：患儿1岁时反复肺部感染，外院心超提示DCM。我院心脏彩超未见异常，考虑已自愈。

（5）视网膜营养不良：患儿8月龄视力异常，入院眼科检查诊断先天性黄斑发育不良。

（6）SNHL：患儿7岁时听力异常，入院听力检查诊断SNHL。

（7）肝功能异常：患儿多次肝酶升高。

（8）肾功能异常：患儿多次BUN和尿蛋白升高。

（9）肺功能异常：患儿肺功能提示阻塞性通气功能障碍。

（10）高脂血症：患儿随访中三酰甘油升高。

（11）脊柱畸形：患儿脊柱全长片提示脊柱侧弯。

测序发现患儿为*ALMS1*基因复合杂合突变：第8外显子（c.2296_2299del4，p.S766Kfs*13）和第16外显子（c.11460C＞A，p.Y3820*），均为首次报道，根据2015年ACMG指南，*ALMS1*基因中的这两个突变被认为是致病性变异。

结合以上依据，患儿诊断为Alström综合征。

（三）鉴别诊断

1. 1型糖尿病　多为酮症酸中毒起病，急性发病，患儿体型偏瘦，C肽功能低下，胰岛自身抗体阳性，该患儿体型、起病模式、胰岛功能及抗体均不符合，可排除该诊断。

2. 其他特殊类型糖尿病（病例14表1）。

病例14表1　常见特殊类型糖尿病及其特点

疾病	基因	遗传模式	临床表型	
			与 AS 重叠	与 AS 不同
Bardet-Biedl 综合征（Bardet-Biedl syndrome，BBS）	＞21 种基因相关，包括 *BBS1*，*BBS2*，*ARL6*，*BBS4*，*BBS5*，*MKKS*，*BBS7*，*TTC8*，*BBS9*，*BBS10*，*TRIM32*，*BBS12*，*MKS1*，*CEP290*，*WDPCP*，*SDCCAG8*，*LZTFL1*，*BBIP1* 和 *IFT27*	常隐	视椎体营养不良向心型肥胖性腺功能减退肾功能障碍	BBS 出现视力问题的平均年龄较大（BBS 为 8.5 岁，AS 为 2 岁）。多指畸形在 BBS 很常见（AS 中未描述）。认知障碍在 BBS 很常见。BBS 很少出现听力问题。糖尿病在 BBS 中的发病率较低（5% ～ 10%）
线粒体异常	线粒体 DNA 或细胞核 DNA	常隐，常显母系	心肌病感觉神经性耳聋视神经萎缩色素性视网膜病变糖尿病	中枢神经系统受累和肌无力可能发生在线粒体疾病中（AS 中未报道）。线粒体障碍的临床表型出现较晚（儿童晚期或成年，AS 通常在出生后 1 年内）
Wolfram 综合征	*WFS1*、*CISD2*	常隐常显	糖尿病视神经萎缩中枢性尿崩症感音神经性耳聋泌尿道功能障碍进行性神经功能异常	糖尿病通常是第一种表现（6 岁左右）。与 AS 相比，视力问题出现晚，通常 11 岁左右。中枢性尿崩症很常见，AS 未有描述。其他症状通常青春期后出现

四、处理方案及基本原则

1. AS的处理　尚无治疗方法可以预防AS的进行性器官受累。AS患者需要多学科护理，以制订和协调管理和干预措施。AS患者可通过佩戴红橙色晶状体改善光感异常，通过植入耳蜗助听器改善听力障碍，通过健康的低热量饮食和定期运动控制体重增加和血脂水平。此外，重组人生长激素（recombinant human growth hormone，rhGH）可降低少数AS患者的体脂百分比、肝脂肪和血脂水平，改善胰岛素敏感性和黑棘皮病。血管紧张素转换酶抑制剂（angiotensin-converting enzyme inhibitor，ACEI）通常用于改善蛋白尿和扩张或限制性心肌病（β-受体阻滞药也可用于治疗心力衰竭）。当存在T_2DM或胰岛素抵抗时，需要大剂量的二甲双胍和罗格列酮。此外，钠-葡萄糖转运蛋白2抑制剂（如卡格列净）可用于一些患有慢性肾脏病和心脏病且不耐受二肽基肽酶-4抑制剂的AS患者。如果急需控制体重，可以考虑使用胰高血糖素样肽1受体激动剂。目前正在AS患者中进行2期临床试验，旨在评估PBI-4050对病理性炎症和纤维化的疗效。

2. 随访与监测（病例14表2）。

病例14表2　AS患者随访与监测要点

系统 / 关注点	评估	项目
生长发育	测量身高、体重、头部和腰围 详细的饮食史：热量摄入和饮食成分 评估日常身体活动水平	评估肥胖（检查身高体重或计算 BMI） 评估身材矮小，检查 IGF-1
眼睛	眼科会诊	婴幼儿：评估畏光、眼球震颤和视力受损 年龄较大的儿童 / 成人：评估白内障；视力受损；进行视野检查、视网膜电图
耳朵 / 听力	听力学评估	评估高频 SNHL 进行听觉脑干反应和耳穴射
	耳鼻喉科咨询	评估可能导致听力损失的慢性中耳炎 / 粘性中耳炎
胰岛素抵抗 /2 型糖尿病	内分泌代谢咨询	评估：高胰岛素血症（从 5 岁开始检查皮肤是否有黑棘皮症） 糖尿病前期从 4 岁开始（HbA1C，餐后 C 肽和血糖，口服葡萄糖耐量试验） 从 5 岁开始出现血脂异常 从 10 岁开始评估性腺功能
甲状腺功能减退症	根据需要咨询内分泌科医生	检查甲状腺功能

续表

系统/关注点	评估	项目
性腺功能减退症/雄激素过多症	根据需要咨询内分泌科医生	评估青春期发育；根据需要检查卵泡刺激素（FSH），促黄体生成素（LH），雌激素和睾酮的水平 男性：继发于低促性腺激素性性腺功能减退症和（或）睾丸纤维化的青春期延迟或停滞的证据 女性：多毛症、多囊卵巢综合征、性早熟、月经不调、闭经
心血管	评估心肌病并根据需要咨询心脏病专家	3周至4个月：评估婴儿心肌病；基线超声心动图 青少年至30多岁：评估限制性心肌病，包括心电图和心脏MRI以检测心肌纤维化
呼吸	评估肺功能并根据需要转诊给肺科医生	寻找限制性肺病的证据
泌尿外科	评估逼尿肌-尿道协同障碍根据需要转诊给泌尿科医生	特别是在十几岁的女性中
发育	发育评估	评估精细和粗大运动，言语/语言，一般认知和职业技能 评估学校环境中对视力和听力受损者的特殊考虑
精神/行为学	基于存在感觉丧失（即耳聋、失明、聋盲）的神经精神学评估	对于年龄>12个月：筛查行为问题，包括睡眠障碍、多动症、焦虑和（或）提示自闭症谱系障碍（ASD）的特征
睡眠	评估睡眠呼吸暂停	如果睡眠期间大声打鼾、喘气
肾	评估肾功能根据需要转诊至肾脏科医生	检查全血细胞计数、血清电解质、肌酐、胱抑素C、尿素 检查血压，根据需要进行24小时血压监测
肝	评估非酒精性脂肪性肝病根据需要转诊给肝病学家	通过超声检查，肝纤维化扫描，肝酶和肝脏合成功能（凝血酶原时间）评估肝脏疾病 对于晚期肝病患者：评估是否需要上消化道内镜检查以评估食管静脉曲张
肌肉骨骼	根据需要咨询骨科医生	评估脊柱侧弯/脊柱后凸和扁平足

五、要点与讨论

1. 关于儿童糖尿病的鉴别　儿童糖尿病90%为1型糖尿病，2型糖尿病占2%左右，剩下的部分则为特殊类型糖尿病，其中大部分与基因突变相关。对于具有以下临床信息的患者，需考虑遗传相关糖尿病，推荐进行分子遗传学检测：

（1）所有在出生6个月内被诊断的糖尿病，少数患者可能会在6～12个月发病，均建议立即行基因检测以确定有无新生儿糖尿病（neonatal diabetes mellitus，NDM）。

（2）新生儿期有高胰岛素性低血糖症。

（3）在儿童期或者成年早期发病，但又不具有典型的T_1DM和T_2DM的临床特征，如缺乏自身免疫抗体阳性的证据、非肥胖、缺乏其他代谢疾病的特征，且家族多代（三代以上）高血糖或糖尿病史（提示可能存在常染色体显性遗传模式）。

（4）在非肥胖的T_2DM患者中，轻度的、非进展的空腹高血糖（5.5～8.5mmol/L），HbA1c持续稳定在5.6%～7.6%。

（5）诊断T_1DM 5年后，仍有部分胰岛β细胞功能保留，胰岛素需要量低，血清及尿C肽在正常范围或稍偏低。

（6）合并有胰腺外病变（先天性心脏病、胃肠道缺陷、脑畸形、视力听力异常、严重腹泻、肾脏发育异常或其他自身免疫性疾病）。

（7）伴有与肥胖程度不符合的显著黑棘皮病表现，可伴有三酰甘油升高等脂代谢异常表现。

（8）肌肉发达且伴有不寻常的脂肪分布，如中央脂肪堆积，四肢脂肪缺乏。

本例患儿出生后就有先心病、视力异常，伴早发听力、肝肾功能、胰岛素抵抗、肥胖、脂代谢异常、甲状腺等多器官系统受累表现，高度提示其为糖尿病相关的遗传综合征。但患儿来我院就诊时年龄较大，病程较长，确诊AS时已经发生多脏器功能障碍，预后不佳。

2. 关于AS基因型-临床表型关联　AS的临床表型很复杂，即使在具有相同突变位点的个体之间也有很大差异。视网膜营养不良通常发生在出生后几周内，大约所有儿童在第一年内都会出现视力不良。大约1/3的AS患者在9岁时完全失明，在12岁时50%失明，在16岁时90%失明。在一项针对21名中国AS患者的研究中，到36月龄时，他们中100%的人视力不佳，19%的人有神经系统损伤，14%的人有肝肾功能障碍，与欧洲和美国的人群相似。大约2/3的AS患者会发展为扩张型心肌病，他们的心功能在3岁时会改善，并在"低正常"状态下保持稳定。大约89%的AS患者出现对称性SNHL，甚至更糟，诊断时的平均年龄为7.45岁（范围1.5～15年）。大约82%的AS患者被诊断为T_2DM，中位发病年龄为16岁。肥胖通常发生在出生后的头几年，出生时，在没有体重控制的情况下，大多数婴儿的BMI＞95%。大多数AS患者的身高在儿童早期是正常的，生长迟缓发生在青春期，但我们的先证者更高（+1.34 SD），这可能是由于她存在青春期发育过早（10岁时卵巢接近3ml，BA 13.5岁），最终PAH仍然受损。我们将继续跟进，以确定先证者在青春期中后期是否有异常生长发育。

此外，该患者在诊断为AS后2年发生Graves'甲亢，为首次报道。关于AS与甲状腺之间的相关性，大多数患者患有甲状腺功能减退症（11%~36%），一些患者患有亚临床甲状腺功能减退。目前认为甲状腺功能减退症（中枢性或原发性）可能是AS的原发性或继发性导致，20%的病例与自身免疫相关。只有一项研究报告称，土耳其两姐妹分别在15岁和20岁时被诊断为AS，在30岁时患有甲亢，但他们的甲状腺自身抗体均为阴性，同时发生肾衰竭；在本例中，患者2年后被诊断为甲状腺功能亢进时，出现了肝功能障碍的快速进展。目前尚不清楚肝功能障碍的快速进展是否与甲状腺功能亢进的主要表现有关；然而，这种症状可能提示AS进入快速进展。

虽然尚未发现特异性的基因型-表型相关性，但AS仍表现出遗传异质性。一些关于基因型-表型相关性的研究发现，第16外显子的致病性突变与视网膜病变（1岁前）、尿路异常、DCM和糖尿病相关，而第8外显子的突变与慢性肾病相关（$P=0.0007$）。在本例中，患者携带8和16外显子的致病突变分别在780和3820的位置。与无义突变相比，终止增益突变对ALMS1蛋白造成更大的损害，并具有更严重和复杂的临床表型，这可能有助于解释该患儿早发性糖尿病、自身免疫性甲状腺机能亢进和快速进展的肝功能障碍。

3．关于AS的治疗　在本例中，患者表现出进行性肝功能障碍、血糖控制不佳和Graves'甲状腺功能亢进。在通过ACEI为肾脏保护和降低尿蛋白提供积极治疗的同时，有必要平衡肝脏保护和二甲双胍与甲巯咪唑的使用。由于过去没有经验参考，因此需要对这个临床问题进行进一步的探索。

4．关于遗传咨询与处理　由于AS的预后不良，对于疑似病例推荐尽早进行ALMS1基因测序，尤其是伴有多系统受累的患儿。

对家庭成员的风险：

（1）先证者的父母：受累儿童的父母是杂合子（即一种ALMS1致病变异体的携带者）。杂合子（携带者）无症状，没有患该病的风险。

（2）先证者的兄弟姐妹：先证者的每个兄弟姐妹都有25%的机会受到影响，50%的机会成为无症状携带者，25%的机会不受影响且不是携带者。

（3）先证者的后代：尚无基因确诊AS的男性或女性有孕育子代的报导。

（4）其他家庭成员：先证者父母的每个兄弟姐妹都有50%的风险成为ALMS1致病变异体的携带者。

六、总结

总之，要高度警惕合并有胰腺外病变（先天性心脏病、胃肠道缺陷、脑畸形、视力听力异常、严重腹泻、肾脏发育异常或其他自身免疫性疾病）或伴有与肥胖程度不符合的显著黑棘皮病等脂代谢异常表现的儿童糖尿病患者，早期基因诊断明确病因。临床医生还需要密切监测患者的全身状况，防止主要器官的衰竭，早期诊断和干预可延缓疾病的进展，改善AS患者的寿命和生活质量。

（病例撰写者：张娟娟　马晓宇　上海交通大学医学院附属瑞金医院）

参考文献

[1]Marshall JD，Maffei P，Collin GB，et al. Alström syndrome：genetics and clinical overview[J]. Curr Genomics，2011，12：225-235.

[2]Tsai MC，Yu HW，Liu T，et al. Rare compound heterozygous frameshift mutations in ALMS1 gene identified through exome sequencing in a taiwanese patient with Alström syndrome[J]. Front Genet，2018，9：110.

[3]Hearn T. ALMS1 and Alström syndrome：a recessive form of metabolic，neurosensory and cardiac deficits[J]. J Mol Med（Berl），2019，97：1-17.

[4]Collin GB，Marshall JD，Ikeda A，et al. Mutations in ALMS1 cause obesity，type 2 diabetes and neurosensory degeneration in Alström syndrome[J]. Nat Genet，2002，31：74-78.

[5]Hearn T，Renforth GL，Spalluto C，et al. Mutation of ALMS1，a large gene with a tandem repeat encoding 47 amino acids，causes Alström syndrome[J]. Nat Genet，2002，31：79-83.

[6]Marshall JD，Muller J，Collin GB，et al. Alström syndrome：mutation spectrum of ALMS1[J]. Hum Mutat，2015，36：660-668.

[7]Marshall JD，Beck S，Maffei P，et al. Alström syndrome[J]. Eur J Hum Genet，2007，15：1193-1202.

[8]Tahani N，Maffei P，Dollfus H，et al. Consensus clinical management guidelines for Alström syndrome[J]. Orphanet J Rare Dis，2020，15：253.

[9]Ozgül RK，Satman I，Collin GB，et al. Molecular analysis and long-term clinical evaluation of three siblings with Alström syndrome[J]. Clin Genet，2007，72：351-356.

[10]Zmyslowska A，Borowiec M，Antosik K，et al. Genetic evaluation of patients with Alström

syndrome in the Polish population[J]. Clin Genet，2016，89：448-453.

[11]Chen JH，Geberhiwot T，Barrett TG，et al. Refining genotype-phenotype correlation in Alström syndrome through study of primary human fibroblasts[J]. Mol Genet Genomic Med，2017，5：390-404.

[12]Tai TS，Lin SY，Sheu WH. Metabolic effects of growth hormone therapy in an Alström syndrome patient[J]. Horm Res，2003，60：297-301.

[13]Baig S，Veeranna V，Bolton S，et al. Treatment with PBI-4050 in patients with Alström syndrome：study protocol for a phase 2，single-centre，single-arm，open-label trial[J]. BMC Endocr Disord，2018，18：88.

病例15　家族性男性性早熟

一、病历资料

（一）病史采集

现病史：男性，初诊年龄3岁7个月，因"自幼阴茎粗大"就诊。患儿出生后不久家长即觉阴茎较同龄儿粗大，未予特殊关注，未就诊，其后阴茎持续增大，睾丸增大情况不能详述。同时患儿自幼生长速度较快，具体速度不详，近期觉生长速度较前有所加快。平素冲动易怒，偶有攻击行为。无变声，无遗精，否认特殊药物接触或应用史。平素二便正常，胃纳正常，夜眠正常，近期体重增长情况不详。

既往史：既往体健。

个人史：G1P1，足月顺产，出生体重3150g，出生身长50cm；否认窒息抢救史。母乳喂养1年，运动及智力发育同同龄儿。

家族史：父亲173cm，母亲163cm，均否认早发育病史。否认近亲婚配。否认家族性遗传性疾病史。

（二）专科查体

身高110.5cm（+2SD），体重21.2kg，BMI 17.5kg/m²。体型匀称，无特殊面容，牙列齐。全身无皮肤牛奶咖啡斑，无色素沉着，无黑棘皮。甲状腺未及明显肿大。面部痤疮（－），胡须（－），双乳B1期，乳晕着色不深，腋毛（－）。会阴阴毛PH1，阴茎7.3cm×2.4cm，双侧睾丸大小6ml，质地正常，未及明显肿块，阴囊发育正常。胸廓无畸形，骨骼无畸形，四肢关节活动正常，余查体未见异常。

（三）辅助检查

1. 实验室检查　入院后血尿便常规、肝肾功能及电解质、空腹血糖、胰岛素、血脂、甲状腺功能均正常。

胰岛素样生长因子1（IGF-1）229（参考值22～208）ng/ml↑。

肿瘤标志物正常：癌胚抗原（CEA）1.71（参考值<5）ng/ml，甲胎蛋白（AFP）1.19（参考值0～8.78）ng/ml，特异β绒毛膜促性腺激素（β-HCG）2.21（参考值<5）mIU/ml。

促性腺激素释放激素兴奋试验（LHRH激发试验）及其余内分泌激素检测结果见病

例15表1。

病例15表1　患儿内分泌激素结果及LHRH激发峰值结果

项目	结果	参考范围
LH 基础值（mIU/ml）	0.52	–
LH 峰值（mIU/ml）	6.9	–
FSH 基础值（mIU/ml）	1.1	–
FSH 峰值（mIU/ml）	9.7	–
T（ng/ml）	3.58	成年男性 1.42 ~ 9.23
E_2（pg/ml）	14.0	成年男性 11 ~ 44
17–OHP（ng/ml）	0.42	0.4 ~ 2.15
ACTH（pg/ml）	33.76	7 ~ 65

注：LH：黄体生成素；FSH：卵泡刺激素；T：睾酮；E_2：雌二醇；17–OHP：17–羟孕酮；ACTH：促肾上腺皮质激素

2. 影像学检查

头颅MRI：垂体发育正常；颅内未见异常或占位。

睾丸B超：右侧睾丸大小约28mm×19mm×13mm，体积约4.91ml；左侧睾丸大小约28mm×18mm×14mm，体积约5.01Ml；未见异常信号或占位。

肾上腺B超：未见异常增生或占位。

骨龄：5岁（实际年龄3岁7个月）（病例15图1）。

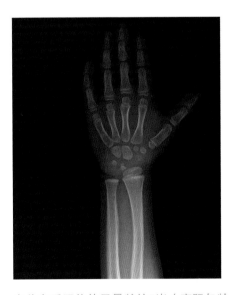

病例15图1　患儿左手正位片示骨龄约5岁（实际年龄3岁7个月）

二、诊治经过

1. 初步诊断　参考2022年中华医学会儿科学分会内分泌遗传代谢学组发布的《中枢性性早熟诊断与治疗专家共识（2022）》，患儿根据临床症状诊断为男性性早熟（precocious puberty，PP），根据实验室检查结果诊断为男性中枢性性早熟（central precocious puberty，CPP）。

2. 诊疗经过及随访　患儿小年龄发生CPP，垂体MRI未见异常，排除中枢神经系统病变。同时需警惕外周性性早熟向CPP转换可能：肾上腺超声未见异常，排除肾上腺占位；睾丸超声未见异常，排除睾丸间质细胞瘤；血清β-HCG正常，排除HCG分泌性生殖细胞瘤；肾上腺相关激素水平正常，肾上腺超声未见增生，排除先天性肾上腺皮质增生症（congenital adrenal hyperplasia，CAH）；患儿未见皮肤牛奶咖啡斑或骨纤维异样增生，故暂不考虑Mccune-Albright综合征（MAS）。而家族性男性性早熟发病年龄小，血清睾酮明显增加，符合该患儿表现，确诊需要完善相关基因突变筛查。基因检测结果提示黄体生成素/人绒毛膜促性腺激素受体（luteinizing hormone/choriogonadotropin receptor，LHCGR）基因第11外显子c.A1723>C杂合突变，导致第575位氨基酸残基由异亮氨酸突变为亮氨酸，突变来自母亲，父亲正常（病例15图2）。根据ACMG指南评判为可能致病性变异（PS4+PM2）。

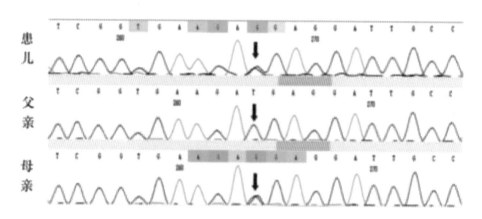

病例15图2　病例及母亲存在相同的LHCGR基因杂合点突变c.1723A>C（p.Ile575Leu）

根据基因检测结果，结合患儿病史及相关实验室检查，明确该患儿的诊断为由*LHCGR*基因激活性突变导致的家族性男性性早熟且并发CPP。由于芳香化酶抑制剂对生殖系统及骨代谢的长期影响仍未明确，与家长沟通后拒绝使用芳香化酶抑制剂，故初始治疗方案采用抗雄激素药物联合促性腺激素释放激素类似物（gonadotropin-releasing hormone analogue，GnRHa），具体药物为螺内酯［1mg/（kg·次），2次/日］及注射用醋酸曲普瑞林（3mg/次，1次/4周）。治疗半年后随访中发现，患儿睾丸无明显退缩，生长速率（growth velocity，GV）仍快（1.1cm/月），骨龄进展明显（从5岁进展到7岁），尽管LH及FSH基础值退至基线水平，但睾酮水平仍增高（病例15图3），故再次与家中沟通后予加用阿那曲唑治疗（0.5mg，1次/日）。至今共随访18个月，末次随访时睾酮水平明显下降，生长速率明显减缓（0.5cm/月），冲动易怒较前改善，骨龄基本控制，BA/CA由1.75降至1.48（病例15图4），双侧睾丸大小4～5ml，阴毛及腋毛无发育，未见药物相关不良反应。

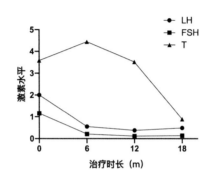

病例15图3　患儿治疗前后激素水平变化

LH：黄体生成素，mIU/ml；FSH：卵泡刺激素，mIU/ml；T：睾酮，ng/ml

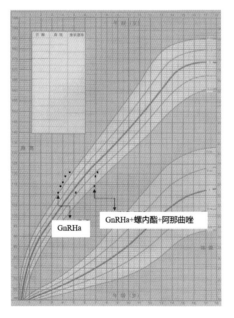

病例15图4　患儿治疗后骨龄及身高变化情况

注：·实际年龄身高，x骨龄

三、病例分析

（一）病史特点

1. 患儿，男，年龄3岁7个月，因"自幼阴茎粗大"就诊。

2. 生后即有外生殖器粗大，自幼生长速度高于同龄儿，专科查体可见睾丸明显增大，骨龄明显大于实际年龄，血检提示下丘脑-垂体-性腺轴（hypothalamic pituitary gonadal axis，HPGA）启动。

3. 无阳性家族史。

4. 基因检测结果提示LHCGR杂合点突变c.1723A＞C，p.Ile575Leu。来源于母亲。

（二）诊断与诊断依据

1. 诊断 *LHCGR*基因激活性突变导致的家族性男性性早熟（familial male-limited precocious puberty，FMPP）继发CPP。

2. 男童CPP诊断标准

（1）性征提前出现，即男童9岁前出现睾丸增大：患儿3岁7个月，已出现睾丸增大。

（2）性腺增大，即男童睾丸容积≥4ml：查体见睾丸6ml。

（3）血清促性腺激素及性激素达青春期水平：LHRH激发提示LH峰值6.9mIU/ml，FSH峰值9.7mIU/ml，LH峰值/FSH峰值＞0.6，睾酮3.58ng/ml。

（4）多有骨龄提前，骨龄超过实际年龄≥1岁：患儿3岁7个月，骨龄5岁，超过实际年龄1岁余。

（5）有线性生长加速，年生长速率高于同龄健康儿童：病史提及患儿GV较快，近期加速，查体身高位于同龄儿+2SD水平。

故患儿CPP诊断成立。

基因检测提示*LHCGR*基因第11外显子c.A1723＞C杂合突变，导致第575位氨基酸残基由异亮氨酸突变为亮氨酸，突变来自其母。根据ACMG指南评判为可能致病性变异（PS4+PM2）。故由*LHCGR*基因激活性突变引起的FMPP诊断成立。

结合以上依据，该患儿诊断*LHCGR*基因激活性突变导致的FMPP且继发CPP。

（三）鉴别诊断

男性性早熟的鉴别诊断主要为病因诊断，常见的男性性早熟病因有：

1. 中枢性性早熟（CPP）

（1）特发性CPP（idiopathic central precocious puberty，ICPP）：男性ICPP的比例

为25%～60%，而女性ICPP的比例可高达90%。该患儿明确存在*LHCGR*基因突变，不考虑。

（2）中枢神经系统病变

1）颅内肿瘤或占位性病变：如下丘脑错构瘤、星形胶质细胞瘤、松果体瘤、神经纤维瘤或囊肿等。患儿垂体MRI未见异常，不考虑。

2）颅内先天畸形：脑积水、蛛网膜囊肿、室中隔发育不良、脊髓脊膜膨出等。患儿查体及影像学不支持。

3）获得性颅脑损伤：外伤、手术、放疗或化疗后。患儿无相关病史，不考虑。

（3）继发于外周性性早熟疾病：多继发于先天性肾上腺皮质增生症、家族性男性性早熟。患儿目前不能排除，需评估有无外周性性早熟疾病。

2．外周性性早熟（PPP）

（1）先天性肾上腺皮质增生症（CAH）：CAH是外周性性早熟最常见的病因，是由肾上腺皮质激素合成途径中酶的缺陷引起，最常见的是21-羟化酶缺乏，其次是11β-羟化酶缺乏症。不同的酶缺乏导致皮质激素前体及旁路产物堆积，某些前体可转化为雄激素，从而使雄激素水平升高发生性早熟。患儿ACTH、17-OHP正常，血压正常，无出生后反复吐泻病史，皮肤颜色正常，可排除。

（2）家族性男性性早熟（FMPP）：FMPP是由于*LHCGR*基因发生激活性突变，导致睾丸间质细胞（Leydig细胞）自主性合成与分泌睾酮，血清睾酮水平升高，导致性早熟表现。患儿*LHCGR*基因突变，血检睾酮明显增高，符合。

（3）肿瘤性疾病：可发生在肾上腺、性腺、肝脏、大脑、腹膜后和纵隔等位置。肿瘤分泌大量的雄激素或HCG，导致血清中雄激素直接或间接增加，从而使第二性征发育提前。患儿相关B超以及血检可排除。

（4）外源性类固醇激素和内分泌干扰物作用：外源性激素暴露可能会导致性发育提前，目前也有研究表明内分泌干扰物（EDC）对青春发育提前有潜在作用。病史否认相关物质接触或者使用史，可排除。

（5）甲状腺功能降低：约有6%的男性甲减会发生PPP，机制可能与促卵泡刺激素（FSH）、泌乳素升高等有关。患儿甲功正常，可排除。

不同于女性，男性性早熟不论是中枢性还是外周性大多有病理因素存在，但在早期容易出现漏诊和误诊，从而引起治疗的困难和偏差，所以强调病因诊断才能更及时地进行精准治疗，改善临床结局。

四、处理方案及基本原则

1. FMPP及继发CPP的处理　FMPP的治疗以对抗其雄激素作用及抑制甾体类性激素合成为主，治疗的目的是抑制过早及过快的第二性征发育，延缓骨龄进展，改善终身高，并减少因性早熟所致的社会或心理问题。目前用于治疗FMPP的药物主要包括抗雄激素药物、P$_{450}$酶抑制剂及芳香化酶抑制剂，但尚无统一诊疗共识，临床上多采用联合用药方案，大多数可取得不同程度的效果。若继发CPP，可使用GnRHa联合治疗，以期获得最大终身高获益。该病例在明确病因诊断后开始治疗，初始方案为螺内酯＋GnRHa治疗。而在初始方案治疗半年后，睾丸退缩不明显，睾酮水平仍高，骨龄出现明显提前，故加用第三代芳香化酶抑制剂阿那曲唑，联合治疗半年，睾酮水平明显下降，骨龄进展明显减缓。

2. 随访与监测　患儿定期至我院儿童内分泌门诊随访，每3个月检测性发育状态、生长速率等，每半年检测1次骨龄，同时监测LH、FSH及T水平，以评估HPG轴的抑制情况和外周性腺的抑制情况。

同时需要监测治疗FMPP药物的不良反应：每3个月复诊，询问有无皮疹、胃肠道不适、头晕等，测量血压，监测肝肾功能、电解质、血常规指标。

FMPP既往有相关报告提出存在精原细胞瘤、睾丸间质细胞瘤的可能性，本研究随访过程中定期监测睾丸B超，暂未发现肿瘤问题，需长期随访。

五、要点与讨论

1. 关于家族性男性性早熟　家族性男性性早熟（FMPP）又称为家族性高睾酮血症，是一种常染色体显性遗传疾病，仅男性发病。其发生原因是*LHCGR*基因激活性突变引起不依赖于下丘脑-垂体-性腺轴（HPGA）的男性外周性性早熟。FMPP最先在1981年由Schedewie等进行描述，而Shenker等首次从8个不同家族的多名FMPP患者中均检测到了*LHCGR*基因突变，从而将FMPP与*LHCGR*基因突变关联起来。FMPP是男性性早熟的罕见病因，至今全球共报道了一百多例，国内仅散在报道不足10例。目前对FMPP的诊断、治疗和随访虽有一定的经验，但尚未形成共识。

*LHCGR*基因位于2号染色体p21区，长度约80kb，包含11个外显子及10个内含子，编码LH受体蛋白，主要在性腺上表达（包括女性卵泡膜细胞、颗粒细胞、黄体和间质细胞、男性睾丸间质细胞）。该蛋白属于G蛋白偶联受体（G protein-coupled receptor，GPCR）家族成员，有674个氨基酸组成，分为细胞外N端结构域、7个跨膜螺旋区和细胞

内C端结构域，可以同时与LH及HCG结合。正常情况下，青春期下丘脑-垂体-性腺轴启动后LH与睾丸Leydig细胞上的LH受体结合，激活腺苷酸环化酶（cAMP），促使睾酮的合成增加。而当*LHCGR*基因发生激活性突变，LH受体不需与LH结合，而呈持续性自主激活，导致细胞内非LH依赖性的cAMP增加，间质细胞持续分泌睾酮，导致男性性早熟发生。

FMPP患者起病年龄多在4岁之前，出现一系列因睾酮增高引起的外周性性早熟表现，包括生长加速明显、阴茎增大可伴有勃起、睾丸可有轻度增大、骨龄提前、部分患者还伴有攻击性增加等行为问题。但由于起病隐匿，早期进展缓慢，FMPP通常容易漏诊。此外，其临床症状与其他类别的外周性性早熟，如CAH相比，有一定相似性，在疾病鉴别方面存在困难。而长期未经诊断治疗的患者，易转化为中枢性性早熟，加重治疗负担，临床管理困难也加大，为诊疗带来一定的挑战。

FMPP为常染色体显性遗传疾病，常有明显的家族史，家族中男性成员多数有性发育提前或终身高受损的情况。但由于女性携带者通常无性早熟表现，若突变来源于母亲，极易造成子代漏诊。目前FMPP的确诊仍依赖于DNA测序发现*LHCGR*基因突变，怀疑FMPP的患者及父母双方均应行基因检测。大多患者可通过外周血基因检测发现致病突变，但亦有部分患者的突变来源于体细胞，无法通过外周血检测检出，可能需要进行活组织基因检测发现突变进而确诊，加大了确诊的难度。

2. 关于家族性男性性早熟的治疗　FMPP的治疗以抑制甾体类性激素的合成及对抗其雄激素作用为主，治疗的目的是抑制过早及过快的性发育，延缓骨龄进展，改善终身高，并减少因性早熟所致的社会或心理问题。治疗FMPP的药物包括：

（1）环丙孕酮及甲羟孕酮：均属于抗雄激素制剂，也有一定抗促性腺激素作用而使睾酮下降。环丙孕酮的推荐剂量为每日70～150mg/m^2，分两次服用，最大剂量不超过200mg/d。不良反应包括头痛、胃肠道反应及男性乳房发育。

（2）酮康唑：作用机制是阻断17-羟基孕酮向雄烯二酮转化而抑制雄激素的合成。建议每日剂量4～8mg/kg，总量分2～3次服用，服药后48小时激素水平下降。可以单独使用，也可与芳香酶抑制剂等其他药物联合使用。但需注意酮康唑的不良反应，常见有胃肠道反应及皮疹、头晕、嗜睡、畏光等，可出现男性乳房发育，并要注意其对肝脏的损伤和肾上腺抑制作用。

（3）螺内酯：能抑制双氢睾酮与其胞质受体蛋白结合而具有抗雄激素作用。建议剂量1～2mg/（kg·d），可以分2～4次服用。

（4）阿那曲唑及来曲唑：高选择性非甾体类芳香化酶抑制剂，可以有效延缓骨龄进展，改善终身高，但对于高雄激素症状改善不明显，现多推荐联合抗雄激素药物使用。推荐剂量阿那曲唑为0.5～1mg/d，来曲唑1.25～2.5mg/d。

（5）比卡鲁胺：非甾体类抗雄激素，能结合并抑制雄激素受体，增加受体的降解。治疗剂量为每日2mg/kg，每日给药1次，最常见的不良反应是男性乳房发育和乳房疼痛。

近年来，采用比卡鲁胺联合阿那曲唑或来曲唑治疗较多，能够有效抑制骨龄进展、延长青春发育时间，从而增加终身高。也有报道比卡鲁胺联合阿那曲唑及螺内酯同时使用。

3. 关于CPP的处理 FMPP的治疗以对抗其外周雄激素作用及抑制甾体类性激素合成为主，继发CPP时可加用GnRHa治疗以抑制HPGA的效应。继发CPP后，由于患者的雄激素分别来自HPGA正反馈效应及睾丸间质细胞自主分泌，单用GnRHa仍可出现睾酮水平增高，导致生长加速、骨骺成熟加快。故FMPP继发CPP时，目前国内外的治疗方案多为抗雄激素药物与GnRHa联用，以获得最大终身高收益。

GnRHa为治疗CPP患儿的标准药物，其作用机制是与垂体前叶促进性腺细胞的GnRH受体结合，使LH、FSH和性激素分泌减少，有效控制CPP患儿性发育进程，延迟骨龄成熟，改善成年终身高，减少心理行为问题。

已经上市的GnRHa有曲普瑞林、亮丙瑞林和戈舍瑞林等多种药物可供选择，制剂有3.75mg的缓释剂（每4周肌内注射或皮下注射）、11.25mg的长效缓释剂（每12周注射1次）等，国内以3.75mg的曲普瑞林和亮丙瑞林缓释制剂常用。GnRHa缓释剂的常规初始剂量是3.75mg，此后剂量80～100μg/（kg·4周）；或采用通用剂量3.75mg每4周1次，根据性腺轴抑制情况调整用量。

4. 关于遗传咨询与处理 对于已经发现LHCGR突变的患儿行父母突变筛查。明确分子缺陷诊断后，如父母有再生育需求可行羊水或绒毛膜穿刺对胎儿进行产前基因检测。成年后患儿如有生育需求，亦可行产前基因检测。

六、总结

FMPP是男性性早熟的罕见病因，具有难鉴别、易漏诊误诊、难治疗及管理难的特点，临床对小年龄段起病或治疗效果欠佳的男童中枢性性早熟，需考虑FMPP可能。FMPP作为一种罕见疾病，目前国内报道的病例不多，且以散发型为主，对于该疾病的诊断和治疗尚未形成共识，后期希望能纳入多中心数据，提供更可靠的循证医学证据。

（病例撰写者：何亲羽　陈立芬　马晓宇　上海交通大学医学院附属瑞金医院）

参考文献

[1]Partsch CJ，Sippell WG. Pathogenesis and epidemiology of precocious puberty. Effects of exogenous oestrogens[J]. Hum Reprod Update，2001，7（3）：292-302.

[2]Teilmann G，et al. Increased risk of precocious puberty in internationally adopted Children in denmark[J]. Pediatrics，2006，118（2）：391-399.

[3]Kim SH，et al. A significant increase in the incidence of central precocious puberty among korean girls from 2004 to 2010[J]. PLoS One，2015，10（11）：0141844.

[4]Zhu M，et al. Epidemiologic study on current pubertal development in Chinese school-aged children[J]. Zhejiang Da Xue Xue Bao Yi Xue Ban，2013，42（4）：396-402.

[5]Shenker A，et al. A constitutively activating mutation of the luteinizing hormone receptor in familial male precocious puberty[J]. Nature，1993，365（6447）：652-654.

[6]Daussac A，et al. Testotoxicosis without testicular mass：revealed by peripheral precocious puberty and confirmed by somatic LHCGR gene mutation[J]. Endocr Res，2020，45（1）：32-40.

[7]Cunha-Silva M，et al. Spontaneous fertility in a male patient with testotoxicosis despite suppression of FSH levels[J]. Hum Reprod，2018，33（5）：914-918.

[8]Juel Mortensen L，et al. Germ cell neoplasia in situ and preserved fertility despite suppressed gonadotropins in a patient with testotoxicosis[J]. J Clin Endocrinol Metab，2017，102（12）：4411-4416.

[9]Boot AM，et al. Mutation analysis of the LH receptor gene in Leydig cell adenoma and hyperplasia and functional and biochemical studies of activating mutations of the LH receptor gene[J]. J Clin Endocrinol Metab，2011，96（7）：E1197-1205.

[10]Roy N，et al. Endocrine disruption of the Follicle-Stimulating hormone receptor signaling during the human antral follicle growth[J]. Front Endocrinol （Lausanne），2021，12：791763.

[11]Qiao J，Han B. Diseases caused by mutations in luteinizing hormone/chorionic gonadotropin receptor[J]. Prog Mol Biol Transl Sci，2019，161：69-89.

[12]Gurnurkar S，DiLillo E，Carakushansky M. A case of familial Male-limited precocious puberty with a novel Mutation[J]. J Clin Res Pediatr Endocrinol，2021，13（2）：239-244.

[13]Wang M，et al. Familial male-limited precocious puberty due to Asp578His mutations in the LHCGR gene：clinical characteristics and gene analysis in an infant[J]. Zhongguo Dang Dai

Er Ke Za Zhi，2017，19（11）：1159-1164.

[14]杨海花，陈永兴，卫海燕. LHCGR基因突变所致家族性男性性早熟家系分析[J]. 中国临床医学，2020，27（01）：102-105.

[15]Soriano-Guillén L，et al. Adult height after ketoconazole treatment in patients with familial male-limited precocious puberty[J]. J Clin Endocrinol Metab，2005，90（1）：147-151.

[16]Lane LC，et al. Adult height in patients with familial male-limited precocious puberty and the role of an aromatase inhibitor in patient management[J]. Journal of Pediatric Endocrinology and Metabolism，2018，31（5）：551-560.

[17]Kor Y. Central precocious puberty in a case of late-diagnosed familial testotoxicosis and long-term treatment monitoring[J]. Hormones （Athens），2018，17（2）：275-278.

[18]Latronico AC，Brito VN，Carel JC. Causes，diagnosis，and treatment of central precocious puberty[J]. Lancet Diabetes Endocrinol，2016，4（3）：265-274.

[19]梁雁，杜敏联，罗小平. 中枢性性早熟诊断与治疗共识（2015）[J]. 中华儿科杂志，2015，53（06）：412-418.

[20]Haddad NG，Eugster EA. Peripheral precocious puberty including congenital adrenal hyperplasia：causes，consequences，management and outcomes[J]. Best Pract Res Clin Endocrinol Metab，2019，33（3）：101273.

[21]Schedewie HK，et al. Testicular leydig cell hyperplasia as a cause of familial sexual precocity[J]. J Clin Endocrinol Metab，1981，52（2）：271-278.

[22]Mitre N，et al. Treatment of familial male-limited precocious puberty （testotoxicosis） with anastrozole and bicalutamide in a boy with a novel mutation in the luteinizing hormone receptor[J]. J Pediatr Endocrinol Metab，2009，22（12）：1163-1167.

[23]Lenz AM，et al. Bicalutamide and third-generation aromatase inhibitors in testotoxicosis[J]. Pediatrics，2010，126（3）：728-733.

[24]Reiter EO，et al. Bicalutamide plus anastrozole for the treatment of gonadotropin-independent precocious puberty in boys with testotoxicosis：a phase Ⅱ，open-label pilot study （BATT）[J]. J Pediatr Endocrinol Metab，2010，23（10）：999-1009.

[25]Leschek EW，et al. Effect of antiandrogen，aromatase inhibitor，and gonadotropin-releasing hormone analog on adult height in familial male precocious puberty[J]. J Pediatr，2017，190：229-235.

[26]Cheuiche AV，et al. Diagnosis and management of precocious sexual maturation：an updated review[J]. Eur J Pediatr，2021，180（10）：3073-3087.

[27]Wit JM，Hero M，Nunez SB. Aromatase inhibitors in pediatrics[J]. Nature Reviews Endocrinology，2012，8（3）：135-147.

病例16　甲状腺激素抵抗综合征

一、病历资料

（一）病史采集

主诉：女性，10岁，因"发现甲状腺功能异常3年，颈部肿大1年"于我院就诊。

现病史：患儿3年余前因"性早熟"于外院就诊完善相关检查时发现甲状腺功能异常（FT_3 8.78pmmol/L↑、FT_4 30.81pmmol/L↑、TSH 11.08mIU/L↑），偶有脾气暴躁，无多饮多食，无心慌、心悸，无怕热多汗，无胸闷气短，无腹泻，无体重下降，无下肢肿胀，诊断为"甲状腺功能亢进症"，予甲巯咪唑（赛治）0.5粒、2次/日口服治疗，FT_3波动在7.85~13.01pmmol/L，FT_4波动在8.17~47.25pmmol/L，TSH波动在1.38~72.77mIU/L。期间根据甲状腺功能调整药物剂量且多次因TSH持续升高而暂停赛治治疗。1年前患儿出现颈部增粗，当地医院完善甲状腺超声提示：甲状腺Ⅱ度肿大，近2个月患儿颈部增粗较前加重，遂至我院就诊，门诊以"甲状腺功能亢进症"收治入院。患儿自发病以来，神清、精神可，睡眠可，大小便正常，近半年体重下降（具体不详）。

既往史：7年前曾有急性胆囊炎史。

个人史：G3P1，G1及G2人工流产。孕38W顺产。出生体重3150g，身长50cm。出生后无窒息抢救史，无喂养困难。

生长发育史：语言、运动发育同正常同龄儿；疫苗按计划免疫接种。未有初潮。

家族史：父母体健，无相关甲状腺疾病家族史。

（二）专科查体

体温36.8℃，脉搏95次/分，呼吸20次/分，血压92/52mmHg，身高144cm（0.14SD），体重29.7kg（-1.02SD），BMI 14.32kg/m²（-1.18SD）。神清、精神可，体型偏瘦，全身黏膜无破溃、黄染，无皮疹。双眼无突出，咽不红，扁桃体未及肿大，颈软，气管居中，甲状腺Ⅱ度肿大，可随吞咽上下活动，未闻及血管杂音。双肺呼吸音粗，未闻及干湿性啰音。心前区可触及心尖搏动，搏动点在左侧第五肋间锁骨中线内侧0.5cm，搏动范围2cm。心率95次/分，腹软，肝脾肋下未触及，肠鸣音3~5次/分。四肢脊柱无畸形，双下肢无水肿。

（三）辅助检查

血尿便常规、肝肾功能、电解质、自身免疫性抗体、血沉、肿瘤标志物、性激素及肾上腺轴激素均正常。生长激素（GH）4.148ng/ml（参考值0.010~3.607ng/ml），胰岛素样生长因子1（IGF-1）329ng/ml（参考值88~452ng/ml）。

甲状腺功能见病例16表1。

病例16表1　甲状腺功能检查

	T_3 （nmol/L）	FT_3 （nmol/L）	T_4 （nmol/L）	FT_4 （pmol/L）	TSH （μIU/ml）	TRAb （U/L）	TGAb （U/ml）	TPOAb （U/ml）	TG （ng/mL）
结果	5.87 ↑	14.84 ↑	119.9	15.33	27.03 ↑	0.30	2.25	0.15	＞500
参考范围	0.89~2.44	2.63~5.70	62.6~150.8	9.01~19.04	0.35~4.94	＜1.75	＜4.11	＜5.61	3.5~77

注，T_3：三碘甲状腺原氨酸；FT_3：游离三碘甲状腺原氨酸）；T_4：甲状腺素；FT_4：血清游离甲状腺素；TSH：促甲状腺激素；TRAb：抗促甲状腺素受体抗体；TGAb：甲状腺球蛋白抗体；TPOAb：甲状腺过氧化物酶抗体；TG：甲状腺球蛋白。

生长抑素抑制试验见病例16表2。

病例16表2　生长抑素抑制试验

时间	0小时	2小时	4小时	6小时	8小时	24小时	抑制率（％）
FT_3	21.80	15.68	14.81	13.38	13.05	11.05	25
FT_4	21.01	22.26	24.05	20.48	22.55	22.41	3
TSH	17.95	5.03	4.85	3.75	4.88	2.98	83

颈部超声：甲状腺弥漫性病变伴肿大，符合甲亢，桥本待排。腹部超声：未见明显异常。颅脑及垂体MRI：垂体饱满。心超：未见异常。妇科B超（经腹）：宫颈长16mm，子宫26mm×15mm×20mm，内膜2.6mm；右侧卵巢18mm×21mm×21mm，卵泡6~7枚，直径2~8mm，左侧卵巢19mm×14mm×17mm，卵泡6~7枚，直径2~7mm。

二、诊治经过

1. 初步诊断　甲状腺激素抵抗综合征（thyroid hormone resistance syndrome，RTH）是中枢或外周靶组织对甲状腺激素（thyroid hormone，TH）敏感性降低。临床可表现为甲状腺功能亢进、甲状腺功能减退或同时存在。典型的实验室特征是FT_3及FT_4升高，同时因TH对垂体的负反馈作用丧失，TSH未被抑制，血清水平正常或升高。

2. 诊疗经过　患儿入院完善相关检查，结合其症状和检查结果，考虑RTH可能。

再进一步完善检查（颅脑垂体MRI及生长抑素抑制实验），排除垂体瘤可能。经患儿监护人同意后进一步行甲状腺疾患相关基因Panel检测。基因检测结果：患儿编码甲状腺激素受体β的基因（*THRB*基因）8号外显子存在c.830C＞T的杂合突变，导致p.T277I错义变异，其父母均无相关位点突变。β型甲状腺激素抵抗综合征（RTH-β）诊断明确，建议停用赛治，若心率＞120次/分，可口服普萘洛尔控制心率。

3. 随访 患儿于我院儿科内分泌门诊规律随访，TSH、FT_3、FT_4轻度升高，心率波动在60～100次/分。

三、病例分析

（一）病史特点

1. 患儿，女性，10岁，因"发现甲状腺功能异常3年，颈部肿大1年"入院。

2. 病史中患儿偶有脾气暴躁，无其他甲状腺高代谢表现，近1年颈部增粗，近半年有体重下降。

3. 专科查体：体型偏瘦，BMI 14.32kg/m^2（-1.18SD），甲状腺Ⅱ度肿大，可随吞咽上下活动，心前区可触及心尖冲动，冲动点在左侧第五肋间锁骨中线内侧0.5cm，搏动范围2cm。

4. 辅助检查：甲状腺功能TSH、FT_3、FT_4升高，而影像学提示甲状腺弥漫性病变伴肿大。颅脑垂体MRI未见瘤体占位。

5. 基因检测：*THRB*基因8号外显子存在c.830C＞T的杂合突变，导致p.T277I错义变异。

（二）诊断与诊断依据

1. 诊断 甲状腺激素抵抗综合征（RTH）是由甲状腺激素受体（thyroid hormone receptor，THR）基因突变所致的遗传性内分泌疾病。THR由两种亚型组成：TR-α和TR-β，其功能异常是RTH的重要原因。大约80%的RTH是由*THRB*基因突变导致的，即RTH-β，其临床表现为中枢或外周靶组织对甲状腺激素敏感性降低，主要为甲状腺肿（65%～95%），多动（33%～68%），心动过速（33%～75%）。典型的实验室特征是FT_3及FT_4升高，TSH正常或轻度升高。

2. 诊断依据

（1）消瘦：BMI 14.32kg/m^2（-1.18SD）。

（2）甲状腺肿大：甲状腺Ⅱ度肿大，可随吞咽上下活动。

（3）心动过速：心率95次/分（＞90次/分），查体心前区可触及心尖冲动，冲动点在左侧第五肋间锁骨中线内侧0.5cm，搏动范围2cm。

（4）排除垂体瘤：患儿垂体MRI未见影像学改变。

测序发现患儿为*THRB*基因8号外显子的杂合突变，c.830C＞T，p.T277I。既往研究已经发现该突变为RTH-β的致病突变。

结合以上依据，患儿诊断为RTH-β。

（三）鉴别诊断

1. 促甲状腺激素腺瘤（TSH瘤）　是一种相当罕见的垂体肿瘤，几乎全部为良性。TSH瘤可分泌过多的TSH，可刺激甲状腺大量分泌甲状腺激素而引起甲亢，血清FT_3、FT_4及TSH升高，影像学提示垂体有肿瘤占位可协助诊断。该患儿FT_3、FT_4及TSH只是轻度升高，且垂体MRI未见明显异常，故排除。

2. 甲状腺功能亢进症　是由于甲状腺合成释放过多的甲状腺激素，造成机体代谢亢进和交感神经兴奋，引起心悸、出汗、进食和便次增多和体重减少的病症。多数患者还常常同时有突眼、眼睑水肿、视力减退等症状。实验室检查提示T_3、T_4、FT_3、FT_4明显升高，TSH降低。该患儿虽有心动过速、体重下降及甲状腺肿大，但实验室检查FT_3、FT_4升高不明显且TSH无降低，基因提示*THRB*基因8号外显子杂合突变，故排除。

四、处理方案及基本原则

1. 治疗　对于RTH-β患者，目前没有能改善TR-β功能缺陷的治疗方法。大多数患者并不需要治疗，因为T_4的分泌增加和T_3的生成增加可充分代偿机体对甲状腺激素的低敏感性。在部分RTH-β患者中，外周组织的抵抗性可能会相对更强。因此，这些组织中对激素抵抗的代偿并不完全。对于这种患者，可能需要将给予的T_4剂量调整至高于恢复正常TSH分泌所需的剂量。这一剂量必须通过评估组织的反应而个体化地决定。

应避免使用那些会破坏甲状腺的治疗方法。对于肿大的甲状腺，国外研究发现给予患者单剂大剂量L-T_3（碘塞罗宁）、隔日1次治疗，但目前国内尚无该药物。对于有甲状腺毒症症状的患者，更确切地说，有心动过速和震颤的患者，给予β肾上腺素受体阻滞药阿替洛尔通常有效。

2. 评估原则　对于不需要药物治疗的患儿，定期复查甲状腺功能，评估患儿临床症状。需要口服T_4的患者，应定期评估患儿的生长、骨成熟和精神发育来个体化地确定剂量。左甲状腺素应以逐渐增量的方式给予；在治疗4～6周后、改变药物的剂量之前，应测定患儿的基础代谢率及血清性激素结合球蛋白；骨龄和生长状况则应长期随访。

五、要点与讨论

1. 甲状腺激素抵抗综合征的诊断与治疗原则　RTH是中枢或外周靶组织对TH的敏感性降低，临床可表现为甲状腺功能亢进、甲状腺功能减退或同时存在。典型的实验室特征是FT_3及FT_4升高，同时因TH对垂体的负反馈作用丧失，TSH未被抑制，血清水平正常或升高。该病是由TH受体基因突变所致，大约80%的RTH是由*THRB*基因突变引起的，早在1967年Refetoff首次发现并报道第1例RTH-β，后国内外又相继发现了3000多相关病例，大多数病例为家族聚集性，少数为散发病例，发病率约为1/40 000。临床表现为甲状腺肿（65%~95%）、多动（33%~68%）、心动过速（33%~75%）。然而，直到2012年RTH-α病例才首次被报道，比THRB发现晚20多年。RTH-α的表型差异很大，可表现为显著骨骼异常，包括骨龄降低、身材矮小、股骨骺发育不良、颅缝未闭合大头畸形，胃肠道（轻重不等，如便秘和巨结肠），心脏（心动过缓），血液系统（正细胞性贫血），CNS（轻重不等，如孤独症和智力障碍），但具体致病机制尚不清楚。

THR由两种亚型组成：TR-α和TR-β。*THRA*基因（OMIM：190120）编码TR-α，位于17q21.1，包含10个外显子，总长度为27kb。同时，编码TR-β的*THRB*基因（OMIM：190160）位于3p24.2，包含10个外显子长度378kb。显性负突变导致THRA和THRB功能的丧失可导致RTH。由于这两种受体在不同组织中的表达模式不同，因此，儿童的临床表现可能各不相同，有甲状腺功能亢进或甲状腺功能减退。

TRα分$α_1$、$α_2$和$α_3$三型，有一个T_3结合剪接产物TR-$α_1$，主要在中枢神经系统、骨骼肌肉、心肌和消化道中表达，还有两个为非T_3结合剪接产物TR-$α_2$和TR-$α_3$。主要在中枢神经系统、骨骼肌肉、心肌和消化道中表达，当编码TRα基因发生突变时，临床可表现为短暂性延迟运动发育、轻度认知发育障碍，身材矮小、骨发育迟缓、窦性心动过缓、慢性便秘等症状。TRβ有三种主要的T_3结合剪接产物：TR$β_1$广泛表达；TR$β_2$主要在大脑、视网膜和内耳中表达；TR$β_3$在肾脏、肝脏和肺组织中表达，突变常为显性负效应，点突变时常为AD遗传，缺失突变时常为AR遗传。TR-β编码基因发生突变时可表现为甲状腺肿、听力缺陷、多动、学习障碍、发育迟缓、心动过速，严重者可存在发育及生长迟缓、智力低下及听力缺陷等。

因临床表型多样，建议诊断时需结合实验室检查、影像学检查及基因检测，共同协助诊断。既往研究发现TRH激发试验联合头颅MRI在儿童中可用于鉴别TSH瘤与RTH。但因TRH药物国内购买困难，而善宁易得，国内建议使用善宁抑制试验替代TRH激发试验。但善宁抑制试验在甲状腺和垂体疾病的诊断和治疗中试验方法和判定切点未统一，还有待进一步完善和规范。

$THRB$基因突变所致甲状腺激素抵抗综合征患儿临床表现多样，容易与其他疾病混淆，且目前的善宁抑制试验在儿童阶段无法明确鉴别TSH瘤与RTH，建议临床发现FT_3及FT_4升高，同时伴有TSH水平正常或不被抑制的升高的患儿尽早完善相关基因检测以明确诊断。

在治疗方面，对于携带$THRA$基因突变患者治疗经验尚浅，无明确的治疗推荐。携带$THRB$基因突变的患者因T_4的分泌增加和T_3的生成增加可充分代偿机体对甲状腺激素的低敏感性，所以大多数患儿并不需要治疗。对于甲状腺肿大的患儿可给予单剂大剂量L-T_3（碘塞罗宁，国内无药）、隔日1次治疗；有甲状腺毒症症状（心动过速和震颤），可给予β肾上腺素受体阻滞药降低心率；避免使用破坏甲状腺的方法，比如手术、放射性碘等手段进行治疗。以免造成代偿不足而诱发甲减的表现。

2. 基因检测策略及随访

（1）基因检测策略：RTH以家族性发病多见，也有少数散发病例，约占1/3，且临床表型多样，容易误诊、漏诊，建议有以下情况者，尽早完善基因检测，协助诊断。①临床表现有甲亢、甲减或两者共存者；②有甲状腺疾病或相关RTH-β家族史；③FT_4高，FT_3也较高，伴TSH不协调的正常或稍高；④头颅影像学暂时未发现异常；⑤经药物或者手术治疗后临床表型无好转甚至恶化。

（2）随访：每3~6个月监测生长发育（身高、体重及BMI）、心率、甲状腺功能及超声。

六、总结

RTH是一种遗传性综合征，临床表现多样，可表现为甲亢、甲减或甲亢及甲减同时共存，容易被误诊。特别是容易被误诊为甲亢，国外研究发现RTH被误诊为甲亢而使用抗甲状腺药物及[131]I放射性治疗的患者分别占73%及13%。当怀疑为RTH-β时，应该对$THRB$基因进行直接测序来识别突变，从而确诊。但大约15%的病例尚未发现相关基因突变，要定期随访，需根据临床表现、实验室及影像学检查综合诊断。

（病例撰写者：张莉丹　马晓宇　上海交通大学医学院附属瑞金医院）

参考文献

[1]Hiroi Y，Kim HH，Ying H，et al. Rapid nongenomic actions of thyroid hormone[J]. Proceedings of the national academy of sciences of the united states of America，2006，103（38）：14104-14109.

[2]Anselmo J，Refetoff S. Regression of a large goiter in a patient with resistance to thyroid hormone by every other day treatment with triiodothyronine[J]. Thyroid，2004，14：71.

[3]Refetoff S，DeWind LT，DeGroot LJ. Familial syndrome combining deaf-mutism，stuppled epiphyses，goiter and abnormally high PBI：possible target organ refractoriness to thyroid hormone[J]. The Journal of clinical endocrinology and metabolism，1967，27（2）：279-294.

[4]Beck-Peccoz P，Chatterjee VK，Chin WW，et al. Nomenclature of thyroid hormone receptor-beta gene mutations in resistance to thyroid hormone：consensus statement from the first workshop on thyroid hormone resistance，10-11th July 1993，Cambridge，UK[J]. European journal of endocrinology，1994，130（4）：426-428.

[5]Dumitrescu AM，Refetoff S. The syndromes of reduced sensitivity to thyroid hormone[J]. Biochimica et biophysica acta，2013，1830（7）：3987-4003.

[6]Mendoza A，Hollenberg AN. New insights into thyroid hormone action[J]. Pharmacology & therapeutics，2017，173：135-145.

[7]van Mullem A，van Heerebeek R，Chrysis D，et al. Clinical phenotype and mutant TR α_1[J]. The New England journal of medicine，2012，366（15）：1451-1453.

[8]Bochukova E，Schoenmakers N，Agostini M，et al. A mutation in the thyroid hormone receptor alpha gene[J]. The New England journal of medicine，2012，366（3）：243-249.

[9]Williams GR. Cloning and characterization of two novel thyroid hormone receptor beta isoforms[J]. Molecular and cellular biology，2000，20（22）：8329-8342.

[10]Cheng SY，Leonard JL，Davis PJ. Molecular aspects of thyroid hormone actions[J]. Endocrine reviews，2010，31（2）：139-170.

[11]Jiang Xiaohua，Fang Huiyuan，Ye Lei，et al. Approach to the patients with resistance to thyroid hormone[J]. Chinese Journal of Endocrinology and Metabolism，2013，29（2）：165-169.

病例17　以矮小、上肢发育不全、乳头内陷为表现的尺骨–乳腺综合征

一、病历资料

（一）病史采集

现病史：男性，13岁5个月，因"左前臂畸形及阴茎短小13年余，生长迟缓10年"入院。患儿自出生后即发现左前臂畸形，3岁后身材较同龄儿矮小。阴茎一直较同龄儿短小，近2年仍未见增长，出生后发现双侧隐睾（已行下降术）。自幼出汗较少，智力正常。

个人史：G1P1，足月剖腹产，出生体重3400g，出生身长50cm，动作发育与同龄同性别儿童基本相符。

家族史：父母非近亲婚配，母孕期体健。父亲身高170cm，体健；母亲身高158cm，双手小指末节有畸形，否认其他疾病。

（二）专科查体

身高144cm（–2.43SD），体重33.8kg，BMI 16.26kg/m^2，体型匀称，头、躯干及四肢比例协调，面容无明显异常，乳距宽、乳头内陷（病例17图1），心肺腹未见异常，阴茎2cm×1cm，双侧睾丸1ml（病例17图2）。左手第4、5掌骨及指骨缺如，左侧尺骨缺如（病例17图3）。

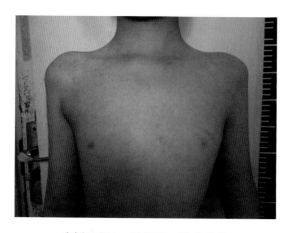

病例17图1　乳距宽，乳头内陷

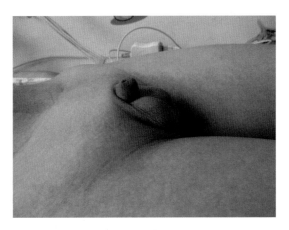

病例17图2　小阴茎、小睾丸

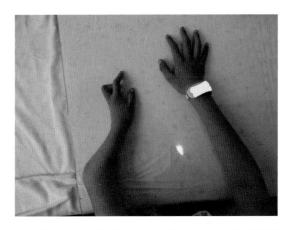

病例17图3　左前臂畸形、左手第4、5掌骨及指骨缺如

（三）辅助检查

1. 实验室检查

血常规、肝肾功能正常。

生长激素激发试验峰值6.39（参考值＞10）ng/ml↓，胰岛素样生长因子-1（IGF-1）186ng/ml（＜-2SD）↓。

促性腺激素激发试验：黄体生成素（LH）峰值0.8mIU/ml，卵泡刺激素（FSH）峰值6.37mIU/ml。

人促绒素激发试验：睾酮基础值＜0.08ng/ml，峰值3.7ng/ml；双清睾酮基础值25pg/ml，峰值157pg/ml；抑制素B 66.95pg/ml。

甲状腺功能检查：T_3 2.7（参考值0.89～2.44）nmol/L↑，T_4 167.27（参考值62.67～150.84）nmol/L↑，FT_3 9.14（参考值2.63～5.7）pmol/L↑，FT_4 29.44（参考值9.01～

19.04）pmol/L↑，TSH 0.0001（参考值0.35～4.94）μIU/ml↓，TGAb 80.11（参考值＜4.11）U/ml↑，TPOAb及TRAb正常。

2. 影像学检查

心电图：窦性心动过速。骨龄11岁（实际年龄13岁5个月，病例17图4）。垂体MRI平扫示腺垂体发育偏小、Rathke囊肿。

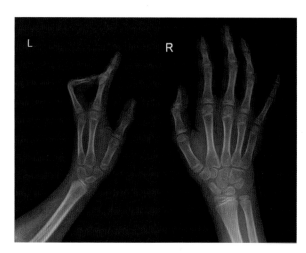

病例17图4　X线显示左侧尺骨缺如、左手第4、5掌指骨缺如

二、诊治经过

患儿入院后完善相关检查，结合其症状和检查结果，高度怀疑存在基因突变所致矮小，经全外显子检测，结果示*TBX3*基因第1121至1124位的碱基AGAG缺失，发生移码突变（病例17图5），c.1121-1124del AGAG；pGlu374fs杂合，并经sanger测序证实。突变基因是母亲来源。根据ACMG指南评分为PVS1+PS4，为致病性突变。

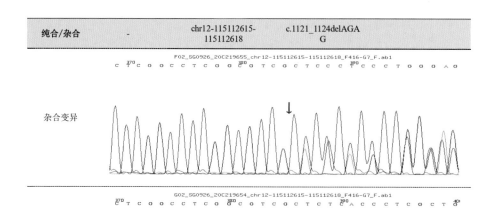

病例17图5　患儿基因报告TBX3基因：NM_016569.3：c.1121-1124del AGAG;pGlu374fs杂合

三、病例分析

（一）病史特点

1. 男性，13岁5个月，因"左前臂畸形及阴茎短小13年余，生长迟缓10年"入院。

2. 患儿自出生后即发现左前臂畸形，3岁后身材较同龄儿矮小。阴茎一直较同龄儿短小，近2年仍未见增长，出生后发现双侧隐睾。自幼出汗较少。

3. 专科查体发现患儿身高144cm（-2.43SD），乳距宽、乳头内陷，阴茎2cm×1cm，双侧睾丸1ml。左手第4、5掌骨及指骨缺如，左侧尺骨缺如。

4. 辅助检查发现患儿生长激素激发试验激发峰值低，IGF-1降低，促性腺激素激发试验：LH峰值0.8mIU/ml，FSH峰值6.37mIU/ml；人促绒素激发试验：睾酮基础值<0.08ng/ml，峰值3.7ng/ml；双清睾酮基础值25pg/ml，峰值157pg/ml；甲状腺功能检查结果提示患儿存在甲亢。骨龄偏小，垂体MRI提示腺垂体发育偏小、Rathke囊肿。

5. 全外显子检测发现患儿*TBX3*基因第1121至1124位的碱基AGAG缺失，发生移码突变，c.1121-1124del AGAG；pGlu374fs杂合，母亲来源。PVS1+PS4。

（二）诊断与诊断依据

尺骨-乳腺综合征（Ulnar-mammary syndrome，UMS）是一种常染色体显性遗传疾病，由T-box转录因子*TBX3*基因突变导致，该基因定位于人类12号染色体12q23～24.1，该疾病临床表现为以肢体、分泌腺、生殖器、生长发育等缺陷为主的综合征，症状包括肢体发育异常：尺骨发育不全或缺如，尺侧手指缺陷；顶泌腺和乳腺异常：腋窝出汗减少，乳头、乳晕、乳腺发育不良；生殖系统异常：男性青春发育延迟，小阴茎、隐睾，女性处女膜闭锁；生长发育异常：矮身材或伴有生长激素缺乏；垂体结构异常：垂体及垂体柄薄、腺垂体发育不全；心脏系统异常：预激综合征、心律失常、室上速，甚至心脏器质性改变；眼球发育异常和智力低下等。

本例患儿为左前臂尺骨及尺侧2手指缺如，乳头内陷，小阴茎、隐睾，矮身材，腺垂体发育偏小，Rathke囊肿等多系统累及的综合征表现，全外显子检测结果*TBX3*基因第1121至1124位的碱基AGAG缺失，发生移码突变，c.1121-1124del AGAG；pGlu374fs杂合，母亲来源。PVS1+PS4。结合患者的基因型和临床表型符合UMS的诊断。

（三）鉴别诊断

UMS主要与部分导致肢体发育不良的疾病相鉴别，包括Holt-Oram综合征（MIM#142900）：TBX5突变引起的常染色体显性遗传病，*TBX5*基因和*TBX3*基因一样，属于T-BOX基因家族中的医院，突变时表现为桡骨发育不全及心脏畸形，而*TBX3*基因突变表现为尺骨发育不全，为两病的主要鉴别点；肢体-乳腺综合征（MIM#181270），肢端皮肤病-甲-泪-牙综合征（MIM#103285）：两者均为TP63突变引起，以头发稀疏、泪管狭窄、牙齿缺损、出汗减少、外指和指甲发育不良等为表现的常染色体显性遗传病，虽然*TBX3*基因突变也可能出现出汗减少、牙齿畸形、手指发育不良等，但未见泪管狭窄及头发稀疏报道，此外，*TP63*基因突变几乎不出现累及整个前臂的发育异常。头皮-耳朵-乳头综合征（Finlay-Marks综合征，MIM#181270），*KCTD1*基因突变所致常染色体显性遗传病，特征为头皮皮肤发育不全，外耳、手指和指甲轻微异常及乳房畸形，*TBX3*基因突变患儿虽有不同程度的乳房、手指发育不全，但未见头皮皮肤发育不全及外耳畸形等症状的报道。因此当UMS诊断不明确时可行*TBX3*基因突变筛查。

四、发病机制及处理方案

1. 肢体发育异常机制及处理　UMS的一个重要症状是肢体发育异常，UMS的上肢畸形表现多样，包括尺骨发育不全、尺侧手指缺失、多指畸形、小指僵直等。在人类，胚胎期肢芽的生长和形成依赖于三个关键的信号中心：顶端外胚层脊、背侧外胚层和极化活动区。TBX3表达产物主要在顶端外胚层脊表达，调控肢芽正常发育并帮助确定肢体轴向定位。当*TBX3*基因缺陷时，肢体发育异常程度取决于TBX3的表达被停止的时间，早期导致肢体起始失败和畸形，晚期导致手指丧失。另外，UMS表型的严重程度与组织中TBX3缺乏水平相关。本例患儿右侧尺骨缺如，左手第4、5掌骨及指骨缺如，因此我们推测患儿在其胚胎肢体发育的中晚期TBX3剂量不足更趋明显，因而肢体近端正常，出现中端的的尺骨、远端的掌骨及指骨缺如。出现该种症状时，应尽早进行健全肢体的替代康复训练，尽量减少上肢畸形对患儿生活的影响。

2. 矮小的发病机制及处理　*TBX3*基因多在上肢表达，故突变所致的骨骼受累主要表现在上肢，而下肢及脊柱基本正常，身高是由脊柱及下肢长骨发育决定的，故理论上UMS患者身高不受该基因突变的直接影响。但在既往的UMS病例报道中，也存在矮小表现（约占16%）。如前述，*TBX3*基因突变可能导致垂体发育不良，进而垂体分泌生长激素不足，影响患儿成年终身高。本例患儿身高144cm（-2.43SD），IGF-1 186ng/ml（<-2SD），生长激素激发试验激发峰值6.39ng/ml，存在部分性生长激素缺乏症，结合垂体MRI结果，考虑患儿矮小可能与垂体发育不良相关。我们认为可以尝试使用生长激素治疗患儿的部分性生长激素缺乏症，但家属由于经济原因未能进行。

3. 性腺功能减退的病因及处理　大部分UMS患儿存在性腺功能减退及青春发育延迟，可能存在以下原因，首先，TBX3和其他因子共同诱导产生的多能干细胞对性腺发育有促进作用；其次，TBX3在漏斗和垂体前叶的前驱Rathke囊都有表达，TBX3对垂体漏斗部的形成有至关重要的作用；并且TBX3可能与其他一些基因共同参与下丘脑-垂体轴的发育。因此*TBX3*基因突变可能使垂体发育不良，导致低促性腺激素性性腺功能减退（hypogonadotropic hypogonadism，HH）。本例患儿垂体发育偏小，已13岁5个月仍为小阴茎、小睾丸、性激素水平低下，考虑存在HH。

使用人促绒素1000U/次，1周2次，肌内注射的方法治疗，3个月后查体：阴毛发育2期，阴茎4.5cm×2.2cm，双睾3ml，阴茎和睾丸都有增大，提示治疗有效。

4. 心脏相关问题处理　在心脏发育早期，TBX3在心肌房室管表达，将心室肌和非心室肌分开并参与心室传导系统功能的发育。*TBX3*基因缺陷的胚胎会发展成室间隔缺损、流出道畸形和心律失常。但UMS的心脏异常的报道较少。本例患儿心脏超声检查未见异常，但心电图提示窦性心动过速，因患儿同时存在甲状腺功能亢进，故该检查不具有特异性，可待甲状腺指标正常后观察患儿的心率变化。UMS心脏疾患报道不多，除了可能与组织的TBX3剂量敏感性相关外，心脏结构及传导组织可通过再生或重组来代替TBX3缺失细胞的功能也是原因之一，故大多患儿未出现心脏严重器质性病变，但定期对UMS患儿随访心电图和心脏彩色超声仍然是有必要的。

5. 随访与监测　随访与检测患儿的血常规、肝肾功能、心肌酶、性激素、IGF-1、骨龄、心脏彩色超声，患儿用人促绒素后阴茎及睾丸皆有所增大，提示治疗有效。

针对患儿生长缓慢的问题，建议患儿使用GH治疗，但患儿家属因经济原因暂未行该治疗。

关于甲状腺功能亢进，使用赛治进行抗甲状腺治疗，患儿治疗后甲功血检结果恢复至正常。继续随访患者身高、性腺发育及甲状腺功能，并随访患者视力、心脏等其他脏器情况。

五、要点与讨论

1. 关于儿童身材矮小症基因检测的时机　如果矮小症的儿童出现了下列症状和体征则需要进行基因检测：

（1）先天性畸形：小头、骨骼畸形，外耳畸形，心脏结构异常等。

（2）容貌异常：鼻梁扁塌、外眼角下斜、眉弓发育不良、牙列不齐、多毛等。

（3）内分泌问题：多种垂体激素缺乏症、矮小伴有其他内分泌问题。

（4）智力问题：智力发育落后/倒退，智力障碍等。

（5）感觉异常：听力障碍、视力障碍等。

（6）皮肤异常：牛奶咖啡斑、斑点角化过度、干皮样病变、头发稀疏等。

（7）严重的矮小：孩子身高小于-3SD且无家族史。

（8）其他：父母近亲婚配等。

本例患儿存在左前臂尺骨及尺侧2手指缺如，乳头内陷、小阴茎、隐睾、矮身材、腺垂体发育偏小，Rathke囊肿等多系统累及的综合征表现等多种临床表现，故入院后及时行全外显子检测。

2. 关于尺骨-乳腺综合征　Ulnar-Mammary综合征（UMS）虽为常染色体显性遗传疾病，但发病率极低，目前全世界仅有百余例报道，且各病例家系之间与家系之内的临床表现存在极大异质性。在中国人群中目前仅见2例UMS的报道。

该疾病临床表现为以肢体、分泌腺、生殖器、生长发育等缺陷为主的综合征，临床症状包括肢体发育异常：上肢表现为尺骨发育不全或缺如，手部缺陷（手部僵硬或小指先天性指屈曲或多指缺失）；顶泌腺和乳腺异常：腋窝出汗减少，乳头、乳晕、乳腺发育不良；生殖系统异常：男性青春发育延迟，小阴茎、隐睾，女性处女膜闭锁；生长发育异常：矮身材、生长激素缺乏；以及垂体结构异常：垂体菲薄、垂休柄薄、腺垂体发育不全；心脏系统异常：预激综合征、心律失常、室上速，甚至心脏器质性改变；眼球发育异常和智力低下等。

UMS的发病机制是由于*TBX3*基因突变导致TBX3蛋白单倍剂量不足所致，研究表明，*TBX3*基因表达产物主要作为转录因子，参与细胞信号的传导，促进胚胎内胚层谱系的形成，并通过Wnt信号通路促使胚胎干细胞从多能细胞分化为中胚层祖细胞，并保持其原始多能性状态。在体内胚胎发育过程中，内胚层分化为消化腺、肺、甲状腺、甲状旁腺等的上皮组织，中胚层发育形成骨骼、血液和肌肉等组织。因此TBX3蛋白在胚胎干细胞的自我更新和多向分化中发挥着重要作用，通过维持胚胎干细胞的正常功能来保证胚胎期各器官和组织的分化、发育能够正常进行。当*TBX3*基因缺陷时，DNA与转录因子的结合减少，导致TBX3在器官和肢体发育中的功能丧失，大部分内胚层与中胚层相关的器官和组织会出现不同程度的缺陷。小鼠研究表明，*TBX3*基因纯合突变可致胚胎死亡，而杂合突变会导致UMS，且该基因变异存在不完全外显，因而临床表现存在很大的异质性，即使在具有相同基因突变的家庭成员之间也存在临床表现的差异。由于该疾病的罕见性和临床症状的异质性，极易漏诊和误诊。

3. 关于UMS的治疗　UMS患儿的治疗以对症为主，首先针对患儿低促性腺激素性性腺功能减退，使用人促绒素1000U/次，1周2次，肌内注射的方法治疗，3个月后查体：阴茎4.5cm×2.2cm，双睾3ml，阴毛出现，阴茎和睾丸都有增大，提示治疗有效；

针对患儿生长缓慢的问题，建议患儿使用GH治疗，但患儿家属因经济原因暂未行该治疗。最后关于甲状腺功能亢进，使用赛治进行抗甲状腺治疗，患儿治疗后甲功血检结果可恢复至正常。

六、总结

当矮小伴有多发器官异常需考虑矮小相关综合征；临床上上肢骨骼畸形、乳腺发育不良、外生殖器发育不良、矮小、骨龄落后、垂体MRI异常等情况存在时，需考虑UMS，进行基因检测明确诊断。当确诊该疾病后，及时行生长激素治疗可改善成年终身高；评估下丘脑-垂体-性腺轴情况，行促绒素干预可促进性腺及外生殖器发育，可获得较好的治疗效果，同时应定期随访患儿心电图、心脏超声、甲状腺功能及视力情况。

（病例撰写者：张习雯　董治亚　上海交通大学医学院附属瑞金医院）

参考文献

[1]Schinzel A. Ulnar mammary syndrome[J]. J Med Genet，1987，778-781.

[2]Bamshad M，Lin RC，Law DJ，et al. Mutations in human TBX3 alter limb，apocrine and genital development in ulnar-mammary syndrome[J]. Nat Genet，1997，16（3）：311-315.

[3]Klopocki E，Neumann LM，Tonnies H，et al. Ulnar-mammary syndrome with dysmorphic facies and mental retardation caused by a novel 1. 28 Mb deletion encompassing the TBX3 gene[J]. Eur J Hum Genet，2006，14（12）：1274-1279.

[4]ten Berge D，Kurek D，Blauwkamp T，et al. Embryonic stem cells require wnt proteins to prevent differentiation to epiblast stem cells[J]. Nat Cell Biol，2011，13（9）：1070-1075.

[5]刘玄玺，李青松. TBX3基因与胚胎发育关系的研究进展[J]. 医学综述，2016，22（22）：4388-4392.

[6]Bamshad M，Le T，Watkins WS，et al. The spectrum of mutations in TBX3：Genotype/Phenotype relationship in ulnar-mammary syndrome[J]. Am J Hum Genet，1999，64（6）：1550-1562.

[7]Gonzalez CH，Herrmann JR，Opitz JM. Studies of malformation syndromes of man XXXXIIB：mother and son affected with the ulnar-mammary syndrome type Pallister[J]. European Journal of Pediatrics，1976，123（4）：225-235.

[8]Al-Qattan MM，Maddirevula S，Alkuraya FS. A de novo TBX3 mutation presenting as

dorsalization of the little fingers: a forme fruste phenotype of ulnar-mammary syndrome[J]. European Journal of Medical Genetics, 2020, 63（1）: 103615.

[9]King M, Arnold JS, Shanske A, et al. T-genes and limb bud development[J]. Am J Med Genet A, 2006, 140（13）: 1407-1413.

[10]Khan SF, Damerell V, Omar R, et al. The roles and regulation of TBX3 in development and disease[J]. Gene, 2020, 726: 144223.

[11]Mailleux AA, Spencer-Dene B, Dillon C, et al. Role of FGF10/FGFR2b signaling during mammary gland development in the mouse embryo[J]. Development, 2002, 129（1）: 53-60.

病例18　以难治性癫痫为主症的家族性糖皮质激素缺乏症4型

一、病历资料

（一）病史采集

主诉： 女性，10岁，因"反复抽搐发作3年余"入院。

现病史： 患儿3年余前（6岁）晨起在无明显诱因下出现面色苍白、全身强直抽搐、意识丧失、呼之不应，送当地医院急诊治疗。被诊断为"癫痫、甲状腺功能减退"，给予奥卡西平及左乙拉西坦抗癫痫发作，左甲状腺素替代治疗。后患儿有反复癫痫发作，3~4次/年。发作时表现为：短暂意识丧失（持续约3分钟）后自行恢复。随着年龄增长，患儿逐渐显现反应慢、注意力欠集中、多动、社交差，被迫辍学。多次抽搐发作后，出现明显智力减退，言语欠清，遂于2个月前至某脑科医院就医，期间发现高血氨症、高泌乳素血症、低钠血症、发作间期异常脑电图，诊断为"获得性癫痫性失语、代谢性脑病、高氨血症"，继前抗癫痫发作治疗，加用甲强龙冲击，血氨、血钠恢复正常，可言语交流，仍有走神、多动等表现。激素逐渐减量并改用泼尼松10mg每日口服后予出院。后因外院就诊发现患儿皮肤黏膜出现明显色素沉着，故推荐至我院就诊，门诊拟"皮肤色素沉着、癫痫"收治入院。

既往史： 患儿自幼皮肤较黑，3岁起易反复感染，约每年3~4次。6岁时诊断为原发性甲状腺功能减退，并给予优甲乐治疗至今。

个人史： G2P2，因瘢痕子宫足月剖宫产。出生体重3600g，出生身长50cm，Apgar评分1分钟/5分钟为10分/10分，否认出生后窒息、抢救史。新生儿筛查结果不详。

生长发育史： 癫痫发作前语言、运动发育同正常同龄儿，癫痫发作后智力、语言发育退行性变；疫苗接种按计划免疫全部完成。未初潮。

家族史： 父母均体健，否认父母近亲婚配。有一兄长，17岁，体健。否认家族中遗传代谢疾病家族史。

（二）专科查体

体温36.1℃，脉搏80次/分，呼吸18次/分，血压118/68mmHg，身高143cm

（+0.46SD），体重36.5kg（+0.71SD），BMI 17.85kg/m²（+0.81SD），查体配合。神清，精神可。沟通能力略差，反应慢，注意力欠集中。全身皮肤肤色偏黑，无明显黑棘皮，手指指间关节色素沉着，齿龈发黑（病例18图1A～C），甲状腺未及明显肿大及结节，听诊未及明显血管杂音。双侧乳房B1期，无腋毛，外阴幼女型，无分泌物，阴毛TN1期。心、肺、腹、神经系统等查体无明显异常。

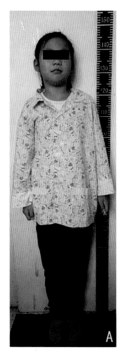
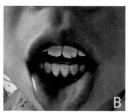
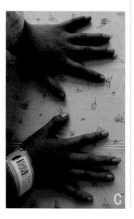
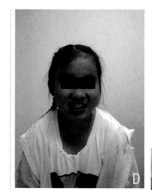
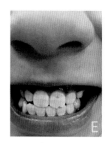
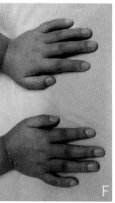

病例18图1 患儿治疗前后肤色、齿龈色素沉着情况

A、B、C：治疗前；D、E、F：治疗后

（三）辅助检查

实验室检查：血尿便常规、肝肾功能、心肌酶谱、肿瘤标志物、胰岛素样生长因子-1、血脂、胰岛素、促黄体生成素（LH）、促卵泡刺激素（FSH）、肾素-醛固酮-血管紧张素系统均正常。血氨、泌乳素、电解质、血糖、促肾上腺皮质激素（ACTH）、血皮质醇、甲状腺功能等指标详见病例18表1、病例18表2。

影像学检查，超声：甲状腺、肝、胆、胰、脾未见明显异常。脑电图：发作期间（清醒期）异常脑电图。全导可见大量2～5Hz中-极高波慢波，左侧著，左后侧头部见稍多尖慢波（病例18图2）。颅脑磁共振（MRI）：提示右侧额顶叶白质内斑点flair高信号影，符合代谢性脑病（病例18图3A）。肾上腺CT平扫及增强：左侧肾上腺显示纤细。右侧肾上腺未见显示，考虑缺如（病例18图4）。

病例18表1 患儿不同时间血检结果

	血氨	泌乳素	血钠	血钾	空腹血糖	LH	FSH	醛固酮（卧位）
抽搐发作期间	129	72.3	111	4.64	5.69	–	–	–
规范治疗前（无抽搐间期）	65	27.11	130	5.19	5.6	0.13	3.86	115.54
规范治疗后2年	62	10.51	136	4.17	5.46	1.48	5.72	37.99
规范治疗后4年	61.3	12.21	133	4.2	5.4	1.85	3.49	22.76
参考值	9 ~ 47	4.8 ~ 23.4	135 ~ 155	3.5 ~ 5.5	3.9 ~ 6.1	–	–	20 ~ 220
单位	μmol/L	ng/ml	mmol/L	mmol/L	mmol/L	mIU/ml	mIU/ml	pg/ml

注，LH：促黄体生成素；FSH：促卵泡刺激素；–：未行该检测；规范治疗：糖皮质激素及甲状腺素激素替代治疗，该患者为 HC+ LT4（HC：醋酸氢化可的松；LT4：左旋甲状腺素）

病例18表2 治疗前后患儿部分激素水平变化

	ACTH	血皮质醇（μg/dl）				TSH	FT_4
		8am		4pm	0am		
		用药前	用药后 1h				
规范治疗前	1460	0.036	–	–	–	–	–
规范治疗初期	1658.34	0.63	16.45	4.5	12.08	14.76	13.66
规范治疗后2年	517.4	0.86	6.32	2.12	4.24	6.0485	9.99
停用 LT_4（仅HC）	–	–	–	–	–	15.84	13.14
恢复规范治疗1个月	–	–	–	–	–	8.78	14.06
规范治疗后4年	> 1500（8am）331.1（4pm）	0.29	6.05	6.93	4.62	6.21	14.16

ACTH 参考值 7 ~ 65pg/ml；皮质醇（8am）参考值 6.7 ~ 22.6μg/dl；TSH 参考值 0.35 ~ 4.94μIU/L；FT_4 参考值 9.01 ~ 19.04pmol/L；–：未行该检测；规范治疗：糖皮质激素及甲状腺素激素替代治疗，该患者为 HC+ LT_4（HC：醋酸氢化可的松；LT_4：左旋甲状腺素）

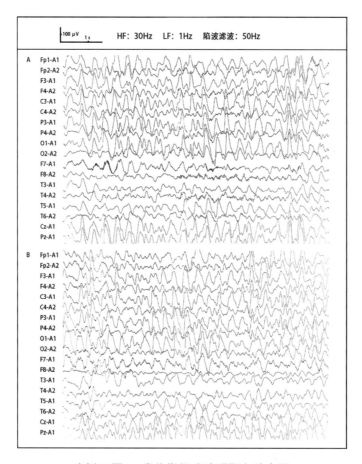

病例18图2　发作期间（清醒期）脑电图

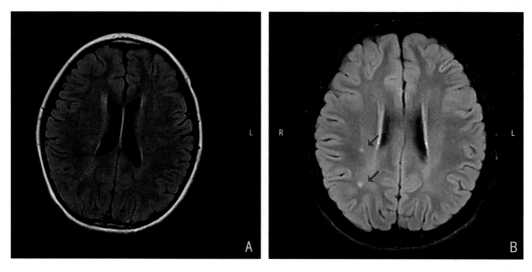

病例18图3　颅脑MRI平扫

　　A：规范治疗前，右侧额顶叶白质内斑点 Flair 高信号影；B：确诊后规范治疗 4 年，右侧额叶及放射冠 Flair 异常信号，考虑脱髓鞘，代谢性脑病，基本同前。箭头所示为异常信号影

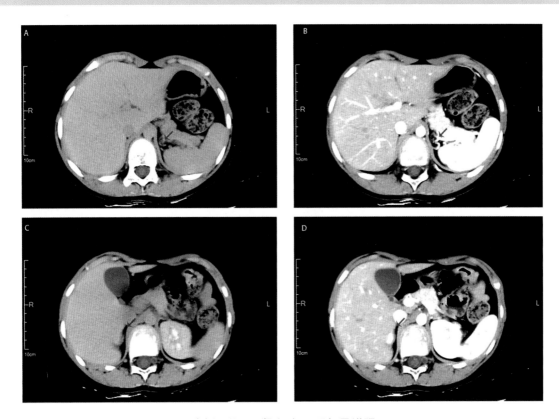

病例18图4　肾上腺CT平扫及增强

A、C 为 CT 平扫，B、D 为 CT 增强。图中提示患儿左侧肾上腺纤细，右侧肾上腺缺如。A、B 图中箭头所指为左侧肾上腺扭曲小血管，C、D 图中箭头所指为右侧肾上腺缺如位置

既往外院已行全外显子组测序（Whole Exome Sequencing，WES），结果提示：与癫痫、发育迟滞相关基因存在变异，但判定为临床意义未明位点（病例18表3）。

病例18表3　先证者与癫痫、发育迟滞相关突变基因临床意义未明变异位点

基因 / 参考序列	核苷酸变化 / 氨基酸变化	合子性	相关疾病或临床表现	遗传方式	来源	变异分级
DNM1L NM_012062.4	c.335A > G;p. Glu112Gly	杂合	①线粒体和过氧化物酶体裂变缺陷引起的脑病 1 型 ②视神经萎缩 5 型	① A D， AR ② AD	未知	临床意义未明
GLDC NM_000170.2	c.394T > G; p.Ser132Ala	杂合	甘氨酸脑病	AR	未知	临床意义未明
TMTC3 NM_181783.3	c.1981A > G; p.Ile66Val	杂合	无脑回畸形 8 型	AR	未知	临床意义未明

二、诊治经过

1. 初步诊断

（1）肾上腺皮质功能不全（adrenal insufficiency，AI）；

（2）甲状腺功能减退；

（3）症状性癫痫；

（4）代谢性脑病。

2. 诊疗经过　入院后完善相关检查，结合症状和检查结果，考虑患儿反复发作的癫痫与肾上腺皮质功能减退症（AI）相关。对全外显子组测序结果进行再分析后，发现患儿 *NNT* 基因存在纯合移码突变（c.645delT；p.F215Lfs*17）。知情同意后对患儿及父母的外周血白细胞DNA标本进行Sanger测序验证，证实该患儿为纯合子，突变分别遗传自父母（病例18表4、病例18图5）。这一突变导致第5外显子上645位碱基T被删除，蛋白产物的215位氨基酸由苯丙氨酸变为亮氨酸，并在其后的第17个氨基酸变成终止密码子，最终产生一截短的蛋白丧失正常功能。目前未检索到有关该突变的相关文献报道及数据库收录，依据美国ACMG变异分类指南，木例患儿中发现的新突变评判为致病性突变（PVS1+PM2+PP4），是导致患儿出现肾上腺皮质功能减退的原因。患儿6岁时被诊断为甲状腺功能减退，目前左甲状腺素激素替代治疗。考虑该患儿癫痫为基因-代谢性病因。该患儿的诊断明确，为"家族性糖皮质激素缺乏症4型，甲状腺功能减退，症状性癫痫，代谢性脑病"。

3. 治疗结果、随访治疗及转归　明确诊断后予糖皮质激素及左甲状腺素激素替代治疗，请神经内科评估癫痫灶，予左乙拉西坦继续治疗两年以上，结合癫痫发作次数、颅脑MRI、脑电图报告，制订后续抗癫痫发作治疗方案。

确诊后2年，持续醋酸氢化可的松口服治疗（10mg，每日2次），曾有一次抽搐发作，持续口服左乙拉西坦（1g，每日一次），监测血钠水平预防药物不良反应低钠血症。曾予左甲状腺素减停评估患儿甲状腺与原发病关系，停药后甲状腺功能提示TSH升高，FT_4降至正常范围低限，恢复左甲状腺素每日50μg，复查甲状腺功能恢复至正常范围，考虑患儿 *NNT* 基因突变累及甲状腺。患儿12岁时进入青春期，双乳Tanner 2期，肾上腺相关激素控制可（病例18表2）。

病例18表4　患儿NNT基因突变

基因名称	遗传方式	核苷酸与氨基酸改变	来源	ACMG 变异分类
NNT	AR	c.645delT；p.F215Lfs*17	父亲（杂合），母亲（杂合）	致病（PVS1+PM2+PP4）

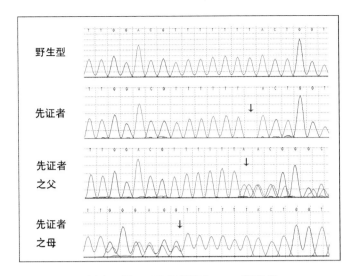

野生型

先证者

先证者
之父

先证者
之母

病例18图5　　NNT基因Sanger测序图

先证者及其父母均存在 *NNT*［c.645delT;p.F215Lfs*17］基因突变，先证者为纯合子，双亲为杂合子。自上而下的测序图分别为野生型参考序列、先证者、父亲、母亲。

　　末次随访为确诊后4年，13岁9个月，持续口服醋酸氢化可的松（20mg，1次/日，口服）、左甲状腺素（62.5μg，1次/日，口服）、左乙拉西坦（1g，1次/日，口服）、奥卡西平（0.6g，2次/日，口服）治疗，患儿无抽搐发作，沟通反应可，注意力可，皮肤、齿龈色素沉着较前减轻（病例18图1D～F），肾上腺功能、甲状腺功能、电解质等血检维持在正常范围内（病例18表1、病例18表2），脑电图无殊，头颅MRI与前片基本一致（病例18图3B），已初潮。综上，患儿疾病控制可，维持当前治疗，抗癫痫发作药物于发作完全控制4～5年后可逐渐减停。

三、病例分析

（一）病史特点

1. 女性，10岁。因"反复抽搐发作3年余"入院。

2. 病史中患儿自癫痫发作后出现智力、语言发育退行性变，既往诊断为"癫痫""代谢性脑病""甲状腺功能减退症"。抗癫痫发作药物规律治疗，效果不佳。

3. 专科查体见患儿无特殊面容，皮肤黏膜色素沉着，沟通能力略差，反应慢，注意力欠集中。

4. 辅助检查见患儿肾上腺皮质功能不全，甲状腺功能减退，脑电图异常，颅脑MRI异常信号影，肾上腺CT提示左侧肾上腺纤细，右侧肾上腺缺如。全外显子基因测序，患儿为纯合突变：*NNT*［c.645delT；p.F215Lfs*17］，双亲为杂合子。

（二）诊断与诊断依据

1. 诊断

（1）家族性糖皮质激素缺乏症4型（familial glucocorticoid deficiency 4，FGD4）；

（2）甲状腺功能减退；

（3）症状性癫痫；

（4）代谢性脑病。

2. 诊断依据

（1）家族性糖皮质激素缺乏症4型伴或不伴有盐皮质激素缺乏（familial glucocorticoid deficiency 4 with or without mineralocorticoid deficiency，OMIM #614736）：由烟酰胺核苷酸转氢酶（nicotinamide nucleotide transhydrogenase，NNT，MIM #607878）基因突变所致，是常染色体隐性遗传病，以孤立性糖皮质激素缺乏症为特征，伴或不伴有盐皮质激素缺乏，表现为ACTH抵抗，可能存在肾素–血管紧张素系统受损，肾上腺外，可有甲状腺、生殖系统、心血管系统、泌尿系统等受损，临床上可有反复感染、低血糖、抽搐乃至昏迷，皮肤黏膜色素沉着及相应受损系统的各类临床表现，该类患儿常因临床表现呈非特异性而被延迟诊断。

肾上腺皮质功能不全：①糖皮质激素缺乏，该患儿皮质醇水平极低（0.036μg/dl），ACTH水平极高（1460pg/ml），糖皮质激素补充可改善。②该患儿的临床表现及实验室检查无明显盐皮质激素缺乏的依据，可后续随访明确。

（2）甲状腺功能减退：患儿自6岁起发现甲状腺功能减退，口服左甲状腺素替代治疗。

（3）症状性癫痫：患儿自6岁起出现反复抽搐发作，智力退行、语言发育落后，药物控制效果不佳，脑电图有痫样放电，完善WES，未找到与癫痫相关基因变异，糖皮质激素规律治疗原发病后，患儿未再发作抽搐。

（4）代谢性脑病：颅脑MRI提示右侧额叶及放射冠flair异常信号，考虑脱髓鞘，代谢性脑病。

基因：重分析WES报告发现患儿为NNT基因的纯合突变：c.645delT；p.F215Lfs*17。既往研究发现NNT突变为FGD4的致病基因，该位点为新发突变，ACMG变异分类提示该突变为致病（PVS1+PM2+PP4）。

结合以上依据，患儿诊断为FGD4、甲状腺功能减退、症状性癫痫、代谢性脑病。

（三）鉴别诊断

1. 癫痫 指多种原因引起的脑部慢性疾患，脑内神经元反复发作性异常放电导致突发性、暂时性脑功能失常，临床出现意识、运动、感觉、精神或自主神经运动障碍。儿童时期存在多种形式的发作性疾病，癫痫的诊断需与以下疾病进行鉴别。

（1）晕厥：暂时性脑血流灌注不足引起的一过性意识障碍。年长儿常见，可发生于久站、体位变化、剧痛、劳累、阵发性心律失常等。晕厥前可有黑矇、头晕、苍白、冷汗、无力等，继而出现短暂意识丧失，偶可伴随肢体强直、抽动，清醒后不能回忆，可有疲劳感。区别于癫痫，晕厥发作较少有躯体损伤，脑电图正常，直立倾斜实验阳性。

（2）癔症：无真正的意识丧失，发作中缓慢倒下，不会有躯体受伤，无大小便失禁或舌咬伤，年长儿多见。抽搐动作无规律，瞳孔无散大，深浅反射存在，发作时面色正常，无神经系统阳性体征，无发作后嗜睡。发作期和发作间期脑电图正常，暗示治疗有效。

（3）睡眠障碍：夜惊、梦魇、梦游、发作性睡病等儿童期较为常见的睡眠障碍，动态脑电图发作期及发作间期均无痫样放电。

（4）偏头痛：典型表现主要为视觉先兆、偏侧性头痛、呕吐、腹痛、嗜睡等。儿童普通型偏头痛较为多见，大多无先兆，头痛部位不固定，多有偏头痛家族史，可能伴随恶心、呕吐等胃肠道症状。脑电图不会有局灶性痫性波发作。

（5）抽动障碍：抽动是指突发性不规则肌群重复而间断的异常收缩，病因大多不明确。情绪紧张时可致发作加剧，睡眠时消失。临床上可表现为仅涉及一组肌肉的短暂抽动或突然爆发含糊不清的嗓音，如眨眼、耸肩、清嗓、踢腿、跳跃等，大多能被有意识地暂时控制，脑电图发作期无痫样放电。须与癫痫肌阵挛发作相鉴别。

（6）其他：例如屏气发作、儿童摩擦腿综合征、轻度胃肠炎伴良性惊厥、维生素D缺乏性手足搐搦症等。

2. 肾上腺皮质功能不全需与以下疾病鉴别。

（1）呈现慢性消耗性症状的其他器官器质性疾病。

1）慢性肝病：因常有隐性黄疸或肤色晦暗而被拟诊皮肤色素沉着，实验室检查可提示肝功能异常，皮质醇及ACTH正常。

2）慢性肾脏病变：有类似AI的症状和电解质异常，实验室检查可提示肾功能异常，皮质醇及ACTH正常。

（2）亚临床AI的诊断：功能损害较轻的原发性AI和继发性AI在垂体发生损害的早期，皮质醇和ACTH可在正常范围，包括激发试验后的皮质醇。对疑似诊断者需定期随访和重复皮质醇及ACTH检查，可能出现典型临床表现延迟出现的情况。

四、处理方案及基本原则

1. FGD4的治疗　皮质醇补充治疗是FGD4治疗的主要内容，治疗目标是改善皮质醇减低导致的症状、预防危象的发生。这是一项终生治疗。

在剂量和用法上，皮质醇替代需覆盖正常每日皮质醇产生量，儿童一般用氢化可的松$8 \sim 9mg/（m^2 \cdot d）$，一天的总量分次餐前服用，模拟生理节律和维持血皮质醇生理水平，早餐服每日总量的一半，午餐和晚餐时各服用1/4。如无氢化可的松，可使用醋酸可的松替代（效应是氢化可的松的0.8倍），用超生理量的替代量会增加死亡率降低骨密度。遇手术或发热（体温超38.5℃）时需剂量加倍，如有较强的运动或可预知的应激事件，可酌情加用一天总量的1/4 ~ 1/2。

如合并盐皮质激素缺乏症，需加用氟氢可的松$50 \sim 200 \mu g/d$。

如患儿合并甲状腺轴、性腺轴、生长轴等相关疾病，需替代治疗，在监测各类激素的基础上酌情调整药物剂量。

2. 随访与监测　患儿需定期至儿科内分泌门诊随访复诊。

（1）临床症状：药物剂量不足者原症状不能改善，替代过量时可能出现的周围性水肿、反复感染、皮肤色素沉着加深等。

（2）体格检查：身高、体重、血压、青春发育性征及各系统体检。

（3）皮质醇、ACTH：监测替代剂量的合理性，调整药物剂量。

（4）肾素、血电解质：各指标维持于正常范围内。

（5）甲状腺轴、性腺轴相关激素及其影像学检查。

（6）心血管系统：随访心电图、心脏超声等。

（7）因原发病导致的各类疾病的随访，例如脑电图、颅脑MRI、肾上腺超声等。

该患儿除患有糖皮质激素缺乏症外，还存在甲状腺功能减退、症状性癫痫、代谢性脑病，需定期随访皮质醇、ACTH、肾素-电解质、甲状腺功能、性激素、脑电图、心电图、心脏超声、肾上腺超声、甲状腺超声、妇科超声、颅脑MRI等，自患儿规律皮质醇补充治疗后，癫痫发作频率明显减少，近2年未再发作，智力及社交能力较前明显好转。但因自发病至确诊FGD4时间较长，患儿丧失了早期治疗的机会，也错过了受教育窗口。患儿10岁时存在智力退行、语言发育落后、社交能力差、注意力不集中，被迫辍学。在明确诊断后规范治疗和定期随访4年，虽然智力和认知能力等方面有很大提升，但仍辍学在家，这对其成长、成年后生活都产生不可逆的负面影响。

五、要点与讨论

1. 难治性癫痫的病因识别和诊断思路　在儿童以癫痫发作为首要症状的疾病不在少数，临床上有多种发作形式，包括意识、运动、感觉异常、精神及自主神经功能障碍等。在鉴别诊断中，多从神经系统疾病的角度出发，通常需要结合患儿的患病年龄、病因、发作表现、预后、生长发育情况、脑电图等检验检查结果综合评估，部分可诊断为癫痫综合征。如诊断为癫痫，需对其病因进行充分的辨别，如伴随其他临床表现，存在相关家族史、特殊体征、难治性癫痫等，可完善基因检测并对检测结果进行详尽的分析阅读。癫痫的病因大致可分为三大类。

（1）特发性癫痫：指脑内未能找到相关的结构和代谢异常，与遗传因素密切相关的癫痫，包括单基因遗传、多基因遗传、染色体异常、线粒体脑病等，很多癫痫综合征的致病原因与基因相关，大多为先天性。

（2）症状性癫痫：指与脑内器质性病变或与代谢异常密切相关的癫痫。先天或后天性脑损伤产生异常放电的致痫灶，或因各种原因导致痫性发作阈值降低。例如：①先天性：脑发育畸形、线粒体病、染色体病、先天性代谢病等引起的脑发育障碍、脑变性、脱髓鞘性疾病；②后天性：大脑缺血缺氧、外伤、卒中、感染、中毒、脑部肿瘤等。

（3）隐源性癫痫：病因不明，或暂不能证实有肯定的脑内病变或代谢异常，可能为症状性癫痫。由多种体内外因素诱发癫痫的临床发作。例如特定年龄发作、特定时间发作（睡眠或初醒时、青春期前）、过度进食、饥饿、疲劳、睡眠不足、过度换气、预防接种等多种诱发因素。

癫痫的诊断思路一般为：①判断症状是否为癫痫发作；②临床发作的类型；③癫痫综合征的类型；④引起癫痫的病因；⑤是否伴随功能损害，是否存在共病。因此当癫痫患者治疗效果不佳需仔细鉴别，排查难治性癫痫病因，考虑是否为某种类型的癫痫综合征。

难治性癫痫是指经过正规的、系统的抗癫痫药物治疗，抗癫痫药物的血药浓度在有效范围内，仍不能控制患者的癫痫发作，并严重影响患者的工作、学习、生活，发作频率每月2~4次以上，病程4年以上。面对难治性癫痫，同样需要按照癫痫的诊断思路，首先识别是不是癫痫，药物浓度是否在有效范围内，脑内是否存在进展性病灶，引起癫痫的病因是什么，是否存在共病。

癫痫综合征是一组具备特征性的临床和脑电图表型，通常具有特定病因（结构、遗传、代谢、免疫和感染）的癫痫，通常具有年龄依赖特征（发病和缓解的年龄）、发作诱因、昼夜变化、部分预后特征等。还可能存在显著的共患病（智力障碍、精神功能障碍等）、特征性脑电图和异常的神经影像学检查结果。根据2022年版国际抗癫痫联盟（ILAE）所分类的癫痫综合征发病年龄进行以下分类：

新生儿和婴儿期起病：局灶性发作（自限性家族性新生儿癫痫、自限性家族性婴儿癫痫、自限性家族性新生儿-婴儿癫痫）、局灶和（或）全面性（遗传性癫痫伴热性惊厥附加症）、全面性（婴儿肌阵挛癫痫）、伴DEE或进行性神经功能退化的综合征（婴儿癫痫性痉挛综合征、Dravet综合征等）、特定病因的癫痫性脑病（KCNQ2-发育性癫痫性脑病、Sturge-Weber综合征、葡萄糖转运体1缺陷综合征等）。

儿童期及特发性全面性癫痫：自限性局灶性癫痫（光敏性枕叶癫痫、伴自主神经发作的自限性癫痫等）、全面性（肌阵挛失神癫痫、眼见肌阵挛癫痫）、特发性全面性癫痫（儿童失神癫痫、青少年失神癫痫、青少年肌阵挛癫痫等）、伴DEE或进行性神经功能退化的综合征（肌阵挛失张力癫痫、Lennox-Gastaut综合征、热性感染相关性癫痫综合征等）。

如上均为可能出现的儿童癫痫的病因，需充分评估，积极寻找病因。本例患儿自幼皮肤较黑，3岁起易反复感染，6岁时诊断为癫痫、甲状腺功能减退症，抗癫痫发作药物治疗效果不佳，10岁时确诊FGD4，在确诊FGD4时患儿出现智力退行性变、语言发育落后、社交障碍，即使规范治疗后症状有极大的改善，但仍辍学在家，失去了进一步受教育的机会。因此当患儿出现FGD非典型临床表现时，亦须考虑可能出现的遗传代谢相关疾病，深入排查病因，早诊断，早治疗，才能更好地改善预后。

2. 关于FGD

（1）家族性糖皮质激素缺乏症的临床表现及分类：糖皮质激素缺乏症（glucocorticoid deficiency，GD），又称ACTH抵抗综合征，这类疾病发病率低，以糖皮质激素缺乏，伴或不伴有盐皮质激素缺乏为特点，家族性糖皮质激素缺乏症（familial glucocorticoid deficiency，FGD）是其重要组成部分。近年的临床研究逐渐拓展FGD的遗传学范畴，FGD是一类罕见的常染色体隐性遗传病，以孤立性糖皮质激素缺乏症，伴或不伴有盐皮质激素缺乏为特征，共分为五型（病例18表5）。

FGD1（OMIM #202200），由*MC2R*（MIM #607397）基因突变所致，*MC2R*又称ACTHR，是ACTH受体，约占FGD中的25%。FGD2（OMIM #607398），由*MRAP*（MIM #609196）基因突变所致，MRAP是*MC2R*表达的辅助蛋白，约占FGD的20%。FGD3（OMIM #609197）目前报道较少，在命名上，其突变范围可确定为8q11.2～q13.2这一

区间内，目前研究较多的是基于来自爱尔兰旅行者社区的病例报道及相关研究，发现位于该区间的基因*MCM4*突变，表现出皮质醇缺乏症，同时存在生长发育受限、染色体不稳定综合征发生概率增加和NK细胞缺乏症。FGD4伴或不伴有盐皮质激素缺乏，由*NNT*基因突变所致，除了糖皮质激素缺乏症存在的常见临床表现，尚存在生长困难、性腺相关疾病、甲状腺功能减退等疾病，在不同病人上临床表现具有极大的异质性，病因尚不明确。FGD5型（OMIM #617825）由*TXNRD2*基因（MIM #606448）突变所致，目前唯一病例报道是基于一个近亲克什米尔家族，共7位纯合无义突变患者的研究，发病年龄较晚，先证者在高热期间出现皮肤色素过度沉着，10.8岁诊断为孤立性糖皮质激素缺乏，后续筛查家族成员，发现部分纯合突变患儿在婴儿期实验室检查异常可在儿童期恢复正常。

病例18表5　家族性糖皮质激素缺乏症（FGD）分类及表型

分类 /OMIM 号	基因 /MIM 号	位点	遗传方式
FGD1（202200）	*MC2R*（607397）	18p11.21	AR
FGD2（607398）	*MRAP*（609196）	21q22.11	AR
FGD3（609197）	*GCCD3*（609197）	8q11.2 ~ q13.2	AR
FGD4 伴或不伴有盐皮质激素缺乏（614736）	*NNT*（607878）	5p12	AR
FGD5（617825）	*TXNRS2*（606448）	22q11.21	AR

可以预见，若本例患儿能在早期诊断肾上腺功能不全并在出现智力退行性变前行相关基因测序并有专业解读，进行激素替代治疗，神经系统发育、沟通能力及患儿社会功能将大大改善。

（2）FGD4的临床表现：在统计了目前已报道的65例FGD4患者的文献后，FGD4在FGD患者中约占20%，最早于2012年明确NNT突变与该病相关。发病年龄最小为3天，发病中位年龄12月龄，临床表现多样，主要为糖皮质激素缺乏，少数可伴随盐皮质激素缺乏，合并盐皮质激素缺乏的患者大多发病年龄更早，但失盐的临床表现出现的年龄从婴幼儿到青少年不一。

①非特异性临床表现：艾迪生危象、昏迷、抽搐乃至癫痫、反复感染、低血糖、皮肤黏膜色素沉着、喘息、喂养困难、骨密度下降乃至骨折等。

②盐皮质激素缺乏症：目前报道了19例患者存在盐皮质激素缺乏。

③生长发育迟缓。

④性腺轴：双侧睾丸肾上腺残余瘤（testicular adrenal rest tumour，TART）、男性外

周性性早熟、Leydig细胞腺瘤相关性早熟、睾丸结节、青春期进展缓慢、无精子症、隐睾症、精索静脉曲张等。

⑤甲状腺轴：甲状腺功能减退症。

⑥心血管系统：可能存在肥厚型心肌病、心室射血分数异常，目前学界对此仍有争议。

⑦反复尿路感染等。

（3）FGD与其他AI的鉴别：FGD与其他病因导致的AI鉴别较为困难。AI是指肾上腺皮质合成、分泌应产生的各类甾体激素的功能减退，广义的还包括这些甾体激素不能在靶器官产生其应有的生物学作用（抵抗状态）。临床表现为乏力、厌食、失盐、体位性低血压、生长发育缓慢、皮肤黏膜色素过度沉着等皮质激素不足或缺乏的症状，肾上腺危象发作时可致命。在新生儿期发病者可有严重黄疸、胆汁淤积及肝炎。AI是一类的罕见疾病，按部位和机制可分为原发性和继发性，按发生时间可分为先天性和后天获得性。

1）先天性肾上腺病变：较少见，发病率约十万分之0.45～11.7，包含遗传–原发性和非遗传–继发性两大类。

①原发性肾上腺病变：指肾上腺皮质内在的细胞结构或功能有损害的病变，大多发病于儿童、青少年时期。

遗传性肾上腺发育缺陷：如*DAX1*、*SF-1*等基因突变导致的肾上腺结构发育障碍。

甾体合成的代谢异常性病变：如先天性肾上腺皮质增生症（congenital adrenal hyperplasia，CAH）、肾上腺脑白质营养不良（adrenoleukodystrophy，ALD）、家族性皮质醇缺乏症，以及自身免疫性多内分泌腺病综合征1型（autoimmune polyglandular syndrome type 1，APS 1）等。

遗传综合征的一部分：IMAGe综合征、Kearns–Sayre综合征、Smith–Lemli–Opitz综合征等。

②继发性肾上腺病变：下丘脑–垂体病变致ACTH合成和释放不足继发的肾上腺皮质功能减退。例如*HESX1*、*LHX4*、*SOX3*、*TPIT*、*POMC*、*PCI*等基因突变，垂体发育缺陷、垂体柄阻断综合征等。

③ACTH抵抗综合征：家族性ACTH抵抗综合征、黑皮质素2受体（melanocortin 2 receptor，MC2R）缺陷、黑皮质素2受体辅助蛋白（melanocortin 2 receptor accessory protein，MRAP）缺陷和Allgrove综合征（achalasia–addisonianism–alacrimia syndrome，Triple A syndrome，AAAS，即糖皮质激素缺乏、无泪、贲门失弛缓三联征）等。

2）后天获得性肾上腺病变

①原发性肾上腺疾病：由感染、自身免疫性炎症、肾上腺出血、肾上腺组织器质性损伤、栓塞性病变、肿瘤、药物等疾病所致。

②继发性肾上腺皮质功能减退：下丘脑-垂体占位性病变、颅脑外伤、下丘脑-垂体术后或放疗后、自身免疫性垂体炎、空蝶鞍综合征、Sheehan综合征等。

3．如何规避测序结果假阴性的风险　全外显子组测序（WES）与基因组测序（genome signaling，GS）均存在一定的局限性，他们无法检测因印记紊乱而导致的基因表达变化，也无法可靠检测富含GC的区域，例如着丝粒、端粒、三核苷酸重复扩增序列、高度同源序列区域、低水平表达或组织特异性嵌合等变异。无论哪种检测方法，生物信息学的解释都依赖对致病基因或变异的熟悉程度。

将遗传咨询师整合到临床过程中非常必要，可以减少测序顺序错误、缩短诊断时间、节约成本、对选择测序方法的临床医生进行教育指导、提高测序中的诊断率。先证者加双亲同时测序的方法，在罕见儿科疾病的诊断上具有效率上的明显优势。

在有关儿童的基因测序中可能出现的偶然发现（incidental finding，IF），可能涉及孕前测序、产前测序、新生儿筛查、健康儿童测序等，《ACMG关于报告临床外显子组和基因组测序中偶然发现的建议》提出：

（1）无论临床测序的适应证如何，无论患者年龄、检测样本组织类型（除肿瘤外）及临床测序方法，实验室均应报告偶然变异。其中包括先证者无临床表现的家庭成员。

（2）建议实验室依照ACMG指南，对于大部分基因，仅寻找和报告已报道过的变异体或先前未报道但预测会导致该疾病的变异体；对于某些基因，预测的功能丧失与变异可能不相关（例如COL3A1基因和大多数肥厚型心肌病基因）；对于某些基因（如APOB基因），应仅报告某些相关条件的变异。

（3）临床医生及其团队有责任为患者提供全面的测试前和测试后咨询及后续的医疗随访。临床医生应熟悉临床测序的基本属性和局限性，同时提醒患者临床测序可能产生需进一步评估的偶然发现。鉴于基因组信息的复杂性，应适当咨询临床遗传学家，包括订购、解释和沟通基因组测试等过程。

（4）由于当前技术的局限性，WES、GS等测序方法重点关注点突变、插入突变、缺失突变等，而非主要由结构变异、重复扩增或拷贝数变异引起的疾病，因此在制定基因测序计划时，应考虑到这些问题，必要时加做其他测序方法。

目前生物信息学工具对变异影响的预测准确度有待提高，尤其是针对错义突变，假若 IF变异是在临床检测指征之外的人群中发现，那么选择报告IF的条件和变异阈值的设定，则应尽可能提高真阳性结果检出率，减少假阳性结果，规避假阴性的风险。建议实验室制定适当的报告指标，明确已进行的评估的范围。使临床医生在进行临床评估时考虑分析的敏感性，并有助于避免对阴性偶然变异分析的过度解释。鼓励对偶然或次要发现开展前瞻性研究，并进行患者登记纵向跟踪，收集有关偶然或次要发现的信息，作为临床测序的一部分，并评估可能产生的收益、危害和成本。

总之，当发布WES或GS报告时，应不考虑患者和家属的偏好，以及患者年龄的限制来充分评估临床、基因和变异，报告给临床医生，后者将这些内容记录在患者的病史中，以期在现有的科学文献、临床经验、工作组成员的共识和临床医学传统的指导下，获得尽可能大的临床收益。

六、总结

糖皮质激素缺乏症是一类临床表现不特异，可能存在多系统受累的罕见病。患者常因临床表现非特异而被延迟诊断，诊断延迟时间越长，可能威胁生命的风险则越大，威胁主要来源于存在长期诊断不明，糖皮质激素不足导致的低血糖、癫痫发作、昏迷，以及反复严重感染并发的生长发育受限。因此在临床上积极排查病因、基因检测、明确诊断、早期治疗，这是改变这类疾病预后的最重要因素。

（病例撰写者： 甄　婗　马晓宇　上海交通大学医学院附属瑞金医院）

参考文献

[1]Richards S，Aziz N，Bale S，et al. Standards and guidelines for the interpretation of sequence variants：a joint consensus recommendation of the American college of medical genetics and genomics and the association for molecular pathology[J]. Genet Med，2015，17（5）：405-424.

[2]Lipinski P，Kot K，Jankowska I，et al. Cortisol deficiency as a rare cause of neonatal cholestasis[J]. Dev Period Med，2018，22（3）：280-283.

[3]Roucher-Boulez F，Mallet-Motak D，Samara-Boustani D，et al. NNT mutations：a cause of primary adrenal insufficiency，oxidative stress and extra-adrenal defects[J]. Eur J Endocrinol，2016，175（1）：73-84.

[4]Krasovec T，Sikonja J，Zerjav Tansek M，et al. Long-Term Follow-Up of three family

members with a novel NNT pathogenic variant causing primary adrenal insufficiency[J]. Genes（Basel），2022，13（5）：717.

[5]Bainbridge MN，Davis EE，Choi WY，et al. Loss of function mutations in NNT are associated with Left ventricular noncompaction[J]. Circ Cardiovasc Genet，2015，8（4）：544-552.

[6]Meimaridou E，Hughes CR，Kowalczyk J，et al. Familial glucocorticoid deficiency：new genes and mechanisms[J]. Mol Cell Endocrinol，2013，371（1-2）：195-200.

[7]Weber A，Clark AJ. Mutations of the ACTH receptor gene are only one cause of familial glucocorticoid deficiency[J]. Hum Mol Genet，1994，3（4）：585-588.

[8]Metherell LA，Chapple JP，Cooray S，et al. Mutations in MRAP，encoding a new interacting partner of the ACTH receptor，cause familial glucocorticoid deficiency type 2[J]. Nat Genet，2005，37（2）：166-170.

[9]Hughes CR，Guasti L，Meimaridou E，et al. MCM4 mutation causes adrenal failure，short stature，and natural killer cell deficiency in humans[J]. J Clin Invest，2012，122（3）：814-820.

[10]Casey JP，Nobbs M，McGettigan P，et al. Recessive mutations in MCM4/PRKDC cause a novel syndrome involving a primary immunodeficiency and a disorder of DNA repair[J]. J Med Genet，2012，49（4）：242-245.

[11]Prasad R，Chan LF，Hughes CR，et al. Thioredoxin reductase 2（TXNRD2）mutation associated with familial glucocorticoid deficiency（FGD）[J]. J Clin Endocrinol Metab，2014，99（8）：1556-1563.

[12]Wirrell E，Tinuper P，Perucca E，et al. Introduction to the epilepsy syndrome papers[J]. Epilepsia，2022，63（6）：1330-1332.

[13]Elliott AM. Genetic counseling and genome sequencing in pediatric rare disease[J]. Cold Spring Harb Perspect Med，2020，10（3）：a036632.

[14]Green RC，Berg JS，Grody WW，et al. American college of medical genetics and genomics. ACMG recommendations for reporting of incidental findings in clinical exome and genome sequencing[J]. Genet Med，2013，15（7）：565-574.

病例19　以嗜铬细胞瘤起病的VHL病

一、病历资料

（一）病史采集

主诉：男性，11岁1个月。因"双眼视力下降1年余，发现高血压半个月"入院。

现病史：患儿自1年前于无明显诱因下出现双眼视力下降，检查显示左眼视力0.6、右眼视力0.3，伴视乳头水肿。病程中有多汗、指端湿冷，易有情绪紧张，以活动后明显；无震颤、头晕、头痛及体位性眩晕，无呕吐、腹痛，无胸闷、心悸等不适。半个月前外院就诊，入院查体发现高血压，最高可达170/120mmHg，腹部CT显示右肾上腺占位，嗜铬细胞瘤可能。为进一步诊治来我院，门诊检查血甲氧基去甲肾上腺素3693.7（参考值19～121）pg/ml↑，甲氧基肾上腺素28.3（参考值14～90）pg/ml，予甲磺酸多沙唑嗪4mg、1次/日口服降压治疗1周，今拟"嗜铬细胞瘤性高血压"收入。

既往史：既往体健，否认肾脏病、心脏病、高血压等疾病。

个人史：G1P1，足月剖宫产出。出生体重3500g，身长不详。出生后无窒息抢救史。

生长发育史：语言、运动发育同正常同龄儿；疫苗接种按计划免疫全部完成。

家族史：父母体健，祖母患高血压病8年，家族中无肿瘤及遗传代谢病史。

（二）专科查体

体温36.3℃，脉搏138次/分，呼吸22次/分，血压111/68mmHg，身高140.8cm，体重40.1kg，BMI 20.2kg/m²。查体配合，神清，精神好。皮肤无色素沉积，浅表淋巴结未及肿大。心肺听诊无殊。腹部软，未及明显包块，全腹无压痛、反跳痛、肌紧张。双侧睾丸3ml，阴毛PH 1期。

（三）辅助检查

血尿便常规、肝肾功能、电解质、血凝、甲状腺功能及性激素水平正常。

血甲氧基去甲肾上腺素2570.1（参考值19～121）pg/ml↑，血甲氧基肾上腺素32.3（参考值14～90）pg/ml，尿游离甲氧基去甲肾上腺素917.39（参考值7～65）μg/24h↑，尿游离甲氧基肾上腺素14.68（参考值0～22）μg/24h，尿游离多巴胺382.29

（参考值75～440）μg/24h，ACTH 45.17（参考值7.2～63.3）pg/ml，血皮质醇（8AM）17.63（参考值6.7～22.6）μg/dl，17羟孕酮（17-OHP）0.76（参考值0.4～2.15）ng/ml，肾素59.74（参考值：立位：4～38；卧位：4～24）pg/ml↑，血管紧张素Ⅱ 112.23（立位：49～252；卧位25～129）pg/ml，血醛固酮99.35（参考值：卧位16.49～130.81；立位29.06～332.78）pg/ml，甲状旁腺素（PTH）31（15.0～68.3）pg/ml。

24h尿：尿量3.70L，游离皮质醇56.98（参考值58～403）μg/24h，尿肌酐0.90mmol/L，尿蛋白43mg/24h，尿糖、尿素、尿酸、尿电解质正常。

胰岛素样生长因子1（IGF1）：139（参考值385～665）ng/ml↓。BNP 6.0（参考值0～100）pg/ml。

肿瘤标志物：神经元特异性烯醇化酶17.90（参考值<17）ng/ml↑，癌胚抗原（CEA）0.52（参考值<5）ng/ml，甲胎蛋白（AFP）1.76（参考值0～8.78）ng/ml。

眼科检查及诊断：眼底照相显示双眼视盘边界略模糊，网膜平，后极部、黄斑区大量硬性渗出。视力：右眼0.15，左眼0.12-；非接触眼压（NCT）：11.6/10.6mmHg；视野：双眼生理盲点扩大；右眼MD -5.32dB、PSD 8.23dB；左眼MD -3.12dB，PSD 7.14dB；视网膜神经纤维层厚度（RNFL，总/上/下）：右眼128/150/118μm，左眼130/150/167μm。诊断意见：双眼高血压性视网膜病变4级；视乳头水肿。

心电图：窦性心动过速，122次/分。心脏超声：左室射血分数73%；左室舒张期内径37mm，左室收缩期内径22mm；室间隔厚度10mm，左室后壁厚度8mm；主动脉根部内径28mm；主动脉瓣轻度反流。胸部CT（薄层）平扫：正常。

肾上腺-MRI增强（病例19图1）：右侧肾上腺可见类圆形异常信号灶，边界清晰，轮廓光整，T_1WI呈不均匀低信号影，脂肪抑制T_2WI呈混杂高信号影，其内可见囊变坏死区，增强后病灶持续明显强化，强化不均匀，直径约35mm。左侧肾上腺形态、大小、信号未见明显异常。

PET-CT（^{18}F-FDG）（病例19图2）：①右肾上腺混杂密度占位，实性部分代谢增高，结合病史首先考虑嗜铬细胞瘤可能；②回盲部多发淋巴结考虑炎性病变可能；③双筛窦黏膜增厚，代谢不高；④胸腺显影；⑤双侧髋关节骨骺未闭；⑥双侧颈部、锁骨上区、脊柱旁脂肪间隙对称性代谢增高，考虑棕色脂肪显影。

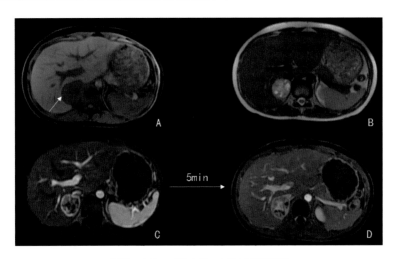

病例19图1　肾上腺-MRI增强图像

A：右侧类圆形异常信号，边缘清晰，T_1WI 不均匀低信号；B：脂肪抑制 T_2WI 混杂高信号，见囊变坏死；C、D：增强后病灶强化。

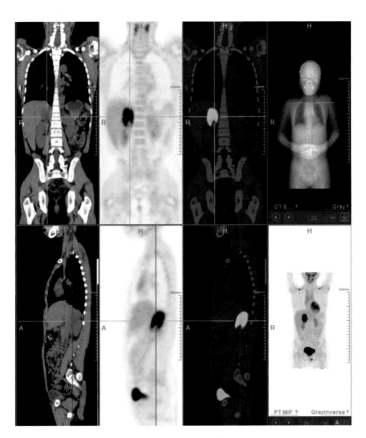

病例19图2　PET-CT（^{18}F-FDG）

右肾上腺见一 32mm×39mm×40mm 混杂密度灶，边界尚清晰，密度不均匀，中央密度减低，周围实质性部分代谢增高，SUVmax13.7。

二、诊治经过

1. 初步诊断

（1）右肾上腺嗜铬细胞瘤（pheochromocytomas，PHEO）；

（2）高血压Ⅱ期；

（3）双眼高血压性视网膜病变4级；

（4）视乳头水肿。

2. 治疗经过　患儿入院完善相关检查，结合其症状和检查结果，明确诊断为右肾上腺嗜铬细胞瘤，完善PET-CT等检查，确定其目前无副神经节瘤（paragangliomas，PGLs），也称肾上腺外嗜铬细胞瘤。因患儿发病年龄小，为遗传性综合征的可能性大，故进行了外周血全外显子基因测序。

肾上腺嗜铬细胞瘤最终治疗为手术切除，术前至少应该进行降压治疗2周。该患儿明确血甲氧基去甲肾上腺素水平升高后立即开始口服多沙唑嗪4mg、1次/日治疗，血压从170/120mmHg降至110~120/70~80mmHg，心率波动于110~140次/分。29天后即手术前1天加用钙离子阻滞药地尔硫卓15mg，患儿心率降至78次/分，血压102/55mmHg，由泌尿外科实施了右侧肾上腺嗜铬细胞瘤切除术，病理为右侧肾上腺嗜铬细胞瘤，细胞密度中，无坏死，无血管及薄膜侵犯；核分裂象<5个/50HP；Ki-67+指数>3%；儿茶酚胺类型为甲氧基去甲肾上腺素；SDHB：蛋白表达。同时，组织标本送检基因测序。

手术后3周，基因检测结果回报，患儿手术切除标本（病例19图3）发现肿瘤组织细胞*VHL*基因突变（c.277G＞T，p.G93C），27.08%嵌合（野生型：突变型的reads为35：13），根据ACMG指南评为可能致病，该患儿为新发突变，患儿及其父母外周血并未携带该突变。进一步从基因层面确定患儿最终诊断为VHL病（von Hippel-Lindau disease）[右肾上腺嗜铬细胞瘤、高血压Ⅱ期、双眼高血压性视网膜病变4级、视乳头水肿]。

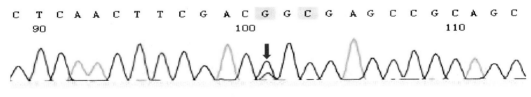

病例19图3　受检者VHL基因组织嵌合变异：c.277G＞T，p.G93C

3. 术后随访　术后患儿的血甲氧基去甲肾上腺素恢复正常，未发生肾上腺功能减退。术后3个月随访，患儿血压正常，血甲氧基去甲肾上腺素水平正常，视力明显恢复。腹部MRI增强：术区斑片组织影，其余未见异常信号。

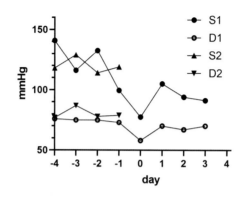

病例19图4　术前及术后检测血压变化

S1：卧位收缩压；S2：立位收缩压；D1：卧位舒张压；D2立位舒张压，day为手术日。

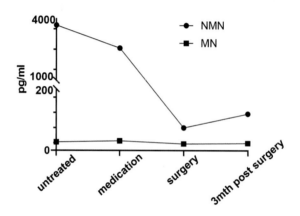

病例19图5　随访血甲氧基去甲肾上腺素（NMN）及血甲氧基肾上腺素（MN）的变化情况

治疗前（untreated）、口服多沙唑嗪1周（medication）、术后当天（surgery）、术后3个月（3mth post surgery）

三、病例分析

（一）病史特点

1．男性，11岁1个月。因"双眼视力下降1年余，发现高血压半个月"入院。

2．病史中患儿以双眼视力下降起病，伴有情绪紧张、多汗，无心慌震颤等心血管系统表现。外院常规入院查体发现血压达120/170mmHg，CT扫描显示肾上腺肿物。

3．辅助检查发现患儿血甲氧基去甲肾上腺素显著升高，肾上腺MRI增强显示右侧肾上腺肿块，呈持续强化。进一步PET-CT排除了肾上腺外的PGL等其他部位肿瘤。

4．眼科会诊提示高血压视网膜病变及视乳头水肿。

5. 术后病理示嗜铬细胞瘤，基因检测提示*VHL*基因体细胞嵌合突变。

（二）诊断与诊断依据

1. 诊断 VHL病（von Hippel-Lindau disease，VHL）［右肾上腺嗜铬细胞瘤、高血压Ⅱ期、双眼高血压性视网膜病变4级、视乳头水肿］。

VHL病是罕见的常染色体显性遗传病，主要表现为多发的肿瘤和囊肿。常见的肿瘤为神经系统血管母细胞瘤、视网膜血管母细胞瘤、肾细胞癌或肾囊肿、胰腺肿瘤或囊肿、嗜铬细胞瘤、内淋巴囊肿瘤、生殖系统囊腺瘤。

根据是否存在嗜铬细胞瘤，VHL病分为两型，并将其与患者的基因型相对应。①1型患者血管母细胞瘤和肾癌高发，无嗜铬细胞瘤，进一步分为1A（有肾癌）、1B（无肾癌）型，该型患者的突变类型多导致*VHL*基因蛋白功能完全缺失，包括无义突变、小片段缺失和插入、大片段缺失和间接突变。②2型患者存在嗜铬细胞瘤，进一步分为2A（无肾癌）、2B（有肾癌）和2C（仅有嗜铬细胞瘤）。患者基因多为错义突变，仅导致VHL蛋白单个氨基酸突变。

2. 诊断依据

（1）右肾上腺嗜铬细胞瘤：该患儿血甲氧基去甲肾上腺素显著升高，肾上腺MR显示强化肿块，肾上腺α受体阻滞药降压治疗有效，术后病理符合嗜铬细胞瘤特征。

（2）测序发现患儿体细胞嵌合突变。肿瘤组织细胞*VHL*基因突变（c.277G＞T，p.G93C），27.08%嵌合（野生型：突变型的reads为35：13），该突变为新发突变，位于为第1外显子热点突变区域，已报道的该区域突变位点有266、269、280等。

（3）高血压Ⅱ期：患儿收缩压达170mmHg，大于140mmHg或95百分位+12mmHg。双眼高血压性视网膜病变4期及视乳头水肿：眼底检查明确诊断。

结合以上依据，患儿诊断为VHL病2C型。

（三）鉴别诊断

VHL病2C型主要需要进行高血压的鉴别诊断及嗜铬细胞瘤相关的其他遗传综合征相鉴别，后者主要依赖基因测序，儿茶酚胺类型有一定提示作用。

1. 高血压的鉴别诊断 高血压可分为继发性高血压和原发性高血压。常见的继发性高血压主要分为肾实质性、肾血管性、心血管性及内分泌相关高血压。该患儿肾功能、尿蛋白、超声检测可排除肾源性及心血管性高血压；肾上腺相关激素如皮质醇、醛固酮、17-羟孕酮及雄激素水平可排除库欣综合征、原发性醛固酮增多症及先天性肾上腺皮质增生症（CAH）。排除继发性高血压才能考虑原发高血压诊断，无论原发或继发高血压类型都应警惕心、肾、视网膜等靶器官损害，比如该患儿出现的高血压视网膜病变。

2．嗜铬细胞瘤相关的其他遗传综合征　嗜铬细胞瘤是一种由肾上腺嗜铬细胞构成的分泌儿茶酚胺的肿瘤，可引起持续性或阵发性高血压。嗜铬细胞瘤分泌的儿茶酚胺类物质包括去甲肾上腺素、肾上腺素、多巴胺和多巴，其比例可有不同。诊断依靠血或尿中儿茶酚胺类物质的测定和影像检查。除了肾上腺嗜铬细胞瘤，肿瘤也可能位于源自神经嵴细胞的其他组织中（副神经节瘤），两者统称为嗜铬细胞瘤。嗜铬细胞瘤多为良性肿瘤，在儿童罕见，常常作为遗传性综合征的一部分。

（1）多发性内分泌腺瘤病2型（MEN2）：*RET*基因激活突变引起的常染色体显性遗传病，参见本书相关章节。该病患者均发生甲状腺髓样癌，半数发生嗜铬细胞瘤，其儿茶酚胺类型为甲氧基肾上腺素，而不是甲氧基去甲肾上腺素。

（2）神经纤维瘤病1型（NF1）：*NF1*基因失活突变引起的常染色体显性遗传病。可发生神经纤维瘤、多发咖啡牛奶斑、腋窝和腹股沟雀斑、虹膜错构瘤、骨骼异常、CNS胶质瘤、嗜铬细胞瘤、大头畸形、认知缺陷。2%～3%患者中可能发生嗜铬细胞瘤，NF1患者发生高血压时需警惕嗜铬细胞瘤发生。儿茶酚胺类型为甲氧基肾上腺素和甲氧基去甲肾上腺素。

（3）家族性PGLs：也称遗传性PGLs，为常染色显性遗传病，呼吸链线粒体复合体Ⅱ（SDH）组分的基因失活变异所致，头颈部副神经节瘤常见而肾上腺嗜铬细胞瘤少见。*SDHB/SDHC/SDHD*基因失活常见，由于该复合体是三羧酸循环和呼吸链之间的限速步骤，催化琥珀酸转化为延胡索酸，故临床上检测可发现琥珀酸/延胡索酸比值升高。常有甲基酪胺水平增高。*SDHB*基因变异则提示发生肿瘤扩散风险高。

四、处理方案及基本原则

VHL患者可发生包括嗜铬细胞瘤在内的多种器官肿瘤和囊肿，治疗的原则会因肿瘤种类的不同而变化，治疗要考虑患者的全身肿瘤发生情况。

1．嗜铬细胞瘤的处理　嗜铬细胞瘤唯一的治愈方法是手术，由于手术刺激儿茶酚胺不受控地大量释放，发生危及生命的心血管并发症，因此术前必须进行充分的内科准备，降低风险。

（1）术前评估及用药：首先需要进行心功能及血压的全面评估和监测。降压药物治疗是术前治疗的支柱，达到缓解症状、控制血压及预防心血管并发症的目的，一般在术前至少7～14天开始服用。可选药物如下：

①α肾上腺素能受体阻滞药：酚苄明，起始剂量10mg、1次/日，剂量范围（10～

140mg）。

②α₁肾上腺素能受体阻滞药：如多沙唑嗪，起始剂量4mg、1次/日，剂量范围（4～56mg），该患儿采用了起始剂量；另有哌唑嗪、特拉唑嗪，据报道疗效与多沙唑嗪相似。

③联合α-和β-肾上腺素能受体拮抗剂：拉贝洛尔200mg、1次/日，剂量范围（200～1200mg）。

④钙离子通道阻滞药：可与α肾上腺素能受体阻滞药联合使用；尼卡地平缓释片30mg、1次/日，剂量范围（30～120mg）。

⑤甲基酪氨酸羟化酶抑制剂，可阻断儿茶酚胺合成，剂量范围（1000～4000mg）。

该患儿充分术前准备后在我院泌尿外科接受了腹腔镜下右侧肾上腺嗜铬细胞瘤切除术，最大程度地保留了正常肾上腺组织，完整切除了肿物。

（2）术后管理：需要密切监测患儿是否发生术后低血糖、低血压及肾上腺功能不全。可通过补液、血管活性药物及糖皮质激素纠正。该患儿术后入ICU，未发生以上术后并发症。

2. 低氧诱导因子-2α（HIF-2α）抑制剂　是一种选择性的口服HIF-2α（缺氧诱导因子2 alpha）抑制剂。2021年8月FDA批准低氧诱导因子-2α（HIF-2α）抑制剂Welireg（belzutifan）上市，用于治疗VHL病相关癌症，如肾细胞癌、中枢神经系统血管母细胞瘤和胰腺神经内分泌肿瘤（pNET）。

3. 随访与监测　患儿应定期至儿科内分泌、泌尿外科、眼科、耳鼻喉科门诊进行体格检查、儿茶酚胺水平检测、腹部MR、眼底检查、听力检查，以早期发现转移瘤及各器官可能的肿瘤及囊肿。该患儿未出现肾脏及其他器官肿瘤。

五、要点与讨论

1. 关于VHL病的早期筛查　对VHL患者的直系亲属应尽早进行基因检测，明确是否为患者。由于VHL病的相关病变在早期是可控的，对所有基因确诊的患者都尽早规律筛查。

未出现病变的*VHL*基因突变者，推荐进行腹部、颅脑或脊椎的MR检查，以减少CT带来的射线暴露。推荐进行薄层扫描以发现内淋巴囊肿瘤和神经轴血管母细胞瘤。

1～4岁应每年进行眼底、血压、视力、听力评估。5～15岁每年常规体检及神经系统评估、眼底镜检查、血甲氧基去甲肾上腺素检验。8岁或更早每年进行腹部超声如生化异常则腹部MRI检查；每2～3年听力评估，若有耳鸣眩晕则增加频率；复发的耳部感染需要每2～3年进行增强MRI薄层扫描排除内淋巴囊肿瘤。16岁以上每年眼底检查、体格检查、腹部超声或隔年MRI平扫；每年血甲氧基去甲肾上腺素检验；2～3年进行头颈胸腰椎的MRI平扫和增强（MRI不低于1.5T），后颅窝、内耳及岩突部做薄层扫描；2～3年听力评估。孕期进行常规眼底检查，在孕早、中、晚期及分娩时针对嗜铬细胞瘤进行检查；孕4个月进行头部和脊髓的MRI平扫，注意孕期本身的不良反应如头痛、恶心、呕吐等症状掩盖肿瘤发生和进展。

2. 关于遗传咨询与处理　由于VHL病呈常染色体显性遗传方式，先证者的父母多为受累患者，极少数先证者为新生（de novo）突变。先证者同胞风险取决于父母的遗传状况，若父母之一有突变等位基因则同胞患病风险为50%，同时先证者的子女也有50%的发病概率。因此对所有的基因确诊的患者均应该进行详细家系调查，给予相应的遗传咨询。若患者有生育要求，则应该在妊娠11～13周采集胎儿绒毛或者18～22周进行羊水穿刺进行产前VHL基因测序。

六、总结

尽管儿童高血压发病率不高，临床上应充分重视儿童血压测量，高度警惕高血压的靶器官损害症状和体征，以早期进行病因诊断。尽管嗜铬细胞瘤仅占儿童高血压病因的1%，仍推荐对高血压患儿进行嗜铬细胞瘤的相关排查。推荐对所有的嗜铬细胞瘤患儿进行基因诊断，鉴别包括VHL病在内的多种遗传综合征。推荐对VHL病患儿进行详细家系调查，提供遗传咨询及未来产前诊断。定期对VHL患儿进行多器官肿瘤筛查，可提供早期治疗，显著改善预后。

（病例撰写者：于　意　董治亚　上海交通大学医学院附属瑞金医院）

参考文献

[1]Hong B，Ma K，Zhou J，et al. Frequent mutations of VHL gene and the clinical phenotypes in the largest Chinese cohort with von Hippel-Lindau disease[J]. Front Genet，2019，10：867.

[2]Kuo MJM，Nazari MA，Jha A，et al. Pediatric metastatic pheochromocytoma and paraganglioma：clinical presentation and diagnosis，genetics，and therapeutic approaches[J]. Front Endocrinol（Lausanne），2022，13：936178.

[3]Celada L，Cubiella T，San-Juan-Guardado J，et al. Differential HIF2α protein expression in human carotid body and adrenal medulla under physiologic and tumorigenic conditions[J]. Cancers（Basel），2022，14（12）：2986.

[4]Kantorovich V，Pacak K. New insights on the pathogenesis of paraganglioma and pheochromocytoma[J]. F1000Res，2018，7.

[5]Toledo RA，Jimenez C，Armaiz-Pena G，et al. Hypoxia-Inducible factor 2 Alpha （HIF2α）inhibitors：targeting genetically driven tumor hypoxia[J]. Endocr Rev，2023，44：312-322.

[6]Castro-Teles J，Sousa-Pinto B，Rebelo S，et al. Pheochromocytomas and paragangliomas in von Hippel-Lindau disease：not a needle in a haystack[J]. Endocr Connect，2021，10：293-304.

[7]北京医学会罕见病分会. 中国von Hippel-Lindau病诊治专家共识[J]. 中华医学杂志，2018，2220-2224.

[8]Zhang J，Li M，Pang Y，et al. Genetic characteristics of incidental pheochromocytoma and paraganglioma[J]. J Clin Endocrinol Metab，2022，107：1835-1842.

[9]Horton C，LaDuca H，Deckman A，et al. Universal germline panel testing for individuals with pheochromocytoma and paraganglioma produces high diagnostic yield[J]. J Clin Endocrinol Metab，2022，107：1917-1923.

[10]Winzeler B，Tufton N，E SL，et al. Investigating the role of somatic sequencing platforms for phaeochromocytoma and paraganglioma in a large UK cohort[J]. Clin Endocrinol （Oxf），2022，97：448-459.

病例20 以严重便秘为首发症状的2B型多发性内分泌肿瘤

一、病历资料

（一）病史采集

主诉：女性，12岁2个月。因"排便困难12年，颈部肿块2年"入院。

现病史：患儿自出生后至今鲜有自行排便，皆需要通过开塞露或者灌肠排出大便，如无外力帮助，可10余天无大便排出，排出大便除前部干燥硬结以外，后续大便多为大量糊状便。无黏液脓血便，无便秘腹泻交替，无反复发热及腹痛，无反复呕吐。7年前曾在外院行肠镜及直肠活检，报告显示肠镜未见明显异常，之后一直自行灌肠通便治疗。2年前无明显诱因下颈部出现肿块，初为右侧，大小、质地不详，当地就诊为"甲状腺结节"，建议随访。病程中患儿无食欲亢进、多汗、颈部疼痛、脾气暴躁等表现。近两年以来，右侧颈部肿物逐渐增大，左侧也开始出现，无疼痛、不伴有呼吸困难、声音嘶哑、乏力、纳差、呕吐。现为求进一步诊治，门诊拟以"便秘""颈部肿物"收治入院。

既往史：既往体健，未明确有黄疸、甲状腺功能减退、高血压等疾病。

个人史：G1P1，38W+4，剖宫产出。出生体重3300g，身长不详。出生后无窒息抢救史，胎粪排出时间是否延迟无法提供。新生儿筛查通过。生长发育史：语言、运动发育同正常同龄儿；疫苗接种按计划免疫全部完成。未有初潮。

家族史：父母体健，有同父异母弟弟，弟弟有慢性腹泻病史。家族中未有慢性便秘、肿瘤等病史。

（二）专科查体

体温36.7℃，脉搏89次/分，呼吸20次/分，血压100/64mmHg，身高136cm（-2.56SD），体重26.8kg（-2.08SD），BMI 14.49kg/m² （-1.57SD）。查体配合。神清，精神可。唇略厚。齿龈、舌部及颊黏膜可见无痛性结节（病例20图1）。颈前区可见两个大小不一的肿物，可随吞咽动作上下移动，听诊未闻及明显血管杂音。甲状腺Ⅱ度肿大，颈部左右两侧可触及2~3cm大小肿物（病例20图2），质地较硬，边界尚清楚，无触痛，可随吞咽上下移动，肿物周围可触及数枚小淋巴结。心肺听诊无殊。双侧乳房B1期。腹部软，稍膨隆，偶可看到肠型，肠鸣音亢进，每分钟约10次，全腹无压痛、反跳痛、肌紧张。外生殖器幼女型，未见外阴分泌物，阴毛PH1期。

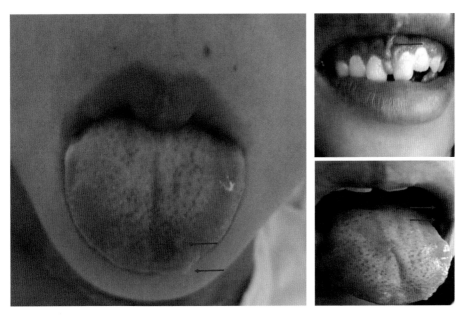

病例20图1　齿龈、舌部及颊黏膜可见无痛性结节

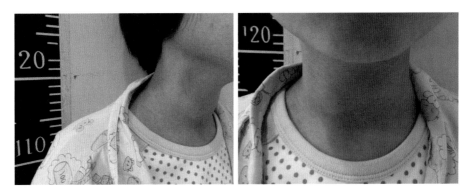

病例20图2　唇厚，甲状腺肿大，颈部左右两侧可触及肿物

（三）辅助检查

实验室检查见：入院血尿便常规、肝肾功能及电解质正常。甲状腺功能正常：TSH 3.09（参考值0.35～4.94）μIU/ml，FT_3 5.24（参考值2.63～5.70）pmol/L，FT_4 13.85（参考值9.01～19.04）pmol/L，T_3 1.8（参考值0.89～2.4）nmol/L，T_4 94.11（参考值62.6～150.8）nmol/L。甲状旁腺功能：降钙素（CT）＞1187.00（参考值＜10）pg/ml（大于检测上限）↑↑，甲状旁腺素（PTH）75.5（参考值15.0～68.3）pg/ml↑。肿瘤标志物：癌胚抗原（CEA）655.45（参考值＜5）ng/ml↑↑，甲胎蛋白（AFP）2.92（参考值0～

8.78）ng/ml。胰岛素样生长因子1（IGF1）61（参考值385～665）ng/ml↓↓。

影像学检查，颈部超声：双侧甲状腺结节样病灶，拟TI-RADS 5类；伴双侧颈淋巴结肿大（病例20图3）。腹部平片及腹部CT：结肠明显扩张、积气（病例20图4）。肾上腺CT：正常。颅脑及垂体MR：正常。胸片：正常。妇科B超（经腹）：子宫19mm×9mm×16mm，内膜2.4mm；ROV 10mm×7mm×8mm，LOV：显示不清。卵泡数显示不清。

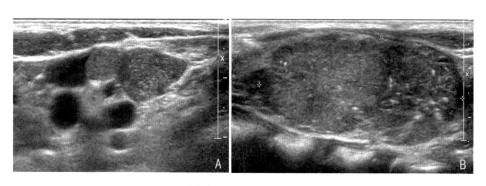

病例20图3　颈部超声

A. 淋巴结肿大；B. 甲状腺肿块。左、右侧甲状腺内均各见一个低回声，内部回声欠均匀，边缘不光整，边界模糊，内部见沙砾样点状强回声，后方回声无明显变化。双侧颈部可见多个大小不等肿大淋巴结，淋巴结间见相互融合，形态呈圆形，淋巴门未见，皮质呈低回声，可见沙砾样强回声，无明显液化无回声

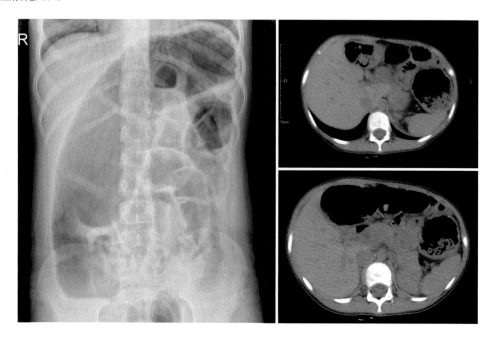

病例20图4　腹部平片及腹部CT：结肠扩张积气，横结肠、降结肠肠壁增厚

A. 结肠扩张积气；B. 降结肠肠壁增厚；C. 横结肠积气扩张

二、诊治经过

1. 初步诊断 2B型多发性内分泌肿瘤（multiple endocrine neoplasia type 2B，MEN2B）［甲状腺髓样癌（medullary thyroid cancer，MTC）、口腔黏膜神经瘤、先天性巨结肠（hirschsprung disease，HD）、矮小及青春发育延迟］。

2. 治疗经过 患儿入院完善相关检查，结合其症状和检查结果，高度怀疑存在甲状腺髓样癌、先天性巨结肠，结合唇厚、口腔黏膜神经瘤、矮小等表现，经多学科会诊，考虑MEN2B可能。再进一步完善检查，确定其目前无肾上腺嗜铬细胞瘤存在［血甲氧基肾上腺素57.4（参考值14~90）pg/ml，血甲氧基去甲肾上腺素94.4（参考值19~121）pg/ml，监测动态血压正常］。建议其全家进一步行*RET*基因测序。患儿转甲状腺外科接受了甲状腺癌扩大根治术和颈淋巴结清扫术。手术病理为双侧甲状腺髓样癌（$T_3N_{1b}M_0$）（病例20图5），在24/38颈部淋巴结中观察到转移灶。

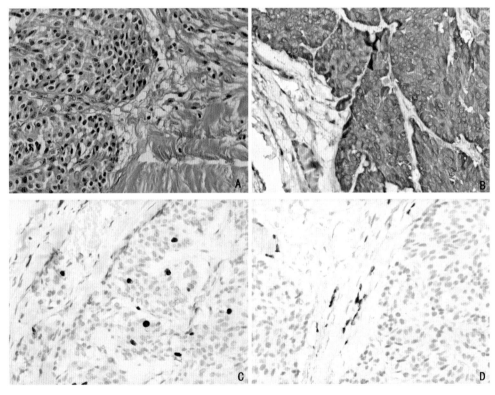

病例20图5 病理检查

A：甲状腺手术标本的病理（HE染色，40×10），显示排列成纺锤形的甲状腺髓样癌细胞和淀粉样蛋白沉积；B、C、D：是免疫组织化（DAB染色，40×10），分别表示降钙素（+），Ki-67（+）和TTF-1（+）

手术后4周，基因检测报告了结果。患儿为 *RET* 基因突变（c.2753 T＞C，p.M918T），该患儿为新发突变，父母及同父异母的弟弟并未携带该突变。进一步从基因层面确定患儿的最终诊断为MEN2B（病例20图6）。

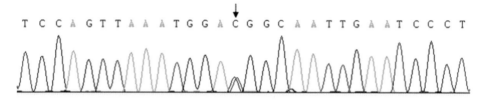

TCCAGTTAAATGGACGGCAATTGAATCCCT

病例20图6　RET基因杂合突变：c.2753 T＞C，p.M918T

3. 随访与后续治疗　术后患儿的血钙、PTH正常，未发生甲状旁腺功能减退，也无声音嘶哑、饮水反呛。给予口服左旋甲状腺素片50μg/d作为替代治疗。并根据患儿随访的甲状腺功能进行调整。患儿的降钙素从术前1187pg/ml降至850.8pg/ml。术后5个月，降钙素又升至1072.1pg/ml。考虑有可能出现原发肿瘤的转移复发，安排患儿重新接受检查。在确定其存在胸腺和颈部淋巴结的转移后，患儿又经历了第二次扩大的颈淋巴结清扫和胸腺转移肿瘤切除。甲状腺髓样癌切除术后1年，患儿再次接受巨结肠切除术，其整个结肠的病理组织学证实存在结肠神经节细胞神经瘤病，符合HD改变。

患儿于我院儿科内分泌门诊规律随访，自巨结肠切除术后，其自发出现追赶生长（身高156.8cm，-0.62SD），持续的青春发育并有月经来潮。在儿科内分泌门诊所测的血压、IGF-1、甲状腺功能、肾上腺功能均正常。术后随访至50个月，其降钙素和癌胚抗原分别波动于442.5～2000pg/ml和9.95～98.32ng/ml（病例20图7）。

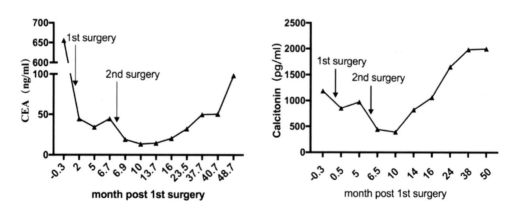

病例20图7　术后随访血CEA和降钙素的变化情况

三、病例分析

（一）病史特点

1. 女性，12岁2个月。因"排便困难12年，颈部肿块2年"入院。

2. 病史中患儿自幼出现便秘，无自主排便，均需要借助灌肠才能排便，两年前开始出现颈部肿块，且有进行性增大表现。

3. 专科查体：矮小（Ht SDS：–2.56）、12岁女性但乳房未有发育。血压正常。有特殊面容（唇厚，口腔黏膜、齿龈、舌有无痛性结节）。甲状腺无痛性质硬结节。腹胀，有肠型。

4. 辅助检查：甲状腺功能正常，但降钙素明显升高，此外癌胚抗原明显升高。而影像学提示甲状腺结节（TI-RADS 5类）伴颈淋巴结转移和巨结肠可能，未见甲状旁腺瘤和嗜铬细胞瘤的存在。

（二）诊断与诊断依据

1. 诊断　2B型多发性内分泌肿瘤［甲状腺髓样癌（medullary thyroid cancer，MTC）、口腔黏膜神经瘤、先天性巨结肠（hirschsprung disease，HD）、矮小及青春发育延迟］：MEN2B是常染色体显性遗传病，常见的肿瘤为MTC和嗜铬细胞瘤、黏膜神经瘤（通常累及唇、舌）和肠道神经节细胞神经瘤，表现为巨结肠和慢性便秘，且MEN2B不存在甲状旁腺增生。

2. 诊断依据

（1）MTC：该患儿甲状腺肿物，超声提示TI-RADS 5类结节，且降钙素和癌胚抗原均升高，因此考虑是髓样癌，而不是乳头状癌。术后病理也证实为MTC。

（2）口腔黏膜神经瘤：查体发现患儿齿龈、舌、颊黏膜均可见无痛性结节，为黏膜神经瘤。

（3）HD：患儿自幼便秘，无自主排便，需依赖于灌肠，腹部平片提示整个结肠明显扩张，肠壁增厚。术后病理证实为肠神经节细胞神经瘤，符合HD病理改变。

（4）矮小：患儿身高136cm（–2.56SD）。

（5）青春发育延迟：患儿12岁女性，尚未出现乳房发育等第二性征。

（6）排除甲状旁腺增生：患儿PTH只是轻微增高，但未见有影像学改变，也未见高钙血症表现。

测序发现患儿为*RET*基因杂合突变：c.2753 T＞C，p.M918T。既往研究已经发现该突变为MEN2B的热点致病突变。

结合以上依据，患儿诊断为MEN2B。

（三）鉴别诊断

1. 甲状腺功能低下　可存在矮小、便秘等类似表现，若为先天性甲状腺功能低下，还会引起新生儿黄疸延长，未及时治疗可导致智力发育落后。该患儿新生儿筛查正常，智力发育正常，不符合未接受治疗的先天性甲减表现。虽然有甲状腺肿、便秘及矮小表现，但入院检查其甲状腺功能正常，可排除该诊断。

2. 其他导致慢性便秘的疾病

（1）功能性便秘：极少发生于4月龄之前，4月龄前出现的便秘必须仔细寻找器质性原因。该患儿自出生后就有便秘，可排除。

（2）慢性假性肠梗阻（CIPO）：是一种少见疾病，可能是由基础神经性疾病、肌肉疾病或Cajal间质细胞异常所致。腹痛、腹胀感及腹部膨隆是CIPO最常见的临床特征，也可能因小肠细菌过度生长而发生腹泻。某些疾病可有其他先天性发育异常，例如心血管并发症、巨膀胱-小结肠-肠道蠕动不良综合征等，但很少累及甲状腺。该患儿考虑同时存在MTC，可排除。

（3）囊性纤维化：也为罕见病。消化系统可表现为胎粪性肠梗阻、胃食管反流、远端结肠梗阻、慢性肠炎、复发性胰腺炎、胰腺外分泌功能不全等表现。但绝大部分囊性纤维化患儿的呼吸道表现更为突出，如迁延不愈的毛细支气管炎、呼吸道感染和支气管扩张。该患儿无呼吸道表现，可不考虑。

四、处理方案及基本原则

1. MTC的处理　MEN2患者几乎都会出现有明显临床表现的MTC，而且往往在年轻时出现。该患儿已经确诊为MTC，根据目前的推荐，应当实施甲状腺全切术。尽管MEN2B中的MTC具有较高侵袭性，甲状腺全切术常常无法治愈，但手术可以减轻患者的肿瘤负荷并有效缓解症状。

（1）术前评估：首先需要通过影像学、血电解质和激素水平来确定是否合并有甲状旁腺瘤（MEN2A）和嗜铬细胞瘤。如果存在嗜铬细胞瘤，应首先将其切除。而甲状旁腺瘤可在实施甲状腺全切术时同期进行切除。该患儿目前并未合并甲状旁腺瘤及嗜铬细胞瘤。

该患儿触诊可及MTC，且降钙素升高，甲状腺B超检查提示有颈部淋巴结转移，需常规进行预防性颈部中央区淋巴结清扫。术后证实其颈淋巴结存在转移。在5个月后，发现降钙素又开始升高，进行了第二次扩大颈淋巴结清扫和胸腺切除、纵隔淋巴结清扫。

（2）术后管理：需要密切监测患儿是否发生甲状旁腺功能减退或者喉返神经损伤。

常规给予左旋甲状腺素片以维持正常甲状腺功能。

2．HD的处理　患儿自幼无法正常自主排便。在双侧甲状腺切除术后，应对其巨结肠进行手术处理。切除病变结肠段，将有神经节细胞的正常肠段下拉并在肛门近端吻合，以及保留肛门内括约肌功能。

3．随访与监测　患儿定期至儿科内分泌门诊，行体格检查、血压监测、连续监测血清降钙素和癌胚抗原、颈部超声、腹部CT/MRI，以早期发现MTC复发灶和残余灶，以及是否出现嗜铬细胞瘤。该患儿因甲状腺肿物发现两年多才确诊，且术前已经证实存在转移，因此手术已经无法将其他残余灶切除。其术后多次降钙素和癌胚抗原进行性升高也提示存在残余灶和转移灶。因此更适合接受全身性治疗，例如靶向抑制RET信号通路药物，可建议口服酪氨酸酶抑制剂，但该类药物在我国尚处于临床试验阶段，更无儿科适应证。目前长期随访中。

五、要点与讨论

1．关于便秘的鉴别　便秘是非常常见的儿科症状，约30%的儿童曾受到便秘的困扰。尽管器质性病因所致的儿童便秘占比不到5%，但需要高度重视其器质性疾病的诊断。器质性便秘在婴儿中更多见，如果便秘出现时间早于4月龄，必须仔细寻找器质性便秘的原因。提示存在器质性原因的警告症状和体征通常有：①胎粪排出延迟；②发热、呕吐或者腹泻；③便血；④严重腹部膨隆；⑤便秘自出生时或婴儿早期即存在；⑥丝带样大便；⑦尿失禁；⑧体重减轻或增加缓慢；⑨生长迟缓；⑩肠外症状（神经功能障碍）；⑪与HD相关的先天性异常或综合征；⑫HD家族史。

本例患儿出生后就有便秘，伴有生长迟缓、颈部肿物。高度提示其便秘为器质性疾病。可惜在外院多次就诊均没有仔细进行鉴别，最终导致漏诊。由于延误了诊断，在确诊MTC时已经发生转移，失去了手术治愈的机会。

2．关于MEN2B　MEN2B的主要临床症状包括：MTC、嗜铬细胞瘤、黏膜神经瘤、胃肠道症状和特殊面容。胃肠道症状可有腹痛、便秘或腹泻，通常和巨结肠有关。而胃肠道症状通常发生于儿童。因此对于因便秘就诊，并确诊为HD的患儿，需要进一步完善染色体、基因等分子生物学检查，以确定是否存在有遗传综合征或者单基因遗传病。行RET基因测序或二代测序，来排除是否存在MEN2（包括MEN2A和MEN2B）。除巨结肠外，儿童发病的MEN2B绝大部分会发现黏膜神经瘤，其他还有类似马方综合征的体型，50%可能存在嗜铬细胞瘤。

*RET*基因出现p.M918T突变的患者，今后100%出现MTC，而MTC在未发生转移前，行甲状腺全切术是治愈性的手段。因此，美国甲状腺协会建议对于根据*RET*基因检测结果进行预防性的甲状腺切除术（病例20表1）：

极高危：携带918突变患儿，建议1岁以内行甲状腺切除术，推迟手术往往无法治愈MTC。

高危：携带634或者883突变的患儿，建议在5岁时或5岁前实施甲状腺切除术，具体根据查出血清降钙素高于正常上限的时间而定。

中危：对于携带除M918T、C634和A883F以外的*RET*基因609、611、618、620、630、666、768、790、804、891和912密码子突变的MTC患者，建议在儿童期或成年后早期实施甲状腺全切除术，具体根据查出血清降钙素高于正常上限的时间而定。

病例20表1　*RET*基因突变携带者进行甲状腺髓样癌筛查及预防性手术切除时机

风险级别	RET 突变密码子	开始每年筛查 MTC 的年龄	预防性甲状腺切除的时间
极高危	918	不适用	生后第一年内
高危	634，883	3岁	≤ 5 岁
中危	533，609，611，618，620，630，666，768，790，804，891，912。	5岁	儿童或青少年期

若本例患儿能在早期诊断HD并在出现MTC或者转移前行相关基因测序，进行预防性甲状腺切除术，预后将大大改观。

3．关于转移性MTC的治疗　广泛且精细的手术切除是MTC的主要治疗方案。

当MTC出现转移、残留灶或复发无法进行手术时，靶向治疗是目前较为有效的干预措施。使用的药物为酪氨酸酶抑制剂，例如凡德他尼、卡博替尼、索拉菲尼等。但此类方法在国内还处于临床试验阶段，未用于MTC治疗，儿科患者更无法使用。酪氨酸激酶在MTC中的作用是刺激肿瘤增生、血管生成、肿瘤侵袭及转移。这些小分子的酪氨酸激酶抑制剂能够显著改善临床症状，显著延长无进展生存期，部分缓解率为20%～50%。但不良反应也较多，包括低血压、肾毒性、出血倾向、骨髓抑制、动脉血栓栓塞、心脏毒性等。

对于进展性转移性MTC患者，传统的细胞毒药物治疗作用有限。报道称部分缓解率为10%～20%，但长期缓解不多见。因此传统的细胞毒药物并不作为一线的药物治疗，仅对于酪氨酸激酶抑制剂无法耐受或治疗无效的患者，可以选择细胞毒药物化疗，首选以达卡巴嗪为基础的化疗方案，例如环磷酰胺＋长春新碱＋达卡巴嗪。

4．关于遗传咨询与处理　由于MEN2B的预后不良，对于疑似病例推荐尽早进行 *RET* 基因测序，尤其是伴有家族性MTC病史的患儿。而对于没有MTC家族史的HD患儿，有文献认为，在婴儿期进行 *RET* 基因的检测有助于发现散发性的MEN2患者，从而给予早期有效干预。建议有以下情况者进行 *RET* 基因突变分析：

（1）有以下情况的患者

1）临床证实的MEN2综合征：双侧、多发MTC和（或）嗜铬细胞瘤。

2）MTC或嗜铬细胞瘤和患有MTC或嗜铬细胞瘤的家族史。

3）看似散发的MEN2相关肿瘤和：①年龄小于35岁和（或）；②一个器官中的多发肿瘤和（或）；③两个不同器官受影响。

（2）MEN2患者的一级和二级亲属。

（3）看似散发的MTC患者。

六、总结

总之，要高度警惕儿童顽固性便秘当中的警告症状和体征，以期早期发现器质性病因。HD引起的顽固性便秘可能是MEN2B的早期预警信号。临床医生应长期随访这些患者，并注意颈部肿块，黏膜神经瘤或血压升高的情况。*RET* 基因的p.M918T突变占所有MEN2B病例的95％以上。因此 *RET* 基因测序可以及时将MEN2B患者与其他疾病患者区分开来，以提供早期治疗，这是改变MEN2B预后的最重要因素。

（病例撰写者：余　熠　肖　园　上海交通大学医学院附属瑞金医院）

参考文献

[1]Khatami F，Tavangar SM. Multiple endocrine neoplasia syndromes from genetic and epigenetic perspectives[J]. Biomark insights，2018，13：1177271918785129.

[2]Malhotra R，Goyal A，Shamim SA. Multiple endocrine neoplasia type 2B syndrome[J]. QJM：An International Journal of Medicine，2021，114（4）：272-273.

[3]Wells SA Jr，Asa SL，Dralle H，et al. Revised American thyroid association guidelines for the management of medullary thyroid carcinoma[J]. Thyroid，2015，25（6）：567-610.

[4]Brauckhoff M，Gimm O，Weiss CL，et al. Multiple endocrine neoplasia 2B syndrome due to codon 918 mutation：clinical manifestation and course in early and late onset disease[J]. World J Surg，2004，28（12）：1305-1311.

[5]Zhang L，Guo Y，Ye L，et al. Severe constipation as the first clinical manifestation in multiple endocrine neoplasia type 2B：a case report and literature review[J]. BMC Pediatr，2020，20（1）：318-323.

[6]Fialkowski EA，DeBenedetti MK，Moley JF，et al. RET proto-oncogene testing in infants presenting with Hirschsprung disease identifies 2 new multiple endocrine neoplasia 2A kindreds[J]. J Pediatr Surg，2008，43（1）：188-190.

[7]Elisei R，Tacito A，Ramone T，et al. Twenty-Five years experience on RET genetic screening on hereditary MTC：an update on the prevalence of germline RET mutations[J]. Genes（Basel），2019，10（9）：698-709.

[8]Mathiesen JS，Effraimidis G，Rossing M，et al. Multiple endocrine neoplasia type 2：a review[J]. Semin Cancer Biol，2022，79：163-179.

[9]Paulson VA，Rudzinski ER，Hawkins DS. Thyroid cancer in the pediatric population[J]. Genes（Basel），2019，10（9）：723-742.

[10]Kim M，Kim BH. Current guidelines for management of medullary thyroid carcinoma[J]. Endocrinol Metab（Seoul），2021，36（3）：514-524.

[11]Viola D，Elisei R. Management of medullary thyroid cancer[J]. Endocrinol Metab Clin North Am，2019，48（1）：285-301.

[12]Elisei R，Bottici V，Cappagli V，et al. Clinical utility of genetic diagnosis for sporadic and hereditary medullary thyroid carcinoma[J]. Ann Endocrinol（Paris），2019，80（3）：187-190.

病例21 异位ACTH综合征（胸腺不典型类癌）

一、病历资料

（一）病史采集

主诉：女性，5岁11个月。因"身高增长缓慢8个月，体重增长过快3个月"入院。

现病史：患儿8个月前无明显诱因下出现身高增长缓慢，仅增长1cm。3个月前于无明显诱因下出现体重增长加速（5kg/3个月）（病例21图1），食量增大，伴有头晕、乏力及体毛增多。病程中无多饮、多尿，无头痛、呕吐，无视觉、嗅觉、听觉障碍，无咳嗽、呼吸困难，无腹痛、腹泻。无特殊食物、药物摄入史，无外用药物史。现为求进一步诊治，门诊拟"肥胖症"收治入院。患儿自患病以来，神清，精神可，胃纳佳、睡眠可，大小便正常，近3个月体重增长5kg。

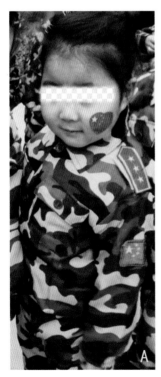
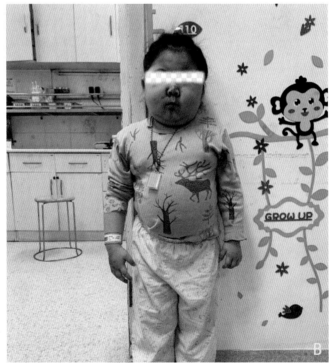

病例21图1 发病前后照片（A：就诊前4个月；B：就诊时）

既往史：既往体健。

个人史：G4P2，39W，顺产。出生体重3000g，身长50cm，出生后无窒息抢救史，混合喂养。

生长发育史：语言、运动发育、智力发育同同龄儿；疫苗接种按计划免疫。

家族史：父亲身高172cm，体健；母亲身高153cm，曾患有甲状腺乳头状癌，2020年行手术治疗；姐姐18岁，身高160cm，体健。家族中未有肥胖、矮小症等病史。

（二）专科查体

体温36.8℃，脉搏112次/分，呼吸22次/分，血压145/101mmHg，身高103cm（-2.95SD），体重23.65kg（P90～P97），BMI 22.29kg/m²（3.68SD）。神清，精神可，向心性肥胖，满月脸（病例21图2A），水牛背，面部可见痤疮，唇部、额部及项背部体毛增多（病例21图2B），全身皮肤颜色较暗，无明显黑棘皮，双下肢内侧皮肤见紫纹。心、肺、腹部无殊，双侧乳房B1期，外生殖器幼女型，未见外阴分泌物，阴毛PH1期。

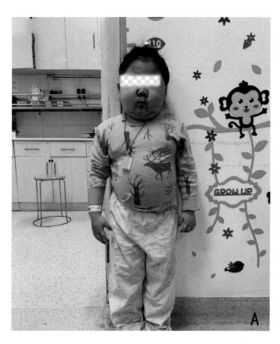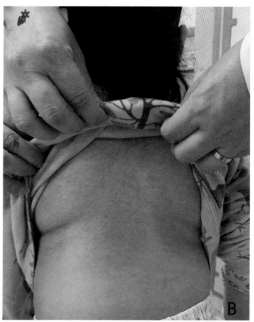

病例21图2　典型体征（A：向心性肥胖、满月脸；B：项背部体毛）

（三）辅助检查

入院血尿便常规、肝肾功能、心肌酶谱、凝血功能、血脂及血气分析基本正常。

电解质：钾3.25（参考值3.5～5.1）mmol/L↓，钠142（参考值130～147）mmol/L，氯104（参考值96～108）mmol/L，钙2.27（参考值2～2.75）mmol/L，磷0.91（参考值

0.8～1.6）mmol/L。

糖代谢：空腹血清葡萄糖6.97（参考值3.9～6.1）mmol/L↑，HbA1C 6.3%（参考值4.7～6.4），空腹胰岛素20.86（参考值2.6～24.9）μIU/ml，空腹C肽4.34（参考值1.1～4.4）μg/L。

甲状腺功能：TSH 0.40（参考值0.35～4.94）μIU/ml，FT_3 1.81（参考值2.63～5.70）pmol/L↓，FT_4 7.55（参考值9.01～19.04）pmol/L↓，T_3 0.47（参考值0.89～2.44）nmol/L↓，T_4 36.55（参考值62.67～150.84）nmol/L↓。

体液免疫：免疫球蛋白IgG 3.08（参考值8.6～17.4）g/L↓，免疫球蛋白IgA 0.70（参考值1～4.2）g/L↓，免疫球蛋白IgM 0.43（参考值0.5～2.8）g/L↓，免疫球蛋白IgE<4.4（参考值5～165.3）U/ml↓。

性激素：黄体生成素（LH）<0.07（参考值0.02～0.18）mIU/ml，卵泡刺激素（FSH）0.09（参考值1.0～4.2）mIU/ml，催乳素（PRL）13.87（参考值3.0～24.0）ng/ml，雌二醇（E_2）12.31（参考值0.5～2.0）pg/ml，孕酮（P）4.71（参考值<0.1～0.3）ng/ml。

促肾上腺皮质激素（ACTH）及肾上腺相关激素水平明显增高（病例21表1）。

病例21表1　ACTH及肾上腺相关激素

	ACTH（pg/ml）（7～65）	血皮质醇（μg/dl）（6.7～22.6）	24h-UFC（μg/24h）（21～111）	ALDO（pg/ml）（16.5～130.8）	17OHP（ng/ml）（0.15～1.10）	DHEAS（μg/dl）（56.2～511.7）	T（ng/ml）（0.1～0.57）	AD（ng/ml）（0.1～2.99）
8am	1289.8	＞60.0	超线性范围（尿量1350ml）	378.2	12.6	317	3.4	＞11
4pm	1092.3	＞60.0						
0am	1088.4	＞60.0						

大剂量地塞米松抑制试验（high-dose dexamethasone suppression test，HDDST）结果：未被抑制（病例21表2）。

病例21表2　大剂量地塞米松抑制试验结果

HDDST前			HDDST后		
血皮质醇（μg/dl）（6.7～22.6）	24h-UFC（μg/24h）（21～111）	血ACTH（pg/ml）（7～65）	血皮质醇	24h-UFC	血ACTH
＞60.0	543.1（尿量743ml）	1289.8	＞60.0	913（尿量1200ml）	1064

24h UFC为24h尿游离皮质醇

肿瘤标志物：甲胎蛋白23.8（参考值0~7.01）ng/ml↑，异常凝血酶原111.4（参考值8.58~40.24）mAU/ml↑，癌胚抗原4.3（参考值0~5.01）ng/ml，神经元特异性烯醇化酶25.9（参考值0~17）ng/ml↑，胃泌素释放肽前体38.4（参考值0~67.4）pg/ml，细胞角蛋白19 2.18（参考值0~2.18）↑ng/ml，鳞状细胞癌相关抗原1.1（参考值0~1.5）ng/ml，糖类抗原125 27.3（参考值0~49.1）U/ml，糖类抗原724 15.3（参考值0~8.2）U/ml↑，糖类抗原199 26.9（参考值0~25.1）U/ml↑，糖类抗原242 7.3（参考值0~25）U/ml，绒毛膜促性腺激素0.10mIU/ml。

*MEN1*基因检测：阴性。

垂体MRI（平扫＋增强）：未见明显异常。

甲状腺及甲状旁腺超声：未见明显异常。

腹部及肾上腺超声：双侧肾上腺偏大伴回声改变（左侧肾上腺大小21mm×10mm，右侧肾上腺大小约19mm×12mm），余未见异常。

子宫附件超声：幼稚型子宫，盆腔少量积液。

骨龄：6.5岁（实际年龄：5岁11个月）。

胸部CT（增强）：左前上纵隔占位；双侧胸膜局部略增厚（病例21图3）。

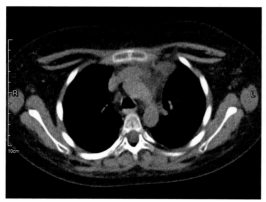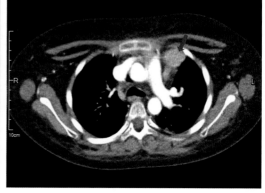

病例21图3　胸部CT增强示左前上纵隔占位

PET/MR（⁶⁸Ga-DOTATATE）：①左上肺软组织信号结节（1.8mm×1.6cm），DOTATATE摄取增高，考虑神经内分泌肿瘤（异位ACTH病灶可能）；②双肾上腺明显增粗（病例21图4）。

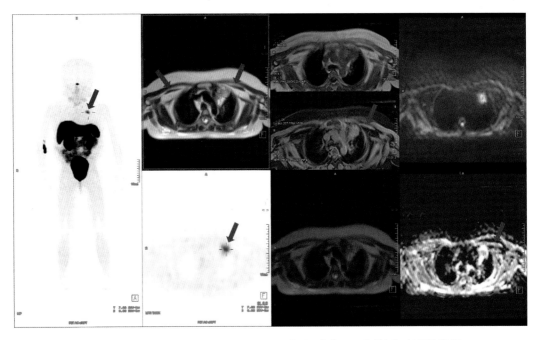

病例21图4 左上肺可见有DOTATATE摄取增高，双侧肾上腺明显增粗

PET/MR（^{18}F-FDG）：①左上肺与纵隔交界处占位，代谢增高（SUVmax＝5.85），结合DOTATATE-PET考虑神经内分泌肿瘤（异位ACTH病灶可能）；②双肾上腺明显增粗，代谢弥漫性增高，考虑反应性增生可能（病例21图5）。

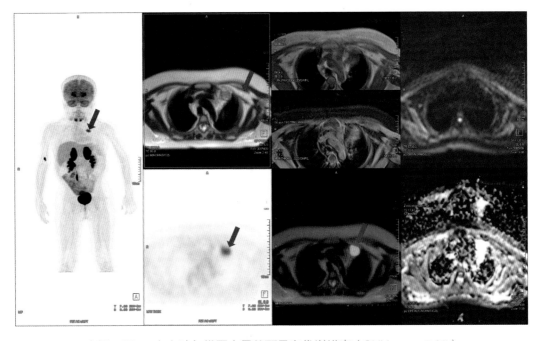

病例21图5 左上肺与纵隔交界处可见有代谢增高（SUVmax＝5.85）

二、诊治经过

1. 初步主要诊断

（1）异位ACTH综合征（Ectopic ACTH syndrome，EAS）；

（2）纵隔神经内分泌肿瘤。

2. 诊疗经过　患儿有库欣面容、高血压、矮小症、低钾血症、糖代谢紊乱、免疫球蛋白缺乏，同时存在血浆ACTH和皮质醇明显升高、血浆皮质醇节律消失及24h-UFC超过正常上限，因此，库欣综合征（Cushing's syndrome，CS）诊断明确。进一步完善检查评估皮质醇来源，大剂量地塞米松抑制试验（HDDST）可以协助评估ACTH来源于垂体轴或外周性的，其原理为垂体腺瘤细胞对糖皮质激素保持部分敏感性，而引起EAS的神经内分泌肿瘤（neuroendocrine tumor，NET）对外源性糖皮质激素抑制完全抵抗。患儿完善HDDST提示不能抑制，垂体MRI未见异常，基本排除垂体性库欣综合征，考虑异位ACTH综合征，较多见为外源性肿瘤所引起的副肿瘤综合征。完善PET/MR（^{18}F-FDG及^{68}Ga-DOTATATE）检查明确病变部位，结果回报左上肺与纵隔交界处占位，考虑神经内分泌肿瘤（异位ACTH病灶可能）。多学科会诊后考虑有手术指证，患儿转胸外科接受胸腔镜下纵隔占位切除术，术后病理提示胸腺不典型类癌（神经内分泌瘤，G2），免疫组化标记肿瘤细胞表达ACTH（病例21图6）。

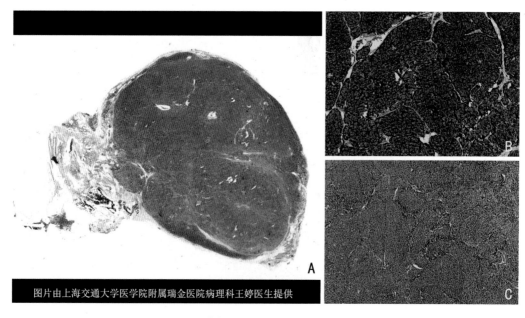

图片由上海交通大学医学院附属瑞金医院病理科王婷医生提供

病例21图6　术后病理

A：瘤整体；B：纵隔占位标本的病理（HE染色，10×10）；C：ACTH免疫组织化

3. 术后治疗及随访　患儿转胸外科接受胸腔镜下纵隔占位切除术，肿瘤位于左前纵隔，大小约3cm×2cm×2cm，实性。由于异位ACTH病灶切除，术后短暂出现皮质功能不全，予糖皮质激素补充［术后第1天起予氢化可的松2mg/（kg·d）替代治疗；术后第3天ACTH已恢复正常，皮质醇下降，氢化可的松减量至1mg/（kg·d），维持2日后停用］。患儿用药前血压波动于130～150/90～100mmHg，予以氨氯地平［0.1mg/（kg·d），每日1次］及螺内酯［1mg/（kg·d），每12小时1次］控制患者血压，术后患儿血压逐渐平稳，遂停用。同时，积极纠正低钾血症及免疫球蛋白低下（多次输注丙种球蛋白支持）。术后及出院1年后随访患者血浆皮质醇、ACTH（病例21图7）及肿瘤标志物均出现明显下降，术后1年复查胸部CT提示纵隔未见异常肿块影，临床症状缓解（病例21图8）。

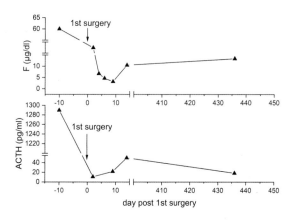

病例21图7　血皮质醇（F）、ACTH变化

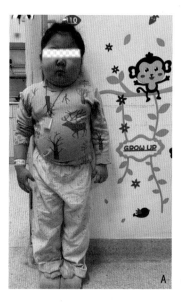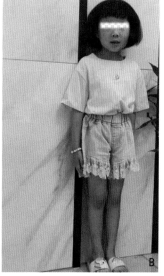

病例21图8　术后随访对比：手术前（A）及术后4个月（B）

三、病例分析

（一）病史特点

1. 患儿，女性，5岁11个月。因"身高增长缓慢8个月，体重增长过快3个月"入院。

2. 病程中体重增长明显（5kg/3个月），食量增大，生长速率几乎停止，伴有头晕、乏力及体毛增多。

3. 专科查体 存在高血压（BP 145/101mmHg）、肥胖（BMI SDS 3.68）、矮小（Ht SDS: -2.95）、特殊外貌（向心性肥胖，满月脸，水牛背，面部可见痤疮，唇部、额部及项背部体毛增多，全身皮肤颜色较暗，双下肢内侧皮肤见紫纹）。

4. 辅助检查 肾上腺相关激素、尿皮质醇及ACTH水平明显增高，血浆皮质醇及24h-UFC不能被大剂量地塞米松抑制，此外肿瘤标志物上升。影像学腹部超声提示双侧肾上腺偏大伴回声改变，而垂体MRI未见明显异常。PET/MR（^{18}F-FDG及^{68}Ga-DOTATATE）提示左上肺与纵隔交界处占位，考虑神经内分泌肿瘤（异位ACTH病灶可能）。术后病理证实为胸腺不典型类癌（神经内分泌瘤，G2），免疫组化标记肿瘤细胞表达ACTH。

（二）主要诊断与诊断依据

1. 诊断

（1）异位ACTH综合征（纵隔神经内分泌肿瘤）。

（2）矮小症。

2. 诊断依据

（1）异位ACTH综合征（纵隔神经内分泌肿瘤）：是库欣综合征的一种特殊类型，由于垂体以外的肿瘤组织分泌过量的、有活性的ACTH，刺激肾上腺皮质增生，进而分泌过量的肾上腺皮质激素尤其是皮质醇。患儿主要临床表现为有库欣面容、高血压、低钾血症、糖代谢紊乱，同时存在血浆ACTH和皮质醇明显升高、血浆皮质醇节律消失及24h-UFC超过正常上限，HDDST提示不能抑制，完善PET/MR（^{18}F-FDG及^{68}Ga-DOTATATE）检查明确病变部位，结果回报左上肺与纵隔交界处占位，考虑神经内分泌肿瘤（异位ACTH病灶可能）。术后病理证实为胸腺不典型类癌（神经内分泌瘤，G2），免疫组化标记肿瘤细胞表达ACTH。

（2）矮小症：患儿身高103cm（-2.95SD）。

（三）鉴别诊断

1. 单纯性肥胖 患儿可出现一种或多种疑似皮质醇增多的临床表现，如高血压、糖耐量受损、痤疮、多毛和血浆皮质醇高于正常。不同的是，单纯性肥胖患儿无满月脸和水牛背，增高的皮质醇大多数能被地塞米松抑制，该患儿临床表现、生化、影像学证据与单纯性肥胖不符合，可排除。

2. 垂体性库欣综合征 包括垂体微腺瘤和垂体ACTH分泌细胞增生，均属于ACTH依赖型皮质醇增多。该患儿血浆ACTH基础值升高明显，但血浆皮质醇、24h-UFC增多完全不能被大剂量地塞米松抑制，同时应用^{18}F-FDG和^{68}Ga-DOTATATE PET/MR放射性核素扫描进行肿瘤定位，结果显示垂体部位无异常，可排除。

3. 多发性内分泌肿瘤1型（MEN1） 一种罕见的高外显率常染色体显性遗传疾病，其特征是多种内分泌和非内分泌肿瘤的不同组合，典型内分泌疾病包括垂体前叶肿瘤（ACTH分泌瘤）。该患儿临床症状符合异位ACTH分泌瘤，尚无合并甲状旁腺、十二指肠胰腺神经内分泌肿瘤及非内分泌肿瘤发展的临床或生化证据，且患儿MEN1基因检测阴性，可排除该诊断。

4. 其他部位神经内分泌肿瘤的转移瘤 患儿^{18}F-FDG和^{68}Ga-DOTATATE PET/MR放射性核素扫描无其他部位异常，可排除。

四、处理方案及基本原则

（一）异位ACTH综合征的治疗和管理

1. 异位ACTH综合征的评估，临床面临三种主要情况

（1）激素风险为主：此种情况大多因为肿瘤小且局限或隐匿，目标应是控制皮质醇增多症，同时手术切除可见的神经内分泌肿瘤。

（2）肿瘤风险为主：在转移性和侵袭性神经内分泌肿瘤的情况下，若无手术时机，可紧急起始化疗，或者与皮质醇增多症的药物治疗相结合。

（3）激素风险高，肿瘤风险不确定：例如严重库欣综合征相关的相对分化良好的转移性神经内分泌肿瘤。在这种情况下，对皮质醇增多症的药物控制是需要积极考虑的，同时进行影像学评估肿瘤的进展，快速实施各种抗肿瘤治疗。

2. 异位ACTH综合征的非特异性治疗 在等待皮质醇增多症控制的同时，应快速评估并发症并采取相应措施。

（1）低钾血症：醛固酮及皮质醇均有升高血钠、降低血钾的作用。患儿皮质醇分泌很多时，可有显著的低血钾，根据其严重程度，可口服钾或通过静脉给药进行治疗。

（2）高血糖症：必要时可通过皮下注射或静脉泵持续胰岛素治疗。

（3）高血压：50%～80%库欣综合征的病例有高血压，主要由于水钠潴留引起，儿童患者较成人显著。首先选用易于使用和耐受性良好的药物进行治疗，如钙通道阻滞药（氨氯地平）、利尿剂（螺内酯）。

（4）感染：由于高皮质醇状态下患者免疫功能减弱，感染是其面临的常见威胁，积极且有效的抗感染治疗是必要的。

3. 异位ACTH综合征的个体化治疗　对于严重库欣综合征伴有多种并发症的患者，应由多学科团队（内分泌医生、外科医生和麻醉师）进行讨论，根据患者的情况在手术切除肿瘤、控制皮质醇增多症、治疗并发症之间做出平衡。

4. 外科手术治疗　手术切除分泌ACTH的神经内分泌肿瘤是EAS的治愈治疗方法。手术的主要优势是停止皮质醇增多症，同时长期维持肾上腺功能。但在考虑手术切除前必须对NET进行精确定位，同时评估是否存在远处转移。

5. 术后管理　该患儿术后短暂出现ACTH功能不全，予以糖皮质激素补充，积极控制患者血压，纠正电解质紊乱、免疫球蛋白低下。术后动态监测血浆皮质醇、ACTH及肿瘤标志物均出现明显下降。

（二）随访与监测

患儿定期至儿科内分泌门诊，行体格检查、血压监测，连续监测血浆皮质醇、ACTH及24h-UFC，定期评估胸部CT，以早期发现NET（胸腺不典型类癌）复发灶和残余灶。该患儿术后一年评估肾上腺功能良好，胸部CT暂未发现胸腺不典型类癌复发灶和残余灶。目前长期随访中。

五、要点与讨论

1. 关于库欣综合征的诊断与鉴别诊断　库欣综合征是机体长期处于过高的糖皮质激素（主要为皮质醇）水平所引起的一类代谢紊乱的临床综合征。根据库欣综合征循证诊断指南推荐，在临床上疑似库欣综合征的患者中，首先进行四项高度敏感筛查实验：24h尿游离皮质醇检测、血浆皮质醇及昼夜节律评估、过夜1mg地塞米松抑制试验、48h小剂量地塞米松抑制试验（low dose dexamethasone suppression test，LDDST），若4项筛查试验中两项结果阳性则高度怀疑库欣综合征。当临床出现满月脸、多血质、向心性肥胖、皮肤紫纹、痤疮和高血压时诊断库欣综合征相对容易，但重要的是作出病因诊断，诊断步骤见诊断流程图（病例21图9）。库欣综合征的病因分类按皮质醇增多是否依赖ACTH可分为ACTH依赖型和非ACTH依赖型：

（1）ACTH依赖型：垂体肿瘤，垂体ACTH分泌细胞增生，异位ACTH分泌综合征，异位CRH综合征。

（2）非ACTH依赖型：肾上腺肿瘤或癌，原发性肾上腺皮质增生症，医源性皮质醇增多。

（3）其他原因的高皮质醇血症：重度抑郁，单纯性肥胖。

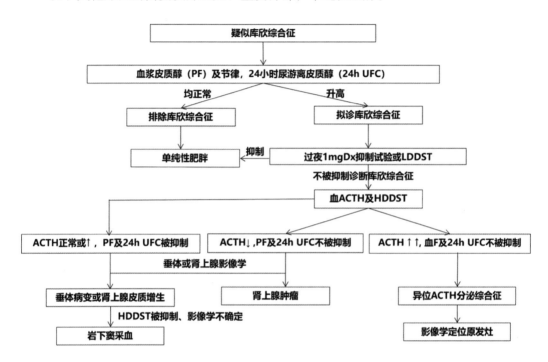

病例21图9　库欣综合征的诊断流程图（引自参考文献[13]）

2. 关于异位ACTH综合征　异位ACTH综合征（EAS）引起的库欣综合征发病率低，属于ACTH依赖型库欣综合征。由不同部位、不同分化程度的肿瘤组织分泌过量的、具有活性的ACTH所引起的，这种ACTH分泌缺乏生理调节，刺激肾上腺皮质分泌过量的皮质醇。多数文献表明EAS占ACTH依赖型库欣综合征病例的12%～17%，儿童ESA病例仍然很少见。引起EAS的神经内分泌瘤或神经内分泌癌的解剖位置多样、组织学类型不一，主要的病因有：小细胞肺癌、支气管类癌、肠道神经内分泌肿瘤、甲状腺髓样癌、胸腺类癌、嗜铬细胞瘤和副神经节瘤等。

ESA的治疗和管理是临床难题之一，需要考虑皮质醇增多症的诊治及特定神经内分泌肿瘤的管理，经验丰富的内分泌团队及高水平的激素检测和影像检查平台可对初始诊治有巨大帮助。诊断方法应根据异位分泌情况及特定肿瘤环境而异，而在严重皮质醇增多症时应尽量简化。

3. 关于胸腺不典型类癌 胸腺不典型类癌是少见的神经内分泌肿瘤（NET），NET占所有恶性肿瘤的0.2%~1.5%，NET占胸腺肿瘤2%~5%，多见于MEN1患者（占25%）。CT是前纵隔肿块首选影像学检查方法，大肿块怀疑占位而引起心包、近端大血管或心脏结构移位可行MRI检查。可通过淋巴及血行扩散，20%~40%的患者就诊时有远处转移，约50%的患者在就诊时存在纵隔淋巴结转移。手术切除是根本治疗，小于5cm，可选用微创手术（机器人胸腺切除术）。转移性或不可切除病变有以下方案：长效生长抑素类似物、依维莫司（mTOR）、基于替莫唑胺（细胞毒性药物）的化疗、采用放射性标记生长抑素类似物的肽受体放射性配体［镥-177（^{177}Lu）-dotatate］治疗。

六、总结

儿童库欣综合征少见，仅占库欣综合征3.4%，但病情复杂，未得到及时诊治预后差。在库欣综合征的病因诊断中异位ACTH综合征与库欣病临床表现接近，实验室检查有较多重叠和交叉，鉴别诊断尤其困难。虽库欣病较异位ACTH综合征常见，但仍需警惕异位ACTH综合征。临床需结合病史，熟悉库欣综合征的诊断流程。库欣综合征的筛查试验阳性的，则高度怀疑库欣综合征，进一步行定型及定位检查。治疗上积极处理原发病，同时降低皮质醇水平、缓解临床症状体征、治疗相关系统的并发症。

（病例撰写者：李　林　马晓宇　上海交通大学医学院附属瑞金医院）

参考文献

[1]Raff H，Carroll T. Cushing's syndrome：from physiological principles to diagnosis and clinical care[J]. J Physiol，2015，593（3）：493-506.

[2]Young J，Haissaguerre M，Viera-Pinto O，et al. Management Of Endocrine Disease：Cushing's syndrome due to ectopic ACTH secretion：an expert operational opinion[J]. Eur J Endocrinol，2020，182（4）：R29-R58.

[3]Hayes AR，Grossman AB. The Ectopic adrenocorticotropic hormone syndrome：rarely easy，always challenging[J]. Endocrinol Metab Clin North Am，2018，47（2）：409-425.

[4]Gilbert R，Lim EM. The diagnosis of Cushing's syndrome：an endocrine society clinical practice guideline[J]. Clin Biochem Rev，2008，29（3）：103-106.

[5]Guerrero-Pérez F，Peiró I，Marengo AP，et al. Ectopic Cushing's syndrome due to thymic neuroendocrine tumours：a systematic review[J]. Rev Endocr Metab Disord，2021，22（4）：1041-1056.

[6]Nieman LK，Biller BM，Findling JW，et al. Treatment of Cushing's syndrome：an endocrine society clinical practice guideline[J]. J Clin Endocrinol Metab，2015，100（8）：2807-2831.

[7]Trulea M，Patey M，Chaufour-Higel B，et al. An unusual case of ectopic adrenocorticotropin secretion[J]. J Clin Endocrinol Metab，2009，94（2）：384-385.

[8]Karageorgiadis AS，Papadakis GZ，Biro J，et al. Ectopic adrenocorticotropic hormone and corticotropin-releasing hormone co-secreting tumors in children and adolescents causing cushing syndrome：a diagnostic dilemma and how to solve it[J]. J Clin Endocrinol Metab，2015，100（1）：141-148.

[9]Tsirona S，Tzanela M，Botoula E，et al. Clinical presentation and Long-term outcome of patients with ectopic acth syndrome due to bronchial carcinoid tumors：a one-center experience[J]. Endocr Pract，2015，21（10）：1104-1110.

[10]Bhansali A，Walia R，Rana SS，et al. Ectopic Cushing's syndrome：experience from a tertiary care centre[J]. Indian J Med Res，2009，129（1）：33-41.

[11]Mazziotti G，Gazzaruso C，Giustina A. Diabetes in cushing syndrome：basic and clinical aspects[J]. Trends Endocrinol Metab，2011，22（12）：499-506.

[12]Robelin P，Hadoux J，Forestier J，et al. Characterization，prognosis，and treatment of patients with metastatic lung carcinoid tumors[J]. J Thorac Oncol，2019，14（6）：993-1002.

[13]罗小平，巩纯秀. 儿科内分泌与代谢性疾病诊疗规范[J]. 北京：人民卫生出版社，2016：138-144.

[14]Kamp K，Alwani RA，Korpershoek E，et al. Prevalence and clinical features of the ectopic ACTH syndrome in patients with gastroenteropancreatic and thoracic neuroendocrine tumors[J]. Eur J Endocrinol，2016，174（3）：271-280.

[15]Trott MJ，Farah G，Stokes VJ，et al. A thymic neuroendocrine tumour in a young female：a rare cause of relapsing and remitting Cushing's syndrome[J]. Endocrinol Diabetes Metab Case Rep，2016，2016：160018.

[16]Caplin ME，Baudin E，Ferolla P，et al. Pulmonary neuroendocrine（carcinoid）tumors：European neuroendocrine tumor society expert consensus and recommendations for best practice for typical and atypical pulmonary carcinoids[J]. Ann Oncol，2015，26（8）：1604-1620.

[17]Ilias I，Torpy DJ，Pacak K，et al. Cushing's syndrome due to ectopic corticotropin secretion: twenty years' experience at the National Institutes of Health[J]. J Clin Endocrinol Metab，2005，90（8）：4955-4962.

第三部分

代谢系统

病例22 家族性高胆固醇血症致青少年期发病的动脉粥样硬化

一、病历资料

(一)病史采集

主诉：男性，13岁4个月，因"心悸、胸闷2年，加重伴呼吸困难1周"入院。

现病史：患儿2年前无明显诱因出现心悸、胸闷、气促，活动后加重，伴活动耐力降低，无法平卧，一般日常工作、学习可耐受。无头晕、黑矇，无晕厥，无恶心呕吐，无腹痛腹泻，至当地医院就诊，完善心电图、心脏超声等相关检查，未予特殊处理（具体不详）。近两年上述症状逐渐加重，服中药治疗。1周前心慌、胸闷较前明显加重，伴呼吸困难、咳嗽，不活动时亦有发生，偶有晕厥发作，无意识障碍，无面色青紫，无大汗淋漓，无心悸胸痛，无咳痰发热等。就诊于当地医院，查胸腹部CT示主动脉管壁钙化斑块，肝脾大，即转来我院，门诊以"心肌病？"收治入院。

既往史：2～3月龄时因骶尾部结节性黄色瘤（0.5cm×0.5cm）于外院就诊，完善血生化检查提示高脂血症（具体不详），未予特殊处理。3～4岁期间某三级医院就诊予辛伐他汀2片、1次/日治疗1年余，血脂水平无明显改善。至中医科中药口服治疗1年，仍无改善，后未进一步求诊，骶尾部黄色瘤逐渐增大，并逐渐出现指趾关节、膝关节等处多发大小不一黄色瘤。

个人史：G5P3，足月剖宫产。出生体重4000g，身长不详。出生时无窒息抢救史。新生儿筛查通过。

生长发育史：身高、体重自学龄期开始逐渐落后于同龄儿，语言、运动发育同正常同龄儿；疫苗接种按计划免疫全部完成。目前小学六年级，成绩中等。

家族史：父母务农，自诉体健，未监测血脂，G1P1为一姐姐，自幼年期先后发现"黄色瘤""高血糖""高血脂""心肌病"，16岁时猝死，考虑"心肌梗死"可能，具体诊疗经过家属未提供；G2P2为一姐姐，现20岁，体健；G3为自然流产，G4为人工流产。

（二）专科查体

体温36.4℃，脉搏140次/分，呼吸20次/分，血压90/50mmHg，身高151cm（-1.42SD），体重32.1kg（-1.5SD），BMI 14.08kg/m²（-2.2SD），神清，精神萎靡，端坐体位。未吸氧下血氧饱和度90%，耳后、双膝关节伸侧、双侧足趾关节、双侧手指关节、躯干、骶尾部及腋下可见多发结节性黄色瘤（病例22图1~病例22图3），轻度贫血貌，全身皮肤黏膜无黄染，无瘀点瘀斑。浅表淋巴结未及肿大，咽红，双侧扁桃体无肿大。颈软，双侧呼吸音粗，未闻及干湿性啰音，心率140次/分，心律不齐，心前区未闻及杂音。腹软，无胃肠型，无压痛反跳痛，无肌紧张，肝肋下1.5cm，脾肋下未及，移动性浊音（-），肠鸣音正常。四肢活动可，肌力、肌张力正常，NS（-），双下肢无水肿。

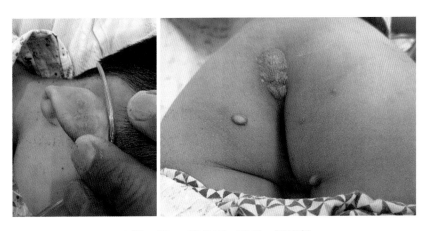

病例22图1 黄色瘤：耳后、骶尾部

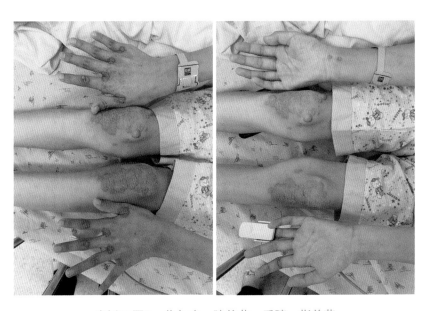

病例22图2 黄色瘤：膝关节、手腕、指关节

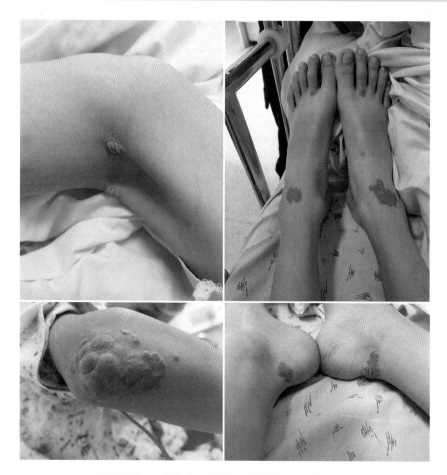

病例22图3 黄色瘤：腋下、肘关节、足背及跟腱

（三）辅助检查

1. 实验室检查

入院便常规、感染指标（包括呼吸道九联、支原体、衣原体、新型隐球菌乳胶凝集试验、βD-1，3葡聚糖、血培养、GM-曲霉菌半乳甘露聚糖检测均阴性）均正常。

肝功能、胆红素、糖化血红蛋白、血皮质醇（8时）、促肾上腺皮质激素（ACTH）均无异常。

血常规：血红蛋白108（参考值131～172）g/L↓，其余无异常。

D-二聚体：0.65（参考值<0.55）mg/L↑。

氨基末端B型利钠肽前体（Pro-BNP）：7487.0（参考值5～115）pg/ml↑↑。

高敏肌钙蛋白I（HS-CTNI）6032.5（参考值0～30）pg/ml↑↑，肌红蛋白定量23.8（参考值0～70）ng/ml。

血脂检查见病例22表1。

病例22表1 入院时血脂全套结果

血脂	LDL-C	HDL-C	ApoB	TC	TG	sdLDL-C	ApoE
结果	12.97 ↑↑	0.93	2.87 ↑↑	16.58 ↑↑	1.18	3.38 ↑↑	5.8 ↑
参考值	1.3 ~ 4.3	0.8 ~ 1.8	0.46 ~ 1.13	2.33 ~ 5.7	0.56 ~ 1.7	0.24 ~ 1.39	2.9 ~ 5.3
单位	mmol/L	mmol/L	g/L	mmol/L	mmol/L	mmol/L	mg/dl

注：LDL-C：低密度脂蛋白胆固醇；HDL-C：高密度脂蛋白胆固醇；ApoB：载脂蛋白B；TC：总胆固醇；TG：三酰甘油；sdLDL-C：小而密低密度脂蛋白胆固醇；ApoE：载脂蛋白E

甲状腺功能：FT_3 4.13（参考值2.63 ~ 5.7）pmol/L；FT_4 16.07（参考值9.0 ~ 19.0）pmol/L；Tg 0.805（参考值3.5 ~ 77）ng/ml↓；TSH 2.7819（参考值0.35 ~ 4.94）μIU/ml。

降钙素（CT）：1.7（参考值0 ~ 10）pg/ml。

血氨60.0（参考值9 ~ 47）μmol/L↑。

血沉22mm/h↑。

贫血相关指标：维生素B_{12} 133（参考值180 ~ 914）pg/ml↓、叶酸11.63（参考值3.1 ~ 19.9）ng/ml。

铁代谢：血清铁4.8（参考值10.6 ~ 36.7）mmo/L↓，铁饱和度10.8（参考值20 ~ 50）%↓。

总铁结合力44.4（参考值45.6 ~ 60.6）μmol/L。

尿常规：尿胆原阳性（+++）↑（参考值0），其余正常。

2. 心电及影像学检查

心电图：房性期前收缩，短阵房速，ST改变（Ⅰ、Ⅱ、Ⅲ、aVF、V_4 ~ V_6导联压低），T波改变（Ⅰ、Ⅱ、Ⅲ）。

心脏超声：主动脉发育不良，左心增大伴轻中度二尖瓣关闭不全，心功能不全，微量心包积液，左室射血分数33%。

心脏MRI增强：左心增大，中度二尖瓣关闭不全，心功能不全，主动脉根部管腔狭窄，主动脉瓣狭窄；双侧胸腔积液，少量心包积液。

胸主动脉薄层CT血管成像：胸主动脉附壁多发混合斑块形成，管腔纤细、狭窄，主动脉瓣区多发钙化灶；心脏增大，心腔密度减低，提示贫血改变；左侧锁骨下动脉、左颈总动脉、头臂干附壁钙化灶，两侧锁骨下动脉远端管腔不规则增宽；两肺多发结节、团片影，双肺渗出影，双侧胸腔积液，双侧胸膜稍增厚（病例22图4）。

胸部CT：两肺多发结节、团片影，双肺散在渗出影，双侧胸腔积液，双侧胸膜稍增厚。心脏增大；胸主动脉管壁钙化，管径纤细；主动脉瓣区钙化。心腔密度减低，提示贫血改变。

上腹部CT：腹腔少量积液，胆囊窝积液。副脾。腹膜间隙密度增高伴小淋巴结显示。腹主动脉壁少许钙化。腹主动脉壁少许钙化。附件两侧胸腔积液伴肺组织膨胀不全。

下腹部及盆腔CT：盆腔积液。双侧髂动脉管壁少量钙化。

静息心肌灌注显像（核素心肌显像检查）：①左室心尖、前壁心尖部、后壁中部和基底部局部心肌梗死或严重缺血性改变；②左室射血功能下降（LVEF 29%）。

颈动脉、椎动脉B超：双侧颈动脉斑块形成，狭窄率<50%，双侧颈动脉阻力指数增高。

双下肢动静脉B超：双侧下肢动脉血流参数未见明显异常，双侧下肢深静脉血流通畅。

头颅MRI：未见明显异常。FLAIR示枕大池区域结节样高信号影。

眼科检查：无脂性角膜弓。

肝胆胰脾肾B超：未见明显异常。

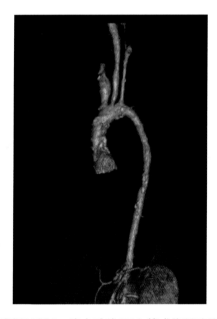

病例22图4　胸主动脉CT血管成像重建图

二、诊治经过

1. 初步诊断

（1）家族性高胆固醇血症（familial hypercholesterolemia，FH）；

（2）冠状动脉粥样硬化性心脏病；

（3）缺血性心肌病；

（4）全心功能不全。

2. 治疗经过 患儿未经治疗的血清LDL-C＞3.6mmol/L，住院期间LDL-C最高值为14.01mmol/L，并且一级亲属姐姐有黄色瘤、高血糖、高血脂、心肌病疾病，且在16岁时猝死，因此临床诊断为家族性高胆固醇血症，建议其全家进一步行全外显子测序。患儿住院期间低脂称重膳饮食，以依洛尤单抗联合瑞舒伐他汀、依折麦布降血脂，但效果不理想（病例22图5）。患儿同时存在心力衰竭，使用沙库巴曲缬沙坦钠、地高辛、左西孟旦、新活素等改善心力衰竭症状。期间血压偏低，使用去甲肾上腺素0.05～0.075μg/（kg·min）治疗。

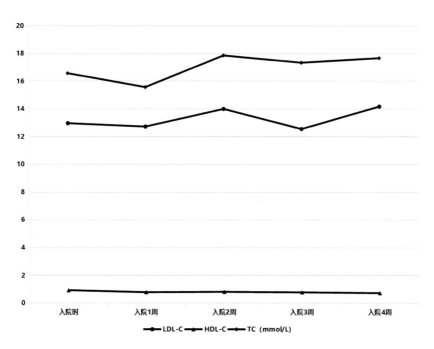

病例22图5 住院期间胆固醇水平

住院期间行冠脉造影结果提示左主干明显狭窄及分支病变（病例22图6）。结合病史、内科评估及冠状动脉血管造影结果，多学科会诊讨论后考虑，明确存在冠状动脉粥样硬化性心脏病（左主干＋三支病变），瓣上狭窄不明显，主动脉瓣可疑狭窄，故转至心脏外科行非体外循环冠状动脉旁路术解除冠脉狭窄导致的心功能不全问题。

肝移植科考虑肝脏移植手术风险极大，且无法改善已经发生的严重、多发动脉粥样硬化情况，认为已丧失肝移植治疗时机，故未予肝移植治疗。肾脏科建议后续可综合患儿家庭经济条件及当地医院诊治条件考虑定期行血脂吸附治疗，但家属拒绝。

手术后1周，基因检测报告显示LDLR基因存在突变（c.1448G＞A，p.W483*），该患儿LDLR基因发生c.1448G＞A杂合突变（病例22图7），来自母亲，来源于父亲的LDLR等位基因上检测出另一片段缺失突变（病例22图8），涉及3.25kb，因此最终确诊为纯合子型家族性高胆固醇血症（homozygote familial hypercholesterolemia，HoFH）。患儿父亲、母亲及在世的姐姐均存在LDLR单等位基因的杂合突变，为杂合子型家族性高胆固醇血症（heterozygote familial hypercholesterolemia，HeFH）。进一步从基因层面确定患儿的最终诊断为HoFH。

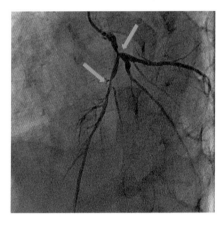

病例22图6　冠脉造影图（黄色箭头所指的分别为狭窄的左主干和左前降支）

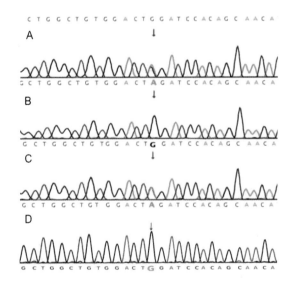

病例22图7　LDLR基因杂合突变：c.1448G＞A，p.W483*

A. 受检者；B. 父亲；C. 母亲；D. 姐姐

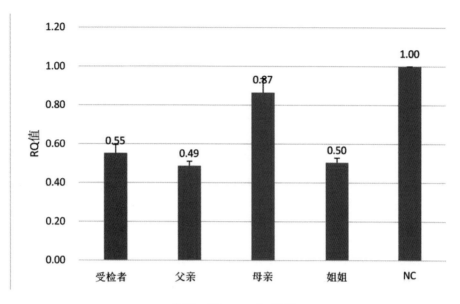

病例22图8　qPCR结果

3. 随访与后续治疗　术后监测患儿Pro-BNP（病例22图9）及HS-CTNI（病例22图10）动态变化，给予阿司匹林50mg、1次/日，替格瑞洛45mg、2次/日，倍他乐克47.5mg、缬沙坦25mg、2次/日，瑞舒伐他汀钙片5mg每晚一次，呋塞米20mg、1次/日，螺内酯20mg、1次/日，单硝酸异山梨酯25mg每晚一次，瑞百安/伊洛尤单抗140mg、每月2次维持治疗，出院后于家中间断鼻导管吸氧，胸闷、气促症状有所改善。

术后4个月，患儿出现双下肢水肿，于当地医院西地兰、氨茶碱、呋塞米治疗，水肿改善，但未监测血脂水平。术后6个月患儿出现端坐呼吸伴咳泡沫痰，血压95/56mmHg，于我院心外科门诊，查超声心动图示全心增大，左室壁收缩活动普遍减弱，以室间隔为甚，二尖瓣中重度反流，三尖瓣重度反流，主动脉瓣轻度反流，LVEF 36%，每搏输出量67ml，并伴有腹腔积液，心电图示非阵发性房性心动过速，Ⅱ、Ⅲ、aVF呈qRs型，V_1~V_4呈QS型，ST-T改变（STV_1~V_4抬高），高敏肌钙蛋I 701.9pg/ml，提示患儿慢性心功能不全急性发作，病情危重，转至PICU治疗。

转入PICU后予以呼吸机辅助通气，阿司匹林抗凝，呋塞米、螺内酯、托拉塞米利尿，肾上腺素强心、去甲肾上腺素维持血压及对症支持治疗，患儿出现尿量少，肾功能不全，血乳酸进行性上升，予以连续性肾脏替代治疗（continuous renal replacement therapy，CRRT），患儿病情仍急剧恶化，次日死亡。

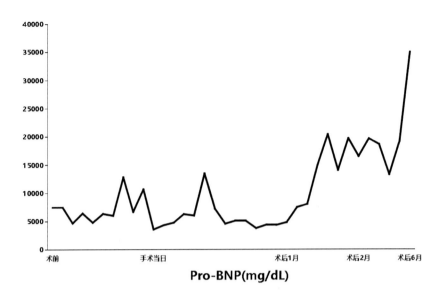

病例22图9　Pro-BNP术前与术后的变化情况

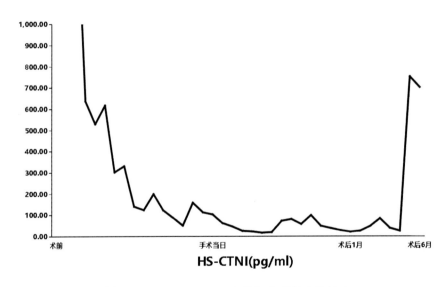

病例22图10　HS-CTNI术前与术后的变化情况

三、病例分析

（一）病史特点

1. 男性，13岁4个月，因"心悸、胸闷2年，加重伴呼吸困难1周"入院。

2. 患儿2~3月龄时发现骶尾部结节性黄色瘤（0.5m×0.5cm），血生化检查提示高脂血症，未予特殊处理。3~4岁予辛伐他汀治疗1年余，血脂控制不佳。2年前出现心悸、胸闷、气促，活动后加重，伴活动耐力降低，无法平卧，首次入院1周前心慌、胸闷较前明显加重，伴呼吸困难、咳嗽。

3．专科查体　体温36.4℃，脉搏140次/分，呼吸20次/分，血压90/50mmHg，未吸氧下血氧饱和度90%，耳后、双膝关节伸侧、双侧足趾关节、双侧手指关节、躯干、骶尾部及腋下可见多发结节性黄色瘤，心率140次/分，心律不齐，心前区未闻及杂音。肝肋下1.5cm，脾肋下未及，双下肢无水肿。

4．辅助检查　血清LDL-C＞3.6mmol/L，Pro-BNP、高敏肌钙蛋白I明显升高。冠脉CTA提示左主干严重狭窄。心电图提示房性期前收缩，短阵房速，ST改变（Ⅰ、Ⅱ、Ⅲ、aVF、$V_4 \sim V_6$导联压低），T波改变（Ⅰ、Ⅱ、Ⅲ）。心脏超声示左室射血分数33%。静息心肌灌注显像提示左室心尖、前壁心尖部、后壁中部和基底部局部心肌梗死或严重缺血性改变，左室射血功能下降（LVEF 29%）。

5．家族史　长姐有相似病史，16岁因心肌梗死死亡。

（二）诊断与诊断依据

1．诊断

（1）家族性高胆固醇血症（familial hypercholesterolemia，FH）；

（2）冠状动脉粥样硬化性心脏病；

（3）缺血性心肌病；

（4）全心功能不全。

2．诊断依据

（1）FH：是一种常染色体显性遗传病，可分为HeFH和HoFH，而HoFH中，又包含单纯纯合子、复合杂合子以及双重杂合子。FH患者的发病呈家族聚集性，其主要临床表现为血清低密度脂蛋白胆固醇（low density lipoprotein-cholesterol，LDL-C）水平明显升高、皮肤/腱黄色瘤、早发动脉粥样硬化性心血管疾病（arteriosclerotic cardiovascular disease，ASCVD），其中早发冠心病是常见的临床表型，部分患者可出现脂性角膜弓、主动脉瓣叶和主动脉根部以及其他动脉钙化，部分患者还可出现主动脉瓣狭窄等。该患儿LDL-C明显升高，住院期间LDL-C最高值为14.01mmol/L。查体发现患儿耳后、双膝关节伸侧、双侧足趾关节、双侧手指关节、躯干、骶尾部及腋下可见多发结节性黄色瘤。此次因早发冠心病表现入院。

（2）冠状动脉粥样硬化性心脏病，缺血性心肌病：患儿有心悸、胸闷、呼吸困难表现；查体心律不齐；高胆固醇血症；血高敏肌钙蛋白I明显升高；心电图提示有房性早搏，短阵房速，ST改变（Ⅰ、Ⅱ、Ⅲ、aVF、$V_4 \sim V_6$导联压低），T波改变（Ⅰ、Ⅱ、Ⅲ）；静息心肌灌注显像可见左室心尖、前壁心尖部、后壁中部和基底部局部心肌梗死或严重缺血性改变，左室射血功能下降（LVEF 29%）；胸主动脉薄层CTA提示胸主动脉斑块形成，管腔纤细、狭窄，主动脉瓣区多发钙化灶，左侧锁骨下动脉、左颈总动脉、头臂干附壁钙化灶；冠脉造影明确冠状动脉左主干＋三支病变。

（3）全心功能不全：患儿运动耐力下降，出现劳力性呼吸困难，夜间阵发性呼吸困难，伴咳嗽、咳痰。查体心律不齐，肝大。入院后辅助检查提示Pro-BNP异常升高，心超左室射血分数33%，静息心肌灌注显像提示左室心尖、前壁心尖部、后壁中部和基底部局部心肌梗死或严重缺血性改变，左室射血功能下降（LVEF 29%）。

（4）外周血基因测序发现LDLR基因杂合突变：c.1448G＞A，p.W483*。既往研究已经发现该突变为FH的致病突变，该患儿LDLR基因发生c.1448G＞A杂合突变，来自母亲，来源于父亲的LDLR等位基因上检测出另一片段缺失突变，涉及3.25kb，因此最终确诊为HoFH。通过qPCR验证，患儿父亲、母亲以及在世的姐姐均存在LDLR单等位基因的杂合突变，为HeFH。

结合以上依据，患儿诊断为纯合子型家族性高胆固醇血症。

（三）鉴别诊断

1. 高胆固醇相关遗传性疾病

（1）谷固醇血症：其为常染色体隐性遗传病，临床表现有黄色瘤、早发动脉粥样硬化和（或）早发CHD等，婴儿时期由于哺乳导致LDL-C水平极端增高，在断奶后得到很大程度的缓解。谷固醇血症是由ABCG5/G8基因突变引起胆固醇和植物固醇在体内排除减少所致的高血清植物固醇水平。该患儿临床症状与其非常相似，依折麦布降血脂效果欠佳，且基因检测LDLR基因复合杂合突变，故排除。

（2）脑腱黄色瘤病（27-羟化酶缺乏症）：是一种罕见的常染色体隐性遗传代谢性疾病，是CYP27A1基因突变造成类固醇-27羟化酶缺陷致病。可表现为痴呆、小脑性共济失调、延髓麻痹、进行性下肢痉挛性瘫痪、周围神经病、肌腱黄瘤、白内障和早发动脉硬化，影像学检查脑部核磁共振可能发现齿状核及小脑、大脑白质的异常。该患儿虽有黄色瘤、动脉硬化，但无神经系统表现，且头颅磁共振未见明显异常，可排除。

（3）溶酶体酸性脂肪酸酶缺乏症：主要分为Wolman病和胆固醇酯贮积病（cholesteryl ester storage disease，CESD）两种类型，可有呕吐、腹泻、明显的肝脾大和肝损伤，早发动脉粥样硬化，实验室检查显示贫血、血小板计数减少、肝功能异常、凝血功能障碍及血脂异常。该患儿没有消化道症状，也没有明显的贫血、血小板减少，肝功能正常，无脾大，可排除。

2. 继发性高胆固醇血症的疾病

（1）甲状腺功能减退：甲状腺激素分泌不足时，会导致胆固醇的降解减少，从而引起血中胆固醇水平的升高，出现高胆固醇血症，继而出现冠心病。临床表现为身材矮小，智力低下，面色苍白，眼睑和颊部虚肿，表情淡漠，全身皮肤干燥、增厚、粗糙多脱屑，非凹陷性水肿，毛发脱落，手脚掌呈萎黄色，甲状腺功能检测T_4、TT_3、FT_4、FT_3低于正常值。该患儿虽身材矮小，但智力正常，无其他甲状腺功能减退症状，甲状腺功能正常，可排除。

（2）肾病综合征：临床表现为大量蛋白尿、低蛋白血症、高度水肿、高脂血症。该患儿虽LDL-C水平升高，但无水肿，尿常规提示尿蛋白正常，血生化提示白蛋白正常，可排除。

四、处理方案及基本原则

1. FH的处理　首先尽早向FH患儿引入健康生活方式的概念。其次是降脂治疗，FH儿童的治疗目标是LDL-C<130mg/dl（3.4mmol/L）；若无法达到则建议至少将LDL-C降低50%。

（1）药物治疗：他汀类药物是首选，杂合型FH患儿在8~10岁就可接受他汀类药物治疗，欧洲共识推荐6岁可使用瑞舒伐他汀，8岁可使用普伐他汀，10岁可使用其他的他汀类药物。该患儿起初予瑞舒伐他汀治疗，并常规监测肝转氨酶、葡萄糖、肌酸激酶等变化，但LDL-C未能降到目标值，因此治疗方案改成他汀联合依折麦布，但是仍无法降低到指南推荐的目标值，遂加用新型降脂药物依洛尤单抗，这是一种PCSK9抑制剂，PCSK9抑制剂可以减少PCSK9介导的LDLR降解，加强血清中LDL-C的清除，但出院后未按要求复查血脂及随访。

（2）血脂吸附及肝移植：药物联合治疗效果欠佳可考虑血脂吸附，主要用于HoFH。肝移植则是根治HoFH的有效手段，肝脏是清除血胆固醇的主要器官，通过肝移植纠正肝细胞上LDLR、PCSK9、ApoB等基因的分子缺陷，可以降低LDL-C水平。但该患儿因心功能衰竭、经济问题未能接受定期血脂吸附治疗。经多学科会诊，综合评估患儿动脉粥样硬化程度、心功能情况及围术期风险等，考虑肝脏移植手术风险极大，且无法改善已经发生的严重、多发动脉粥样硬化情况，移植后手术并发症以及死亡率高，故未予肝移植治疗。

2. 冠状动脉粥样硬化性心脏病和心功能不全的处理

（1）冠状动脉粥样硬化性心脏病：患儿明确家族性高胆固醇血症，结合冠脉造影冠脉细小，病变严重，左主干＋三支病变，予以完善术前检查，排除禁忌后行冠状动脉旁路移植术。术后予以阿司匹林抗凝及替格瑞洛抗血小板聚集。并动态监测心肌蛋白，观察心电图变化。

（2）心功能不全：治疗原则是强心、利尿、扩血管、抗心室重构、降血压。患儿住院期间予地高辛强心，呋塞米、螺内酯利尿，单硝酸异山梨酯扩张血管，沙库巴曲缬沙坦及倍他乐克降低心肌耗氧量、抗心室重构作用。

3. 随访与监测　出院时嘱咐患儿定期（每2周）至儿科门诊及心外科门诊，行体格检查、血压监测，并检测血脂全套、血常规、肝肾功能、电解质、脑钠肽、糖化血红蛋白、肌酶。评估降脂疗效及监测降脂药物使用过程中的不良反应，并判断是否需要调整药物。完善心肌蛋白、心电图、心超、胸片，冠脉CTA检查，评估冠状动脉旁路移植术后恢复情况及心脏功能。但患儿家属未能按时随访。术后6个月患儿出现端坐呼吸伴咳泡沫痰，血压低，结合辅助检查结果，考虑慢性心功能不全急性发作，于次日抢救无效死亡。

五、要点与讨论

（一）关于家族性高胆固醇血症

FH患者的发病呈家族聚集性，主要临床表现是血LDL-C水平明显增高、早发ASCVD、皮肤/腱黄色瘤、脂性角膜弓及主动脉瓣叶和主动脉根部及其他动脉钙化，部分患者还可出现主动脉瓣狭窄，早期患者可无症状。其中皮肤/腱黄色瘤是FH临床诊断的重要标志，多出现在肘关节、膝关节伸侧，或臀部及手部等部位。约30%的FH患者有脂性角膜弓。

FH主要为常染色体显性遗传，目前报道的主要突变基因包括低密度脂蛋白受体（LDL receptor，*LDLR*）、载脂蛋白B（apolipoprotein B，*ApoB*）、前蛋白转化酶枯草杆菌蛋白酶/kexin 9型（proprotein convertase subtilisin/kexin type 9，*PCSK9*），其中*LDLR*突变最为常见。FH又可分为HeFH和HoFH，而HoFH中，又包含单纯纯合子、复合杂合子以及双重杂合子。HoFH发病率为1/（16万~100万），非常罕见。HoFH患者的重要死因是冠状动脉心血管疾病，动脉硬化进展迅速，未经治疗者常于30岁前死于ASCVD，早期干预可延长患者寿命10~30年。儿童FH的诊断标准为未治疗的血清LDL-C≥140mg/dl（3.6mmol/L）、且一级亲属中有FH患者或早发冠心病患者。同时，也应与甲状腺功能衰退、肾病综合征等因素诱发的继发性高胆固醇血症，以及谷固醇血症区分。

（二）家族性高胆固醇血症的治疗

FH儿童的治疗目标是LDL-C＜130mg/dl（3.4mmol/L），若无法达到则建议至少将LDL-C降低50%。考虑到儿童生长发育需求，FH儿童的降脂目标往往不如成年人严格。治疗时，具体的治疗策略和降脂目标也应该根据儿童的其他ASCVD风险因素，早发ASCVD家族史和诊断时LDL-C和LP（A）水平等具体情况进行选择；同时，应对FH儿童的体重、生长发育及健康状况进行监测。

1. 传统治疗方案

（1）治疗性生活方式改善：生活方式可以从饮食控制、日常锻炼、避免肥胖和戒烟几个方面来改善。减少饱和脂肪酸的摄入（总能量摄入占比＜7%），胆固醇每日摄入量＜200mg，多食用蔬菜。

（2）药物治疗：FH诊断后立即启动降胆固醇治疗。

1）他汀类：是首选药物。美国指南推荐8岁可使用普伐他汀，10岁可使用其他的他汀；欧洲共识推荐6岁可使用瑞舒伐他汀，8岁可使用普伐他汀，10岁可使用其他的他汀。在日本推荐10岁以上的FH患儿使用匹伐他汀。对于HoFH造成的LDL-C水平极度升高，建议在患儿2岁时就开展最大剂量的他汀联合依折麦布的降脂治疗。

2）依折麦布：可以抑制胆固醇在肠道的吸收，往往与他汀组合使用。美国和欧洲允许10岁以上的FH患儿使用依折麦布。

3）胆汁酸螯合剂：通过螯合胆汁酸，减少胆固醇在肠道中的吸收。新一代的盐酸考来维伦是唯一被FDA批准用于10岁以上HeFH患儿的胆汁酸螯合剂。

4）血脂吸附：5岁即可开展。FH患儿在强化降脂药物治疗后LDL-C仍不能达到目标值时可采取血脂吸附治疗。

（3）肝移植：情况严重的HoFH患者在难以找到更有效的治疗途径时可采用肝移植治疗。

2. 新的治疗方案　部分儿童和青少年FH（尤其是HoFH）的LDL-C水平经传统的治疗后仍无法降低到指南推荐的目标值治疗方案，可尝试用新的治疗方案。

（1）PCSK9抑制剂：通过阻止循环中PCSK9与LDLR相结合，减少LDLR的分解，从而加强LDLR对LDL-C的清除能力。目前主要用于临床的PCSK9抑制剂包括：依洛尤单抗、阿利西尤单抗和因利司然。2021年FDA批准依洛尤单抗用于10岁以上的HeFH患儿。

（2）血管生成素样3蛋白抑制剂（ANGPTL3）：是脂蛋白脂肪酶和内皮脂肪酶的抑制剂，会导致TG和其他脂质水平升高。2021年FDA批准依维苏单抗作为其他LDL-C降低疗法的辅助药物，用于治疗12岁以上的HoFH患儿。

（3）基因治疗：目前基因治疗技术为FH治疗提供了新的思路，但是考虑到脱靶效应、永久性敲除体内基因所带来的潜在风险等诸多因素，大部分的基因治疗仍停留在动物实验阶段。目前CRISPR/Cas9技术所展现的直接、精准的优点为HoFH的基因治疗提供了新的方向。

3. 不同类型FH患儿的治疗流程

（1）HeFH治疗流程：①生活方式改善。②8～10岁可以使用他汀治疗。③若未达到降脂目标，则使用他汀联合依折麦布或他汀联合依折麦布和PCSK9抑制剂。

（2）HoFH治疗流程：①生活方式改善。②2岁开始使用最大剂量他汀治疗联合依折麦布，10岁以上可加PCSK9抑制剂。③若未达到降脂目标，LDL-C＞8mmol/L，可采取血脂吸附治疗，治疗可从5岁开始，或者在难以找到更有效的治疗途径时可采用肝移植治疗。

4. 儿童及青少年FH的筛查　由于FH的预后不良，尽早地筛查、诊断和治疗FH能够显著改善患者后期的生活质量。筛查对象：①早发ASCVD患者。②有早发冠心病或家族性高胆固醇血症家族史。③儿童血清LDL-C≥2.9mmol/L。④黄色瘤或脂性角膜弓。

全球推荐的儿童和青少年FH的筛查方式有四种：①普遍筛查：对所有目标个体进行检测，在预定年龄接受血脂筛查（以及可能的后续基因检测）。②选择性筛查：对一特殊人群（通常是高风险人群）进行检测。③级联筛查：对确诊FH指示病例的家属进行检测，包括基因筛查。④反向级联筛查/亲子筛查：对儿童指示病例的家属进行检测。

其中，级联筛查是目前临床上最常使用的筛查方法。在最新的儿童和青少年FH指南中建议在普遍筛查的基础上加上反向级联筛查，能提升普遍筛查的成本效益比。

5. 遗传咨询与处理　不同基因突变对降脂治疗的反应有所不同，即使相同*LDLR*基因突变，血浆LDL-C水平也会有所不同。不同类型的FH其治疗流程是不相同的。因此，如果怀疑HoFH，在临床诊断的情况下仍推荐基因诊断。基因诊断是FH诊断的金标准。

临床信息和家族史符合以下条件的患儿可以考虑进行FH基因检测：儿童2次以上LDL-C＞4.14mmoL/L，无其他明显的LDL-C升高原因，且父母有至少1人LDL-C＞4.91mmoL/L或有早发冠心病和高胆固醇血症的家族史。

各自携带家族性高胆固醇血症突变等位基因一个拷贝的杂合子父母生育子女后，25%子女携带两个野生基因（正常纯合子），50%为杂合子，25%携带两个HoFH突变等位基因（突变纯合子）。

FH家族史的夫妻进行产前诊断有助于降低患病风险，或实现早期干预，改善预后。

六、总结

FH可导致动脉粥样硬化性心血管病，继之引发心肌梗死等心血管事件，显著增加死亡风险。减少暴露在极端LDL-C水平下的程度和持续时间在很大程度上决定患者预后。因此，尽早诊断并从儿童时开始启动降脂治疗，必要时进行血脂吸附治疗和肝移植，可减缓颈动脉内膜中层厚度的进展，减少ASCVD的风险，极大改善FH患者远期生活质量和预后。由于FH遗传的复杂性和目前基因治疗本身的局限性，CRISPR基因编辑技术尚处于实验探索阶段，有望成为未来纠正HoFH基因突变的一种有效的治疗方法。

（病例撰写者：李　佳　余　熠　上海交通大学医学院附属瑞金医院）

参考文献

[1]Expert Panel on Integrated Guidelines for Cardiovascular Health and Risk Reduction in Children and Adolescents；National Heart，Lung，and Blood Institute. Expert panel on integrated guidelines for cardiovascular health and risk reduction in children and adolescents：summary report[J]. Pediatrics，2011，128（5）：213-256.

[2]Horton AE，Martin AC，Srinivasan S，et al. FH australasia network consensus working group. Integrated guidance to enhance the care of children and adolescents with familial hypercholesterolaemia：practical advice for the community clinician[J]. J Paediatr Child Health，2022，58（8）：1297-1312.

[3]Luirink IK，Wiegman A，Kusters DM，et al. 20-Year Follow-up of statins in Children with familial hypercholesterolemia[J]. N Engl J Med，2019，381（16）：1547-1556.

[4]Groselj U，Wiegman A，Gidding SS. Screening in children for familial hypercholesterolaemia：start now[J]. Eur Heart J，2022，43（34）：3209-3212.

[5]Cuchel M，Bruckert E，Ginsberg HN，et al. European atherosclerosis society consensus panel on familial hypercholesterolaemia. Homozygous familial hypercholesterolaemia：new insights and guidance for clinicians to improve detection and clinical management. A position paper from the Consensus Panel on Familial Hypercholesterolaemia of the European Atherosclerosis Society[J]. Eur Heart J，2014，35（32）：2146-2157.

[6]Ramaswami U，Humphries SE，Priestley-Barnham L，et al. Current management of children and young people with heterozygous familial hypercholesterolaemia-HEART UK statement of care[J]. Atherosclerosis，2019，290：1-8.

[7]中华医学会儿科学分会罕见病学组，中华医学会儿科学分会心血管学组，中华医学会儿科学分会儿童保健学组，等. 儿童脂质异常血症诊治专家共识（2022）[J]. 中华儿科杂志，2022，60（7）：633-639.

[8]Sturm AC, Knowles JW, Gidding SS, et al. Convened by the familial hypercholesterolemia foundation. Clinical Genetic Testing for Familial Hypercholesterolemia：JACC Scientific Expert Panel[J]. J Am Coll Cardiol，2018，72（6）：662-680.

[9]中华医学会心血管病学分会动脉粥样硬化及冠心病学组，中华心血管病杂志编辑委员会. 家族性高胆固醇血症筛查与诊治中国专家共识[J]. 中华心血管病杂志，2018，46（2）：99-103.

[10]沈天舟，胡利娟，江龙. 儿童和青少年家族性高胆固醇血症的诊疗进展[J]. 中国心血管杂志，2023，28（2）：184-188.

病例23　以黑棘皮为主要表现的先天性全身脂肪营养不良1型

一、病历资料

（一）病史采集

主诉： 女性，10岁11个月，因"自幼皮肤发黑"入院。

现病史： 患儿自出生后皮肤较同龄人黑，尤其颈背、腋窝、胸前、腹股沟等皮肤褶皱处明显，皮肤较粗糙，全身毛发较多，无瘙痒、皮疹。乳房发育2年余，未初潮。近1年体重增加约6kg，GV（年身高增长）具体不详。患儿平素胃纳可，荤素均衡，情绪平稳，运动量适中，无明显乏力感。功课负担适中，成绩佳，夜眠好，约8小时（22：00～6：00）。患儿运动、语言发育正常，无明显满月脸、水牛背，无颈粗，无头晕、胸闷，无心悸，无双手震颤麻木，无视物模糊，无多饮、多食、多尿，无发热，无呕吐、嗜睡等不适。否认滋补品、化妆品接触史。4年前于当地医院行GnRH激发及GH激发试验，具体结果不详，查骨龄10.9岁，予生长激素治疗1年，后自行停止治疗，期间GV不详。1个月前我院门诊就诊，查垂体MRI未见异常，ACTH激发试验未见异常，染色体46，XX。现为求进一步诊治，门诊拟"黑棘皮病"收治入院。

既往史： 既往体健，否认肥胖症、糖尿病、高血压等疾病。

个人史： G1P1，足月（39W+5）顺产，出生体质量3.4kg，身长50cm，无窒息抢救史，母乳喂养40余天，继而氨基酸奶粉喂养2个月，改普通奶粉喂养，5个月时添加辅食，无喂养困难，生长发育同正常同龄儿；疫苗接种按计划免疫完成。

家族史： 父亲身高171cm，体重80kg；母亲身高166cm，体重70kg，否认糖尿病及其他疾病家族史，否认近亲婚配。

（二）专科查体

体温36.5℃，脉搏92次/分，呼吸22次/分，血压120/65mmHg。身高159cm（＞P97），体重50.05kg（P90～P97），BMI 19.80kg/m^2（P85～P90）。神清，精神可，体态匀称，无特殊面容，四肢体毛多，全身皮肤肤色深，颈部、腋窝、胸前及腹股沟黑棘皮（病例23图1）。全身未及肿大淋巴结，咽无充血，双侧扁桃体无肿大，无渗出。颈软，呼吸平稳，双肺呼吸音粗，未闻及干湿性啰音。心音有力，律齐，心前区未闻及明显杂音。腹软，无压痛及反跳痛，肝脾肋下未触及，腹肌轮廓明显，腹部脂肪厚度0.7cm。四肢活动可，NS（－）。双乳B4期，腋毛（＋），阴毛PH3，小阴唇肥厚色深。

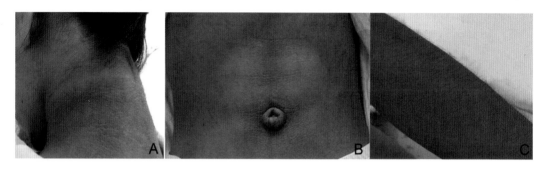

病例23图1　患儿体征（A. 颈部黑棘皮；B. 腹肌轮廓突出；C. 多毛）

（三）辅助检查

1. 实验室检查　染色体：46，XX。血尿常规、肝肾功能、心肌酶、电解质、甲状腺功能、肿瘤指标皆无异常。血脂：三酰甘油1.45（参考值＜1.7）mmo/L，胆固醇3.02（参考值＜5.18）mmol/L，高密度脂蛋白0.86↓（参考值1.04～1.55）mmol/L，低密度脂蛋白1.72（参考值＜2.58）mmol/L，载脂蛋白A 1.03（参考值1.05～2.05）g/L↓，载脂蛋白B 0.50（参考值0.55～1.3）g/L↓，脂蛋白（a）0.30（参考值＜0.30）g/L，游离脂肪酸0.27（参考值0.1～0.45）mmol/L。ACTH激发试验、尿游离皮质醇无异常；甲状旁腺素相关肽正常。性激素：促黄体生成素8.06mIU/ml，促卵泡生成素3.78mIU/ml，孕酮0.33ng/ml，泌乳素5.86ng/ml，雌二醇26.65pg/ml，睾酮0.46ng/ml，双氢睾酮39.99pg/ml。瘦素：2.17（参考值1.50～8.90）ng/ml，脂联素0.28（参考值5.00～37.00）μg/ml↓。糖化血红蛋白（HbA1C）5.5%；口服葡萄糖耐量试验（OGTT）提示严重的胰岛素抵抗和糖耐量异常（病例23表1）。

病例23表1　患儿口服葡萄糖耐量试验及同步血浆胰岛素、C肽释放试验

时间（min）	血糖（mmol/L）	胰岛素（U/ml）	C肽（μg/L）
0	4.49	66.03 ↑	5.07 ↑
30	6.70	379.00	14.60
60	8.07	577.70	19.44
120	9.08	＞1000	30.51
180	2.30	747.50	19.99

2. 影像学检查 骨龄提前（BA=15岁）。肝胆脾胰肾及肾上腺超声、心超、垂体MRI平扫均未见明显异常。妇科超声（经腹）：宫颈长27mm，内膜双侧厚6mm，回声均匀，子宫体长34mm×22mm×35mm；右卵巢49mm×21mm×22mm，体积12.12ml，内见无回声区单切面约12~14枚，直径2~6mm；左卵巢32mm×12mm×12mm，体积2.35ml，内见无回声单切面约10枚，直径2~4mm，提示右侧卵巢多囊样改变。

二、诊治经过

1. 初步诊断

（1）高胰岛素血症；

（2）糖耐量受损；

（3）黑棘皮病。

2. 治疗经过 结合患儿存在非肥胖性黑棘皮和严重的胰岛素抵抗，又不伴有自身免疫性疾病，同时仔细体检发现显著的腹肌轮廓突出，腹部脂肪薄等，高度怀疑存在脂肪营养不良，但又不完全符合该疾病临床表型。建议其全家进一步行全外显子基因测序，以明确诊断。

基因检测报告：患儿9号染色体上的*AGPAT2*基因存在复合杂合突变（病例23图2）。包括来源于父亲的第5外显子上c.646A＞T：p.K216*（无义突变）和来源于母亲的第3外显子上c.406G＞A：p.G136R（错义突变）。进一步从基因层面确定患儿的最终诊断为*AGPAT2*基因突变导致的先天性全身脂肪营养不良1型（Congenital generalized lipodystrophy type 1，CGL1）。

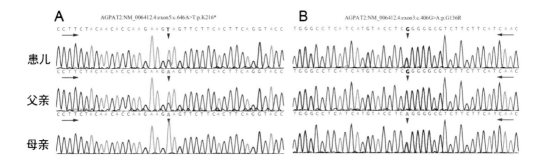

病例23图2 患儿及其父母AGPAT2基因Sanger测序结果

注：A. 红色箭头指示患儿及其父亲c.646位点的腺嘌呤（A）被胸腺嘧啶（T）取代，产生无义突变，从而导致提前出现终止密码子。B. 患儿及其母亲从c.406位点的鸟嘌呤（G）被腺嘌呤（A）取代，导致错义突变，谷氨酸被精氨酸替代。

3. 随访与后续治疗　明确CGL1诊断后，给予格华止（盐酸二甲双胍片）500mg每日2次口服以缓解胰岛素抵抗，检测肝功能及血乳酸。同时给予糖尿病饮食，适量运动，定期复查血糖，糖化血红蛋白、空腹及两小时胰岛素/C肽，尿常规等评估血糖控制情况。

患儿16个月后再次至我院门诊随访。OGTT试验胰岛素提示胰岛素抵抗较前减轻，糖耐量恢复正常：胰岛素峰值已从＞1000μIU/ml降至260.2μIU/ml，葡萄糖由峰值的9.08mmol/L降至6.97mmol/L，C肽峰值由30.51μg/L降至14.41μg/L。但三酰甘油显著升高至8.38mmol/L，长期口服力平之（非诺贝特胶囊）200mg每日1次口服控制血脂。

三、病例分析

（一）病史特点

1. 女性，10岁11个月，因"自幼皮肤发黑"入院。

2. 病史中患儿自幼皮肤较同龄人黑，尤其颈背、腋窝、胸前、腹股沟等皮肤褶皱处明显，皮肤粗糙，全身毛发较多。近1年体重增加约6kg。

3. 专科查体身高159cm（＞P97），体重50.05kg（P90～P97），BMI 19.80kg/m^2（P85～P90），四肢体毛多，全身皮肤肤色深，颈部、腋窝、胸前及腹股沟黑棘皮。腹肌轮廓明显，腹部脂肪厚度0.7cm。四肢活动可，NS（－）。双乳B4期，腋毛（＋），阴毛PH3，小阴唇肥厚色深。

4. 辅助检查发现患儿存在严重的胰岛素抵抗和糖耐量受损，三酰甘油及胆固醇正常，血脂高密度脂蛋白降低，瘦素正常，脂联素显著降低，卵巢多囊样改变。

（二）诊断与诊断依据

1. 诊断　先天性全身脂肪营养不良1型（CGL1）是一种罕见的常染色体隐性遗传的先天性代谢性疾病，主要临床特点为全身脂肪缺失，胰岛素抵抗、黑棘皮，高甘油三酯血症和肝脂肪变性，血清瘦素和脂联素降低。

2. 诊断依据

（1）全身脂肪缺失：该患儿此症状不易被发现。患儿整体体型匀称，BMI并不低，但仔细查体发现与其性别年龄及运动量不相符合的肌肉轮廓突出，腹部皮下脂肪仅0.7cm。

（2）胰岛素抵抗和黑棘皮：患儿以黑棘皮为主要表现，进一步完善相关试验室检查发现存在严重的胰岛素抵抗、糖耐量受损。

（3）高三酰甘油血症和肝脂肪变性：本例患儿三酰甘油初诊时尚在正常范围内，

腹部B超不支持肝脂肪变性，不完全符合。但在随访过程中出现高三酰甘油血症，予口服非诺贝特降血脂。

（4）血清瘦素和脂联素降低：本例患儿瘦素正常，脂联素明显降低，符合CGL1。

测序发现患儿为*AGPAT2*基因复杂杂合突变：c.646A＞T：p.K216*（源自父亲）和c.406G＞A：p.G136R（源自母亲），均为国外已知AGPAT2的致病突变。

结合以上依据，患儿诊断为CGL1。

（三）鉴别诊断

1. 2型糖尿病　是由于胰岛素抵抗导致胰岛素分泌相对不足引起血糖升高，可存在血糖、血胰岛素升高等类似表现，可合并有高血压、高脂血症、肥胖等代谢性疾病及心脑血管等疾病。该患儿虽有血糖、血胰岛素升高，但尚达不到糖尿病的诊断标准，且糖化血红蛋白正常，临床并无"三多一少"的典型糖尿病表现，可排除该诊断。

2. Addison病　是原发性慢性肾上腺皮质功能减退症，由于双侧肾上腺的绝大部分正常组织被破坏所致，最具有特征性的表现是全身皮肤色素加深。该患儿虽有皮肤黑，全身多处黑棘皮，但无乏力、淡漠、嗜睡等肾上腺皮质功能减低表现，无低钠高钾，血皮质醇（F）、ACTH正常，ACTH激发试验无异常，可排除该诊断。

3. 其他由胰岛素受体基因变异引起的遗传性胰岛素抵抗

（1）妖精貌综合征（donohue syndrome，DS）：是最严重的胰岛素抵抗类疾病，表现为宫内及生后生长发育迟缓、面容怪异、严重胰岛素抵抗（黑棘皮、多毛）及空腹低血糖，多于2岁以内死亡，该病无脂肪减少症状。本例患儿年龄不符，可排除该诊断。

（2）Rabson-Mendenhall综合征（RMS）：临床表现类似DS，RMS多于儿童期起病，可存活至成人，表型相对较轻，后期发展为持续高血糖，难治性糖尿病酮症酸中毒。本例患儿无持续性高血糖及酮症酸中毒，且存在脂肪缺失，可排除该诊断。

（3）A型胰岛素抵抗综合征（TAIRS）：是一种常染色体显性遗传（常隐遗传少见）的罕见病。以严重的高胰岛素血症、高雄激素血症为主要特征，女性伴有多囊卵巢综合征，但不伴肥胖或脂肪营养不良的综合征。在女性患儿中高雄激素血症和月经异常多为首发症状。本例患儿无高雄激素血症，且存在脂肪减少症状，故可排除。

（4）B型胰岛素抵抗综合征（TBIRS）：是一种罕见的自身免疫疾病，多发于中年女性。表现为高血糖、严重的高胰岛素血症，常合并自身免疫性疾病（系统性红斑狼疮、混合结缔组织病、硬皮病、特发性血小板减少性紫癜、桥本甲状腺炎等），亦无脂肪萎缩等症状。该患儿发病年龄小，不存在免疫系统异常，故可排除。

四、处理方案及基本原则

1. 治疗与预后　脂肪营养不良目前尚无有效的治疗方案。其主要治疗目的在于改善相关的代谢紊乱及其引起的疾病。必要时通过整容手术来改善脂肪营养不良患者存在的不可逆性的严重脂肪减少或缺失。脂肪营养不良患者严重的危及生命的急性并发症是急性胰腺炎，慢性并发症主要是严重的代谢紊乱包括糖尿病肾病及神经病变、动脉粥样硬化、严重的脂肪肝、肝硬化和门脉高压。

2. 饮食和运动疗法

（1）饮食疗法：脂肪营养不良患者应减少能量摄入以避免代谢紊乱的加剧。饮食上推荐患者食用高碳水化合物、低脂、低蛋白饮食，三大营养物质的摄入比例是碳水化合物：脂肪酸：蛋白质为（50%~60%）：（20%~30%）：20%，这种饮食可以减少乳糜微粒血症，保障患儿生长发育的需要。高三酰甘油患者需要低脂饮食以减少动脉粥样硬化的发生，可摄入充足的可溶性植物纤维以达到降低血三酰甘油的目的。需要注意的是，为保证生长发育的需要，脂肪营养不良的婴儿仍需摄入足够的能量，可选择含中链脂肪酸奶粉喂养。

（2）运动疗法：增加体力活动可促进能量消耗，增加骨骼肌质量，尤其是有氧运动能够降低胰岛素抵抗，有助于改善代谢紊乱。需要注意的是避免在寒冷环境运动，以免发生因脂肪不足导致的低体温。另外注意足底脂肪严重不足者应避免长跑类运动。

3. 药物治疗

（1）控制血脂：目前，针对严重高三酰甘油的药物主要有贝特类药物，针对高LDL可以应用他汀类药物，其他降血脂药物如大剂量 ω –3不饱和脂肪酸等。此类药物均无儿童疗效及安全性研究，故应充分权衡利弊，在知情同意下慎用，并严密监测不良反应。但目前为止，上述药物对血脂控制疗效并非立竿见影。

（2）控制糖尿病：因脂肪营养不良患者存在严重的胰岛素抵抗，故大剂量胰岛素并不能够起到有效控制血糖的作用。胰岛素增敏剂二甲双胍可改善胰岛素抵抗，并降低食欲，是脂肪营养不良合并糖尿病的首选药物。另外，α –葡萄糖苷酶抑制剂或钠–葡萄糖共转运体2（$SGLT_2$）抑制剂因其不依赖于胰岛素的作用机制，可能起到控制血糖的作用。

（3）重组人瘦素（美曲普汀）替代治疗：脂肪营养不良患者存在瘦素水平降低，因此瘦素替代治疗被认为是合理有效的。已有报告指出重组人瘦素替代治疗可降低患者食欲和改善月经紊乱。瘦素可减少肝及脂肪组织的糖原异生，增加骨骼肌对葡萄糖的利用等。临床研究证明，伴有瘦素降低的CGL患者应用美曲普汀，可有效增加胰岛素敏感性，控制血糖及三酰甘油水平等。遗憾的是，目前该药物尚未进入中国市场。

4. 随访与监测　患儿定期至儿科内分泌门诊，行体格检查、糖耐量试验、血脂血糖及肝功能检测，定期复查瘦素及脂联素，并随访腹部B超监测肝脂肪变性的进展。同时需要注意月经周期及性发育水平的监测。因本例患儿为外地患者，于当地进行部分随访，定期我院复查。

五、要点与讨论

1. 关于非肥胖性黑棘皮的鉴别　黑棘皮是一种常见皮肤病，多与胰岛素抵抗、肥胖、糖尿病等内分泌疾病相关，也有部分与恶性肿瘤直接相关。在儿童内分泌科多见于肥胖儿童，控制体重后症状可消失。但也有少数罕见的代谢病患者并不存在肥胖问题。所以此类非肥胖性黑棘皮也应引起我们儿科医生的重视，避免罕见病的漏诊。那么，我们需要认识非肥胖的黑棘皮的以下分类。

（1）药物相关性黑棘皮：包括糖皮质激素、胰岛素、雌激素等可能诱发黑棘皮。

（2）自身免疫性黑棘皮：自身免疫性疾病如SLE引起的胰岛素受体抗体增多而发生黑棘皮。

（3）恶性黑棘皮：发生于内脏腺癌病程中，如胃癌、胰腺癌等，这类黑棘皮累及范围大，进展快，损害更严重。

（4）脂肪营养不良导致的黑棘皮：因脂肪组织的缺失导致严重的代谢紊乱，包括糖尿病、高脂血症、肝脂肪变性和严重的胰岛素抵抗，从而出现黑棘皮。

（5）其他胰岛素受体基因突变导致的胰岛素抵抗综合征：DS、RMS、A型和B型胰岛素抵抗综合征等（详见鉴别诊断）。

本例患儿出生后即表现出皮肤黑，查体发现典型的黑棘皮，却并无典型的肥胖体征，且排除药物因素，也无内脏恶性肿瘤及自身免疫性疾病的表现，故需考虑脂肪营养不良这类罕见病例。

病例23表2　脂肪营养不良的分类及病因

		遗传方式	病因	类型	临床表型
先天性	全身性（CGL）	常隐	AGPAT2	CGL1	胰岛素抵抗、高脂血症、糖尿病、脂肪肝等
			BSCL2	CGL2	代谢紊乱严重，多伴智力障碍
			CAV1	CGL3	罕见，身材矮小，低钙血症等
			PTRF	CGL4	罕见，幽门狭窄，先天性肌病等

续表

		遗传方式	病因	类型	临床表型
先天性	家族性部分性（FPLD）	多样	不明	FPLD1	罕见，肢体及臀部脂肪丢失
			LMNA	FPLD2	最常见，高脂血症，糖尿病，瘦素脂联素不低
			PPARG	FPLD3	代谢紊乱重，四肢脂肪丢失
			AKT2	FPLD4	罕见，四肢脂肪丢失，低血糖
			PLIN1	FPLD5	罕见，四肢脂肪丢失，脂肪组织纤维化
获得性	全身性（AGL）			Lawrence 综合征	代谢紊乱严重
	部分性（APL）			Barraquer-Simons 综合征	上身脂肪丢失，肝大，但没有代谢紊乱
	全身或部分			HIV 感染的脂肪营养不良	可有水牛背和内脏脂肪堆积
	局部性			局部性脂肪营养不良	特殊部位脂肪丢失

2. 关于脂肪营养不良　脂肪营养不良是一组由多种原因导致的脂肪组织的缺失和胰岛素抵抗、代谢综合征等代谢紊乱为主要特征的疾病。可根据发病原因不同分为先天性（遗传突变）和获得性（自身免疫、感染、药物和其他）两大类，根据脂肪缺失程度和部位分为全身性、部分性和局部性（病例23表2），其诊断流程见病例23图3，病理生理学见病例23图4。

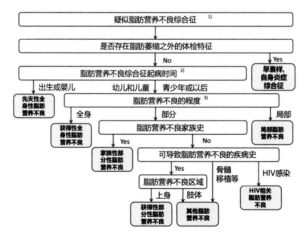

病例23图3　脂肪营养不良的诊断流程

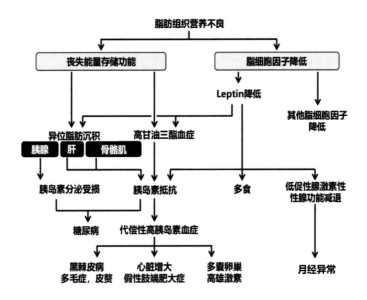

病例23图4　全身性脂肪营养不良的病理生理学

注：图 3 及图 4 均引自陈康翻译的《2021 脂肪营养不良综合征的实践指南》（日本内分泌学会），原版详见参考文献 [8]。

（1）当检查患有严重胰岛素抵抗、糖尿病、高三酰甘油血症和代谢紊乱（例如非酒精性脂肪性肝病（NAFLD）的患者时，应怀疑为脂肪营养不良综合征。

（2）对于出生或婴儿期就患有全身性脂肪营养不良的患者，应检查全身性脂肪营养不良综合征伴间脑肿瘤（diencephalon tumors）的可能性。

（3）全身MRI T_1加权成像有助于评估脂肪营养不良。当脂肪营养不良的程度表现为双侧对称性时，应怀疑为部分脂肪营养不良综合征。当脂肪营养不良的程度不对称时，应怀疑为局部脂肪营养不良综合征。

六、总结

脂肪营养不良是一组疾病，脂肪组织缺失伴脂肪的异位堆积，继而发生胰岛素抵抗等一系列代谢紊乱是其主要特征。这组疾病病因复杂，临床表现各异，发病率又低，临床中较少遇到。但这类疾病导致的严重的代谢紊乱对患者的生活造成极大影响，且目前治疗仅限于被动改善代谢，避免严重并发症的发生。所以早期诊断是治疗此类疾病的关键点。本病例的非肥胖性黑棘皮可能是脂肪营养不良早期诊断的信号。详细的病史采集、体检及实验室检查可为我们提供大致的诊断方向，基因检测仍是本病的重要诊断手段。本病目前尚无特效治疗方案，关键为早期诊断、及早进行合理的营养支持、控制血糖血脂，避免代谢并发症的发生及加重，需要包括儿内科、儿外科、心理科、营养科等多学科的团队合作管理。

（病例撰写者：宋宗先　陈　烨　上海交通大学医学院附属瑞金医院）

参考文献

[1]Patni N，Garg A. Congenital generalized lipodystrophies-new insights into metabolic dysfunction[J]. Nat Rev Endocrinol，2015，11（9）：522-534.

[2]Akinci B，Onay H，Demir T，et al. Natural history of congenital generalized lipodystrophy：a nationwide study from Turkey[J]. J Clin Endocrinol Metab，2016，101（7）：2759-2767.

[3]Antuna-Puente B，Boutet E，VigourouxC，et al. Higher adiponect in levels in patients with Berardineli-Seip congenital lipodystrophy due to seipin as compared with 1-acylglycerol-3-phosphate-o-acyltransferase-2 deficiency[J]. J Clin Endocrinol Metab，2010，95（3）：1463-1468.

[4]Brown RJ，Meehan CA，Cochran E，et al. Effects of metreleptin in pediatric patients with lipodystrophy[J]. J Clin Endocrinol Metab，2017，102（5）：1511-1519.

[5]Araújo-Vilar D，Santini F. Diagnosis and treatment of lipodystrophy：a step-by-step approach[J]. J Endocrinol Invest，2019，42（1）：61-73.

[6]Garg A. Acquired and inherited lipodystrophies[J]. N Engl J Med，2004，350（12）：1220-1234.

[7]李秀珍，黄新疆. 先天性及获得性脂肪营养不良[J]. 中华实用儿科临床杂志，2015，30（20）：1533-1537.

[8]Tanaka T，Kusakabe T，Ebihara K，et al. Practice guideline for lipodystrophy syndromes-clinically important diseases of the Japan Endocrine Society （JES）[J]. Endocrine Journal，2021，68（9）：1027-1042.

第四部分

血液系统

病例24 表现为铁剂治疗无效的缺铁性贫血

一、病历资料

（一）病史采集

主诉：女性，3岁11个月，因"面色苍白伴反复乏力3年"入院。

现病史：患儿3年前（11月龄）体检时查血常规发现红细胞4.66×10^{12}/L，血红蛋白69g/L，MCV 54.5fL，MCH 14.8pg，MCHC 272g/L，余2系正常。伴面色苍白，易乏力，无发热，无呕血、咯血，无黑便、血便，无血尿，无皮疹，无咳嗽，无气促，无腹泻等不适，至当地医院就诊，查铁代谢示铁蛋白57.92ng/ml，血清铁2.9μmol/L，转铁蛋白饱和度5.2%，地中海贫血基因阴性，考虑喂养不当所致"缺铁性贫血"可能性大，予增加富含铁的辅食1个月后（2020-05-15）复查血常规提示血红蛋白66g/L，血清铁2.2μmol/L，血清不饱和铁50.5μmol/L，总铁结合力52.7μmol/L，转铁蛋白饱和度4.1%，考虑"缺铁性贫血"，予右旋糖酐铁（25mg，3次/日）补铁治疗，监测血红蛋白波动于69~80g/L，因无明显疗效遂于2021年5月停药。2年前因"咳嗽伴乏力1周"就诊四川大学华西第二医院，门诊查血常规提示"小细胞低色素性贫血"，胸部CT提示双肺散在斑片影、结节影，炎症可能，考虑"缺铁性贫血、肺含铁血黄素沉着症"可能住院，入院后胃液未查出吞噬含铁血黄素的组织细胞，支气管镜下取肺泡灌洗液未查见吞噬含铁血黄素的组织细胞。骨髓穿刺示骨髓粒红细胞比例偏小，原幼淋巴细胞占3%，考虑肺炎、缺铁性贫血待查，予抗感染治疗，咳嗽好转后出院。出院后予口服蛋白琥珀酸亚铁补铁治疗约10个月，多次复查血红蛋白最高至91g/L。4个月余前，出现明显乏力，活动耐力下降，现为明确贫血原因，门诊拟"贫血待查"收治入院。病程中，患儿神清，精神可，胃纳一般，睡眠可，大小便正常。体重增长较同龄人略落后。

既往史：既往体健。

个人史：G2P2，孕39W，顺产；出生体重3.4kg，身长50cm，否认窒息抢救史，生后母乳喂养，6月龄添加辅食，生长发育同同龄儿。

家族史：母亲有轻度缺铁性贫血病史，未治疗。父亲及哥哥体健。

（二）专科查体

体温36.5℃，脉搏96次/分，呼吸16次/分，血压100/53mmHg，身高100cm（X~

-1SD），体重15.65kg（X～-1SD），BMI 15.65kg/m²。神清，精神佳，口唇、结膜苍白，无明显黄染，无瘀点瘀斑，浅表淋巴结未触及肿大，咽不红，双侧扁桃体无肿大。颈软，双肺呼吸音稍粗，呼吸音双侧听诊对称，未闻及干湿性啰音，心律齐，心音有力，胸骨左缘第2肋间闻及2～3级吹风样杂音，腹软，无胃肠型，无压痛，无反跳痛，肝脾肋下未及。肌力、肌张力正常，NS（-）。

（三）辅助检查

外院（2020-03-30）血常规：白细胞7.63×10⁹/L，红细胞4.66×10⁹/L，血红蛋白69g/L，MCV 54.5fl，MCH14.8 pg，MCHC 272g/L，血小板522×10⁹/L；铁代谢：铁蛋白57.92ng/ml，血清铁2.9μmol/L，血清不饱和铁51.7μmol/L，总铁结合力54.6μmmol/L，转铁蛋白饱和度5.2%；血铅1.22μg/L。

外院（2021-05-10）血常规：白细胞12.1×10⁹/L，红细胞4.64×10⁹/L，血红蛋白66g/L，MCV 51.4fl MCH 14.4pg，MCHC 280g/L，血小板382×10⁹/L；铁代谢：铁蛋白88.79ng/ml，血清铁1.7μmol/L，转铁蛋白饱和度2.8%；胃液脱落细胞学未查见吞噬含铁血黄素的组织细胞；支气管肺泡灌洗液未查见吞噬含铁血黄素的组织细胞，涂片找真菌阴性；骨髓穿刺：骨髓粒红细胞比例偏小，原幼淋巴细胞占3%；溶贫全套、肝肾功能、电解质、DIC、微量元素未见明显异常；B超示右侧腋窝、双侧腹股沟区淋巴结稍增大，肝胆胰脾未见明显异常。

我院（2023-04-12）：尿常规、便常规均未见异常；多次查粪便隐血均阴性。血常规：白细胞10.15×10⁹/L，中性粒细胞百分比35.2%，红细胞5.44×10⁹/L，血红蛋白84↓（参考值112～149）g/L，HCT 0.287%↓，MCV 52.9↓（参考值76～88）fl，平均血红蛋白量15.4↓（参考值24～30）pg，平均血红蛋白浓度291↓（参考值310～355）g/L，血小板534×10⁹/L；铁代谢：铁蛋白35.2（参考值11.0～306.8）ng/ml，血清铁2.6↓（参考值7.8～32.2）μmol/L，铁饱和度4.0↓（参考值20～50）%，总铁结合力64.9（参考值45.6～80.6）μmol/L；转铁蛋白3.02（参考值2.03～3.6）g/L；可溶性转铁蛋白受体66.12↑（参考值12.16～27.25）nmol/L；网织红细胞：网织红细胞百分比1.7↑（参考值0.43～1.36）%，网织红细胞绝对值82.5↑（参考值17.0～70.1）×10⁹/L，未成熟网织红细胞比率15.9↑（参考值1.6～10.5）%；促红细胞生成素66.10↑（参考值4.3～29）mIU/ml；外周血红细胞形态：红细胞明显大小不一，部分细胞中央淡染区扩大，偶见椭圆形红细胞，破碎红细胞；红细胞阵发性睡眠性血红蛋白尿克隆检测正常；铜蓝蛋白331.8（参考值200～600）mg/L；血铅50.1（参考值0～10）μg/L；胸部CT示两肺未检明显异常，纵隔及两侧腋窝多发淋巴结显示；超声心动图未见明显异常。

二、诊治经过

1. 初步诊断　铁剂难治性缺铁性贫血（iron-refractory iron deficiency anemia，IRIDA）。

2. 诊疗经过　患儿自婴儿期起病，当地医院结合相关实验室检查，考虑为"缺铁性贫血"，通过调整喂养方式及口服补铁治疗后贫血改善不佳，且铁缺乏的病因始终未明确，遂转入我院进一步就诊，完善血常规、铁代谢、粪常规、胸部CT等常规检查后，排除了其他引起小细胞低色素性贫血的常见疾病，建议进一步完善基因检测。全外显子测序发现，患儿 *TMPRSS6* 基因存在 c.2120G＞A（p.Trp707*）和 c.1600_1601dup（p.Thr535Serfs*11）复合杂合突变，如病例24图1所示，结合患儿病史及国内外文献报道，最终诊断为铁剂难治性缺铁性贫血。

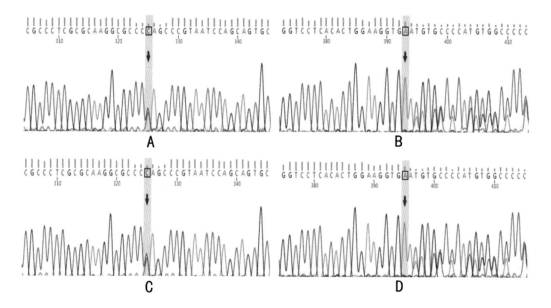

病例24图1　患儿及其父母TMPRSS6基因测序结果（A、B：患儿；C：父亲；D：母亲）

箭头所示 A 为第 14 号外显子 c.1600_1601dup（p.Thr535Serfs*11）杂合插入，来源于父亲；箭头所示 B 为第 16 号外显子 c.2120G＞A（p.Trp707*）杂合突变，来源于母亲。

3. 随访治疗　考虑出院后血红蛋白波动于80g/L，患儿继续采用口服补铁治疗2个月后，血红蛋白、血清铁未见升高，乏力症、活动后耐力下降等贫血症状无改善，2023年7月输注静脉蔗糖铁185mg，用药1个月后临床贫血症状稍改善，复查各项指标，血红蛋白较前明显升高，但血清铁、转铁蛋白饱和度未见改善，铁蛋白持续升高。自起病以来，患儿血红蛋白、铁代谢指标变化曲线，如病例24图2所示。

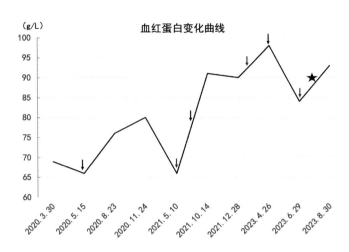

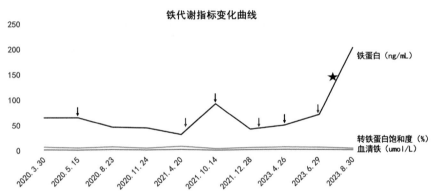

病例24图2　患儿血红蛋白及铁代谢指标变化曲线

黑色箭头为口服补铁开始时间，红色箭头为停药时间，星号为静脉补铁时间

三、病例分析

1. 病史特点

（1）女性，3岁11个月。因"面色苍白伴反复乏力3年"入院。

（2）自婴儿期起病，病程中表现为面色苍白，反复乏力，活动耐量下降，否认反复感染、腹泻、喂养不当、便血、血尿等病史，长期口服铁剂效果差。

（3）专科查体：可见贫血貌，口唇、结膜略苍白，无明显黄染。双肺未及异常。心律齐，心音有力，胸骨左缘第2肋间闻及2～3级吹风样杂音。肝脾肋下未触及。

（4）辅助检查：血常规提示小细胞低色素性贫血，网织红细胞升高，铁代谢指标提示铁蛋白正常，血清铁、转铁蛋白饱和度明显降低，骨髓细胞学检查符合缺铁性贫血表现，肺泡灌洗液及胃液均未发现吞噬含铁血黄素的组织细胞，多次粪常规及隐血均未见异常。

（5）基因测序见*TMPRSS6*基因c.2120 G＞A（p.Trp707*）和c.1600_1601dup（p.Thr535Serfs*11）复合杂合突变。

2. 诊断与诊断依据

（1）诊断：铁剂难治性缺铁性贫血。

（2）诊断依据：该患儿婴儿期起病，表现为面色苍白伴反复乏力，查体可见贫血貌，口唇、结膜苍白，辅助检查提示小细胞低色素性贫血，铁代谢提示血清铁、铁饱和度降低，但铁蛋白正常，长期口服补铁治疗后仅轻微改善贫血，外周血基因检测发现*TMPRSS6*基因复合杂合突变。

3. 鉴别诊断

（1）地中海贫血：小细胞低色素性贫血，常伴肝脾大，多有地中海贫血家族史，血涂片可见靶形红细胞、泪滴状红细胞和嗜碱性点彩，血红蛋白电泳可见HbF、HbA_2升高，基因检测可进一步明确诊断。该患儿无相关家族史，既往行地中海贫血基因检测阴性，故排除。

（2）慢性病或慢性炎症性贫血：当患者有明确的慢性炎症病史，如系统性红斑狼疮、炎症性肠病、血管炎、恶性肿瘤、慢性心力衰竭等，亦可表现为小细胞低色素性贫血，结合该患儿既往病史，病程中无慢性感染、炎症相关性疾病、恶性肿瘤等情况存在。

（3）肺含铁血黄素沉积症：可表现为反复咳嗽、痰中带血，胸片肺野可见网点状阴影，痰和胃液中可找到含铁血黄素细胞，该患儿病程中无反复咳嗽症状，痰和胃液中均未见含铁血黄素细胞，胸部CT未见异常，不支持该诊断。

四、处理方案及基本原则

建议积极开展静脉铁剂治疗，该患儿已行半量静脉蔗糖铁输注一次，过程顺利，计划3～6个月后再次给予静脉补铁。（末次随访时间2023-08-30，持续随访中）

五、要点与讨论

1. 关于小细胞低色素性贫血的鉴别　贫血是儿童中常见的临床症状，根据细胞形态学可分为小细胞性、正细胞性及大细胞性贫血。小细胞低色素性贫血是指贫血伴有平均红细胞体积减小（MCV＜80fl）、平均红细胞血红蛋白量降低（MCH＜28pg），血涂片可见低色素改变。缺铁性贫血、慢性病或慢性炎症性疾病、地中海贫血是引起小细胞低色素性贫血最常见的三大病因。

引起缺铁性贫血的原因可分为铁储备不足、铁摄入不足、铁丢失过多、铁需求增加、铁吸收障碍等，如早产儿可因提前分娩，孕期铁储备减少而发生缺铁性贫血；婴儿期的儿童因富含铁的辅食添加不及时，喂养不当，引起铁摄入不足，容易发生缺铁性贫血；若儿童发生慢性失血性疾病，如肠道息肉、肠寄生虫感染、过敏性肠炎、梅克尔憩室、月经过多等，引起铁丢失过多；另外如果食物搭配不合理，也会影响铁的吸收。

另外，极少数情况下，一些引起血红蛋白合成障碍或溶血的疾病亦可表现为小细胞低色素性贫血。

①遗传性铁粒幼细胞性贫血：可分为遗传性和获得性两种，是一种铁利用障碍性疾病，X连锁性遗传是最常见的亚型，外周血象表现为小细胞低色素性贫血，外周血涂片红细胞内可见pappenheimer小体（为红细胞吞噬了过量的铁所形成的细胞内包涵体），骨髓涂片中往往可见环状铁粒幼细胞，大多数患者对维生素B_6治疗反应良好。

②低转铁蛋白血症：是一种罕见的常染色体隐性遗传性疾病，表现为转铁蛋白水平显著低下（<10mg/dl），重度小细胞低色素性缺铁性贫血，以及肝脏及其他实质脏器铁过载表现。

③铜蓝蛋白缺乏症：铜蓝蛋白在人体铜的转运及铁代谢中起着重要的作用，低铜蓝蛋白血症除表现为典型的神经系统损害、肝脏病变、角膜K-F环外，亦可出现血液系统损害，表现为黄疸、贫血、肝脾大及水肿为主要表现的急性溶血性贫血，青少年多见。

④红细胞生成性原卟啉病：是一种因FECH基因突变引起的亚铁螯合酶活性受损引起原卟啉代谢障碍的遗传代谢性疾病，是儿童中最常见的卟啉病，典型临床症状为光过敏、腹痛及神经病变，因血红蛋白合成紊乱，出现贫血症状，规律口服铁剂贫血可纠正。

⑤铅中毒：铅进入人体后，可通过干扰亚铁血红素的合成而阻滞血红蛋白的生物合成，导致铅性贫血，引起小细胞低色素性贫血的发生。儿童常见危险因素包括不良行为习惯（如啃咬指甲、铅笔），不良饮食习惯（如长期摄入松花蛋类、爆米花类食品），接触含铅超标的玩具等。根据近年来国际研究成果并结合我国实际，一般认为血铅浓度$100 \sim 189 \mu g/L$为轻度铅中毒，$190 \sim 440 \mu g/L$为中度铅中毒，$441 \sim 690 \mu g/L$为重度铅中毒，$\geq 700 \mu g/L$为极重度铅中毒。经过驱铅治疗后贫血可纠正。

2. 关于铁剂难治性缺铁性贫血　铁剂难治性缺铁性贫血（iron-refractory iron deficiency anemia，IRIDA）是一种常染色体隐性遗传性缺铁性贫血，流行病学情况尚不明确，表现为铁蛋白正常甚至升高，血清铁、转铁蛋白饱和度明显降低，对口服铁剂治疗无效，静脉注射铁剂治疗反应迟钝且贫血改善不完全，患儿的生长发育多数不受影响。目前相关研究发现，IRIDA主要病因是跨膜丝氨酸蛋白酶6（transmembrane protease serine 6，*TMPRSS6*）基因突变引起铁调素（hepcidin）表达异常升高，从而使肠上皮细胞及单核细胞表面的膜铁转运蛋白过度降解，造成肠道铁吸收及单核巨噬细胞系统铁释放障碍。IRIDA是一种基因表型和临床表型高度异质性的疾病，患者在临床表现、病情严重程度及铁应答方面可存在很大的差异性，即使是在*TMPRSS6*基因表型相似的亲属之间，亦可有较大临床表现的差异。IRIDA主要特点可概括为以下几点：①遗传性的小细胞低色素性贫血；②非常低的MCV，且与临床贫血程度不相符；③低转铁蛋白饱和度；④铁吸收异常；⑤铁利用障碍（对静脉铁反应迟钝且治疗反应不完全）；⑥常染色体隐性遗传模式。

　　IRIDA对口服铁剂治疗往往无反应，静脉铁剂治疗可部分改善贫血状态，但目前报道的病例中，静脉铁给药的频率尚未确定。有研究提示，频繁静脉补铁可能会使铁蛋白水平继续增加，导致高铁蛋白血症而出现不良影响，严重时可发生意识改变、休克、心律失常等，希望未来的前瞻性队列研究为IRIDA提供适当的治疗指南。

六、总结

　　缺铁性贫血患者口服铁剂治疗反应不佳，最常见的原因是给药剂量不足以及依从性差。而对口服铁治疗没有反应的不明原因缺铁性贫血的患者，需要考虑IRIDA，应尽早进行外周血铁调素水平及*TMPRSS6*基因检测，以明确诊断，避免延误诊断及治疗。

（病例撰写者：张　姣　余　熠　上海交通大学医学院附属瑞金医院）

参考文献

[1]Malherbe JAJ, Cole CH. Double trouble：a case of fraternal twins with iron-refractory iron-deficiency anemia[J]. Clin Case Rep，2022，10（10）：6401.

[2]Cui Y，Wu Q，Zhou Y. Iron-refractory iron-deficiency anemia：new molecular mechanisms[J]. Kidney Int，2009，76（11）1137-1141.

[3]Akin M，Atay E，Oztekin O，et al. Responsiveness to parenteral iron therapy in children with oral iron-refractory iron-deficiency anemia[J]. Pediatr Hematol Oncol，2014，31

（1）：57-61.

[4]Donker AE，Schaap CC，Novotny VM，et al. Iron refractory iron deficiency anemia：a heterogeneous disease that is not always iron refractory[J]. Am J Hematol，2016，91（12）：482-490.

[5]AI-Jamea LH，Woodman A，Heiba NM，et al. Genetic analysis of TMPRSS6 gene in Saudi female patients with iron deficiency anemia[J]. Hamatol Oncol Stem Cell Ther，2021，14（1）：41-50.

[6]Swaminathan N，Lieberman SM，Bhagavathi S，et al. Iron refractory iron deficiency anemia in an 11-year-old Girl[J]. Pediatr Rev，2021，42（7）：393-398.

[7]Van der Staaij H，Donker AE，Bakkeren DL，et al. Transferrin saturation/hepcidin ratio discriminates TMPRSS6-Related iron refractory iron deficiency anemia from patients with Multi-Causal iron deficiency Anemia[J]. Int J Mol Sci，2022，23（3）：1917

[8]Fan S，Zhao T，Sun L. The global prevalence and ethnic heterogeneity of iron-refractory iron deficiency anaemia[J]. Orphanet J Rare Dis，2023，18（1）：2.